关 节 疼 痛

Pain in the Joints

［丹］拉斯·阿伦特—尼尔森
Lars Arendt-Nielsen
［法］瑟奇·佩罗特
Serge Perrot

主编

李艳华　沈翁津　邵　恒

主译

世界图书出版公司
上海·西安·北京·广州

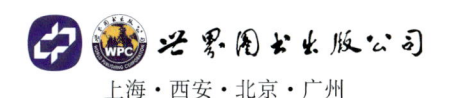

图书在版编目(CIP)数据

关节疼痛 /(丹)拉斯·阿伦特–尼尔森,(法)瑟奇·佩罗特主编;李艳华,沈崙津,邵恒译. —上海:上海世界图书出版公司,2020.5
　ISBN 978-7-5192-7044-5

　Ⅰ.①关… Ⅱ.①拉… ②瑟… ③李… ④沈… ⑤邵… Ⅲ.①关节疾病–疼痛–诊疗 Ⅳ.①R684

中国版本图书馆CIP数据核字(2019)第263445号

Pain in the Joints (9781496353627)

© 2017 by Lippincott Williams and Wilkins, a Wolters Kluwer business. All rights reserved.
This is a Simplified Chinese translation published by arrangement with Lippincott Williams & Wilkins / Wolters Kluwer Health, Inc., USA
Not for resale outside People's Republic of China (including not for resale in the Special Administrative Region of HongKong and Macau, and Taiwan.)
Wolters Kluwer Health did not participate in the translation of this title and therefore it does not take any responsibility for the inaccuracy or errors of this translation.

本书提供了药物的适应证、不良反应和剂量疗程,可以根据实际情况进行调整。读者须阅读药品包括盒内的使用说明书,并遵照医嘱使用。本书的作者、编辑、出版者或发行者对因使用本书信息所造成的错误、疏忽或任何后果不承担责任,对出版物的内容不做明示的或隐含的保证。作者、编辑、出版者或发行者对由本书引起的任何人身伤害或财产损害不承担任何责任。

书　　名	关节疼痛 Guanjie Tengtong
主　　编	[丹]拉斯·阿伦特–尼尔森　[法]瑟奇·佩罗特
主　　译	李艳华　沈崙津　邵　恒
责任编辑	芮晴舟
装帧设计	袁　力
出版发行	上海世界图书出版公司
地　　址	上海市广中路88号9–10楼
邮　　编	200083
网　　址	http://www.wpcsh.com
经　　销	新华书店
印　　刷	上海颛辉印刷厂
开　　本	787 mm×1092 mm　1/16
印　　张	15.25
字　　数	230千字
印　　数	1–2200
版　　次	2020年5月第1版　2020年5月第1次印刷
版权登记	图字09–2018–1114号
书　　号	ISBN 978-7-5192-7044-5 / R·530
定　　价	220.00元

版权所有　翻印必究
如发现印装质量问题,请与印刷厂联系
(质检科电话:021-56152633)

译者名单

主　译

李艳华　沈嵛津　邵　恒

副主译

刘　睿　唐　珩　武绍远

译　者

李丽莎　陈韵如　朱丽璇　罗　静　唐顺松
崔　玥　徐　飞　吴江萍　王　莉　张春攀
　　　　叶傲然　宁　杰　李晓龙

译 序

纵观全球，人口老龄化、久坐不动的生活、肥胖发生率的增长等问题给关节疼痛带来了很多挑战。

关节疼痛是一个复杂和广泛的问题，它与许多局部或全身系统性的疾病相关。基于关节疼痛的预后和长期管理，有效地诊治关节疼痛需要关节外科医师、风湿病学家、疼痛科专家、麻醉科专家及全科医师、内科医师、神经病学家、心理学家和精神病学家的共同参与。

本书对关节疼痛问题进行了全面的概述，包括如何评估关节疼痛，形成机制以及治疗的选择及诊断和治疗挑战中的一些基本概念。

此书不仅为疼痛学专家而著，还面向围术期疼痛管理及全科慢性疼痛管理的医师们。它致力于阐释疼痛的机制以及更好地转化为临床所用。疼痛的转化医学研究从神经生理到基因学的不同方面探讨了痛觉的发生发展、疼痛的持续及慢性疼痛发生的病理生理，这也给基础科学家带来了研究的兴趣。

由李艳华教授等精心翻译的《关节疼痛》力求译义准确。该书的翻译出版一定能为提高关节疼痛的基础研究和临床诊治水平提供有效的参考。

刘延青

作者名单

拉斯·阿伦特-尼尔森（Lars Arendt-Nielsen），药学博士，医学博士，教授
丹麦，奥尔堡大学，健康科学技术学院，感觉-运动相互作用研究中心（SMI）

萨达夫·阿什拉夫（Sadaf Ashraf），药学博士，博士后研究员
英国，诺丁汉大学，药学院疼痛研究中心

彼埃尔·比利埃（Pierre Beaalieu），医学博士
加拿大，魁北克，蒙特利尔医科大学，麻醉学和药理学教授

莉萨·C.卡莱索（Lisa C.Carlesso），理疗医师，博士
加拿大，魁北克，蒙特利尔松纳夫罗斯芒特医院研究中心骨科临床研究单位，蒙特利尔医科大学康复学院副教授

维多利亚·查普曼（Victoria Chapman），医学博士
英国，诺丁汉大学，生物医学科学学院，女王医学中心，疼痛研究中心教授

沙维尔·谢瓦利埃（Xavier Chevalier），医学博士
法国，克雷泰尔亨利蒙多医院，风湿病学部主任

杰奎·克林克（Jacqui Clinch），临床医学学士，MRCP
英国，雅芳，巴斯，疼痛服务中心，青少年疼痛管理咨询服务的领导者；布里斯托尔皇家儿童医院，儿科风湿病顾问医生

艾琳·M.戴维斯（Aileen M.Davis），理疗医师，博士，资深科学家
加拿大，安大略省多伦多大学，多伦多西部研究所大学，健康网络学院，康复科学研究所物理治疗系，健康、政策、管理和评估研究所高级科学家

弗洛朗·埃马尔（Florent Eymard），医学博士
法国，克雷泰尔亨利蒙多医院，风湿

病科风湿病学家

克斯廷·格霍尔德（Kerstin Gerhold），医学博士，理学硕士

加拿大，马尼托巴省温尼伯市儿科大学，儿童健康助理教授，儿科风湿病学部主任

多里恩·古伯特（Dorien Goubert）

比利时，根特大学康复科学和理疗学院，医学与健康科学学系，运动疼痛国际研究组理学硕士研究生

玛格丽特·E.格伦（Margaret E.Gruen），兽医学博士，MVPH，博士学位

北卡罗莱纳州立大学兽医学院，美国兽医行为学院比较疼痛研究项目

阿里·格尔马兹（Ali Guermazi），医学博士

马萨诸塞州，波士顿，波士顿大学医学院，放射学定量成像中心（QIC）放射学系教授

吉利恩·A.霍克（Gilliam A.Hawker），医学博士，理学硕士

加拿大，安大略省，多伦多，加拿大多伦多大学，高级科学家妇女学院研究所和妇女学院医院附属科学家临床评价科学研究所，卫生政策、管理和评价医学研究所教授

伊夫·亨罗廷（Yves Henrotin），医学博士

比利时，列日大学，病理学、物理治疗和康复学系教授；骨和软骨研究组主任（比利时）；比利时保拉公主医院，物理治疗和康复科主任

杰奎琳·R.霍奇曼（Jacqueline R. Hochman），理学学士，医学博士，加拿大皇家医生学会会员，理学硕士

加拿大，安大略省，多伦多大学医学院附属医院，风湿病学系助理教授

池本辰则（Tatsunori Ikemoto），医学博士

日本，爱知县，长垣医科大学，多学科疼痛中心健身、运动医学和康复研究所助理教授

约翰·F.英尼斯（John F. Innes），兽医学学士，博士，CertVR, DSAS(orth)，皇家兽医医学院院士

英国，柴郡，切斯特盖茨兽医专家，教授，临床主任；默西塞德郡，利物浦，利物浦大学兽医学院，荣誉教授

泉正之（Masashi Izumi），医学博士

日本，高知大学，高知医学院骨科副教授

作者名单

川崎元宏（Motohiro Kawasaki），医学博士
日本，高知大学，高知医学院骨科副教授

B.邓肯·X.拉塞勒（B. Duncan X. Lascelles），理学学士，兽医学学士，博士学位，皇家兽医医学院院士，CertVA，DSAS(ST)，DECVS，DACVS
北卡罗来纳州立大学兽医学院外科和疼痛管理比较研究项目；北卡罗来纳大学教堂山分校北卡罗来纳疼痛研究与创新中心教授

米拉·米乌斯（Mira Meeus），医学博士
比利时，安特卫普威尔里克大学，医学与健康科学学院教授

图希纳·尼奥吉（Tuhina Neogi），医学博士，FRCPC
马萨诸塞州，波士顿，波士顿大学医学院流行病学，医学和流行病学教授；波士顿大学公共卫生学院，临床流行病学单位和风湿病学系教授

约翰·奈斯（John Nijs），医学博士
比利时，布鲁塞尔大学，体育和物理治疗学院，运动疼痛国际研究组物理治疗人类生理和解剖学教授

西格智彦（Tomohiko Nishigami），医学博士
日本，大阪，科南女子大学神户分校物理治疗系副教授

尾峪誉二（Yoji Dsako），医学博士
日本，高知大学，高知医学院神经生物学与解剖学副教授

瑟奇·佩罗特（Serge Perrot），医学博士
法国，巴黎，巴黎笛卡尔大学评价中心教授

克里斯蒂安·凯·彼得森（Kristian Kjer Peterson），硕士，医学博士，博士后
丹麦，奥尔堡大学，卫生科学技术系，感觉-运动相互作用中心（SMI）教授

斯特凡·赖兴巴赫（Stephan Reichenbach），医学博士，理学硕士
瑞士伯尔尼医科大学风湿病、免疫学和变应原系副教授

弗兰克·W.罗默（Frank W. Roemer），医学博士
马萨诸塞州，波士顿，波士顿大学医学院，波士顿成像核心实验室，埃尔兰根-纽伦堡大学放射学系副教授，定量成像中心（QIC）主任

埃娃·M.鲁斯（Ewa M.Roos），PT，医学博士

南丹麦欧登塞大学，运动科学与临床生物力学教授，肌肉骨骼功能与物理治疗研究所主任研究员

戴维·拉尼·塞格尔（Devi Rani Sagar），医学博士

英国，诺丁汉皇后医学中心，诺丁汉大学生物医学科学学院，疼痛研究中心博士后

汉斯-格塞尔·沙伊布勒（Hans-Georg Schaible）

德国，耶拿，耶拿大学医院生理/神经生理学研究所教授

瑟伦·T.斯科（Søren T. skou），PT，医学博士

丹麦，南丹麦大学，运动科学与临床生物力学研究所，肌肉骨骼功能及物理治疗研究单位博士后

松永友子（Tomoko Tetsunaga），医学博士

日本，冈山，冈山大学，骨科医学、牙科和药学研究生院研究助理

牛田高宏（Takahiro Ushida），医学博士

日本，爱知县，长垣医科大学教授，多学科疼痛中心主任，身体健康、运动医学和康复研究所所长

苏西·范·诺顿（Suzie Van Noten），医学博士

比利时，安特卫普威尔里克大学，医学与健康科学学院预科研究员

帕斯卡莱·贝尔涅-萨尔（Pascale Vergne-Salle），医学博士

法国，利摩日，利摩日杜勒大学医院治疗服务中心教授

卡尔·L.冯·拜尔（Carl L. von Baeyer），医学博士

加拿大，萨斯喀彻温省，萨斯喀彻温省大学心理学系儿科学荣誉退休教授，副教授；温尼伯马尼托巴医科大学临床健康心理学、儿科和儿童健康系教授

戴维·A.沃尔什（David A.Walsh），FRCP 博士

英国，诺丁汉大学疼痛研究中心主任，风湿病学系教授

前 言

在全球范围内，关节疼痛正大幅增长并且成为一个复杂的问题，越来越多地影响了数以百万的人群，成了一个主要的社会经济负担。因此，在国际疼痛研究协会（IASP）2016年年会中，关节疼痛备受关注，"关节疼痛2016"作为此次年会的一个重要部分。基于此，业界领军专家执笔编写并出版此书。

肌肉骨骼疼痛（包括关节疼痛）是慢性疼痛的主要原因。因退行性病变及生活方式的转变，由关节问题引起的慢性疼痛在未来将会愈来愈多。关节疼痛是一个复杂和广泛的问题，它与许多不同局部或全身系统性的疾病相关。在关节疼痛的诸多问题中，有这样一个关键特点：关节损伤与患者感到疼痛的强度缺乏关联，因此，其他一些机制（如敏化）也许显得尤其重要。另外，运动之于人的重要性与关节活动后的病理生理关系，使如何管理两者之间的关系也成为一个重要的课题。不论何种原因所致的关节疼痛，以及不同症状及疼痛的分类如何，它们都有相似的发病机制、临床表现及可能的治疗方法，本书就这些方面在疼痛的转化医学研究方法中会有所提及。

就关节疼痛的一部分重要问题，我们梳理如下：

- 治疗关节疼痛是困难的，正如药物的选择是有局限性的，而且不安全。
- 在一部分患者中，非药物治疗方法也许是良策。
- 对于关节疼痛少有专业的评估工具。
- 鉴于局部和广泛的敏化表现各异，需要大量的评估。
- 关节疼痛可分为不同的种类，静息和运动（或称为被激发），发病机制亦有别。

- 动物神经感受区域的扩张与患者疼痛的范围是转化医学机制的举证。
- 通常来说，对于急性关节疼痛，内科医生很难将影像学和临床表现很好地结合，这就让诊断产生了难度，从而疼痛就会被医生所低估。
- 手术（如关节置换术）对于一部分病例来说很难解决疼痛问题，认识到这一点尤为重要。

饱受不同类型的疼痛和不适，带给社会巨大的经济负担和其他支出：诸如医疗保险费用、工作日的减少、患者的生产力以及个人生活质量下降。纵观全球，越来越多的因素和趋势给日益增长的关节疼痛带来了很多的挑战，例如：

- 老龄化。
- 久坐不动的生活。
- 肥胖发生率的增长。

本书重在关注关节疼痛，目的是为疼痛问题提供综合全面的概述，包括如何评估关节疼痛、形成机制以及治疗的选择。同时关注诊断和治疗的挑战中的一些基本概念。

此书不仅为疼痛科专家而著，而且面向围术期管理及全科慢性疼痛管理的医师们。我们致力于阐释疼痛的机制以及更好地转化为临床所用。疼痛的转化医学研究从神经生理到基因学的不同方面探讨了痛觉的发生发展、疼痛的持续及慢性疼痛发生的病理生理，这也给基础科学家带来了研究的兴趣。

基于共同面临慢性关节疼痛的预后和长期管理，我们尽量联系了关节外科医生、风湿病学家、疼痛专家、麻醉医师及全科医师、内科医生、神经病学家、心理学家和精神病学家的共同参与。

本书的顺利出版离不开许多人的辛勤付出，真心感谢编者们热忱的奉献，高质量的手稿并且如期完成。丹麦奥尔堡大学苏珊娜·尼尔森·伦德斯教授的持续跟进以及与国际疼痛研究协会出版社的紧密联络对本书的编写极为重要，非常感谢她一直以来的帮助和贡献。同时，也非常感谢国际疼痛研究协会出版社主编玛利亚·阿黛尔·吉姆贝拉迪奥及她的同事们。

衷心希望您阅读愉快并感谢您的反馈！

拉斯·阿伦特·尼尔森

瑟奇·佩罗特

（邵　恒　译）

目 录

第一章　关节疼痛的流行病学 1
　　图希纳·尼奥吉

第二章　关节神经生理学和病理生理学（神经、反应区、致敏）........12
　　汉斯—格塞尔·沙伊布勒

第三章　骨关节炎疼痛的动物模型 23
　　戴维·拉尼·塞格尔，萨达夫·阿什拉夫，维多利亚·查普曼

第四章　宠物猫和犬的关节痛 38
　　B.邓肯·X.拉塞勒，玛格丽特·E.格伦，约翰·F.英尼斯

第五章　软骨、骨、软骨退化、骨重建和炎症反应的关节生物化学 50
　　泽维尔·谢瓦利埃，弗洛朗·埃马尔，伊夫·亨罗廷

第六章　骨关节炎的影像学：阅片的意义及它们与疼痛如何联系？......64
　　弗兰克·W.罗默，阿里·格尔马兹

第七章　关节疼痛与关节功能的临床评估 79
　　莉萨·C.卡莱索，吉利恩·A.霍克，杰奎琳·R.霍奇曼，
　　艾琳·M.戴维斯

第八章　人类关节疼痛的实验室评估 104
　　拉斯·阿伦特—尼尔森，克里斯蒂安·凯·彼得森

第九章　骨关节炎疼痛：从病理生理学到临床特征 122
　　瑟奇·佩罗特

第 十 章　运动疗法：膝骨关节炎疼痛的一种重要缓解方法............134
　　　　　　瑟伦·T.斯科，拉斯·阿伦特—尼尔森，埃娃·M.鲁斯

第十一章　术后慢性疼痛..145
　　　　　　克里斯蒂安·凯·彼得森，拉斯·阿伦特—尼尔森

第十二章　新的治疗机会..157
　　　　　　戴维·A.沃尔什

第十三章　骨关节炎的替代治疗方案......................................168
　　　　　　——氨基葡萄糖和软骨素：事实和循证
　　　　　　斯特凡·赖兴巴赫

第十四章　锻炼、运动与关节疼痛..177
　　　　　　米拉·米乌斯，多里恩·古伯特，苏西·范·诺顿，
　　　　　　约翰·奈斯

第十五章　世界卫生组织镇痛阶梯：是否适用于关节疼痛？
　　　　　　从非甾体抗炎药到阿片类药物..................................188
　　　　　　帕斯卡莱·贝尔涅—萨尔，皮埃尔·博利厄

第十六章　神经元敏化和关节疼痛的可视化/监测........................201
　　　　　　牛田高宏，松永友子，西格智彦，川崎元宏，
　　　　　　池本辰则，尾崎誉二，泉正之

第十七章　儿童关节疼痛..208
　　　　　　克斯廷·格霍尔德，杰奎·克林克，卡尔·L.冯·拜尔

索引..223

第一章

关节疼痛的流行病学

图希纳·尼奥吉

疼痛是导致求医问药最常见的症状，世界上最常见的慢性疼痛要属肌肉骨骼疼痛，特别是关节和背部的疼痛（图1-1）。引起关节疼痛最常见的原因见于各型关节炎，关节疼痛不仅是患者求医的主诉，也是致残的主要原因之一。

关节疼痛和关节炎的患病率

关节疼痛的患病率随年龄的增长而提高，通常女性患病率高于男性，也和体重成正比关系。成年人中，大约有1/3患有严重的关节疼痛。2010年全球疾病负担研究报道指出，肌肉骨骼疾病影响超过了29亿人，自1990年起患病率增加了44.7%。其中，膝骨关节炎在关节问题中最为常见[22]（图1-2）。然而，上述的患病率以及各型疼痛的所占比例由于在许多国家并没有系统地调查过，所以该结果可能被低估。对麻省弗雷明汉镇的一个社区人群做了队列研究，随机选取以往有过任何主诉疼痛的居民，他们以往疼痛、酸胀、僵硬时间最长的部位是背部，对于关节疼痛来说最常见的是膝部（图1-3）。对于持续数天的疼痛、酸胀、僵硬的部位，只有肘部的患病率小于10%，其余部位的患病率波动于15%~20%。需要注意的是，髋部及肩部也较为常见，患病率和颈部疼痛相当。

在美国，根据国家卫生部门2010～2012年的调查显示：大约有

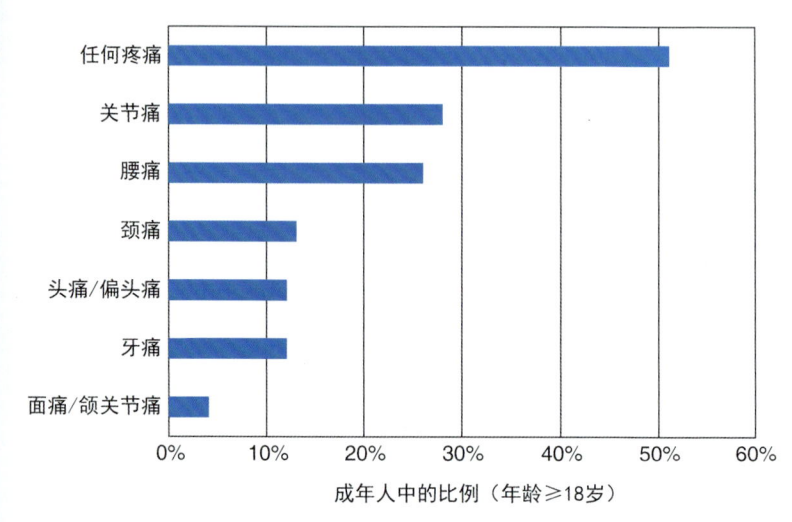

图1-1 身体不同部位疼痛的患病率（转自 Pleis and Lucas[19]）

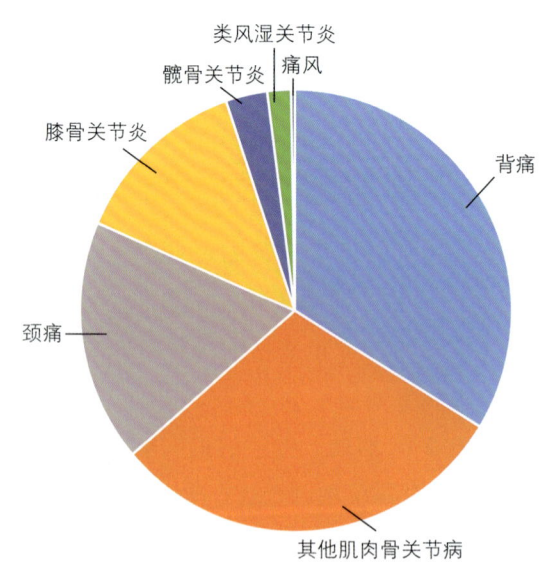

图1-2 常见肌肉骨骼疾病的相对患病率（转自 March et al.[13]）

5 250万的成年人自诉患有医师确诊的关节炎（占总人口的22.7%），这大约是美国成年人各型心脏疾病（占总人口的11.5%）的2倍，糖尿病患者（占总人口的8.8%）的2.5倍[21]。并且，人口总数的28.2%（6 700万人）患有慢性关节疼痛，2 200万人（占总人口的9.8%）因

颈部：22.7%

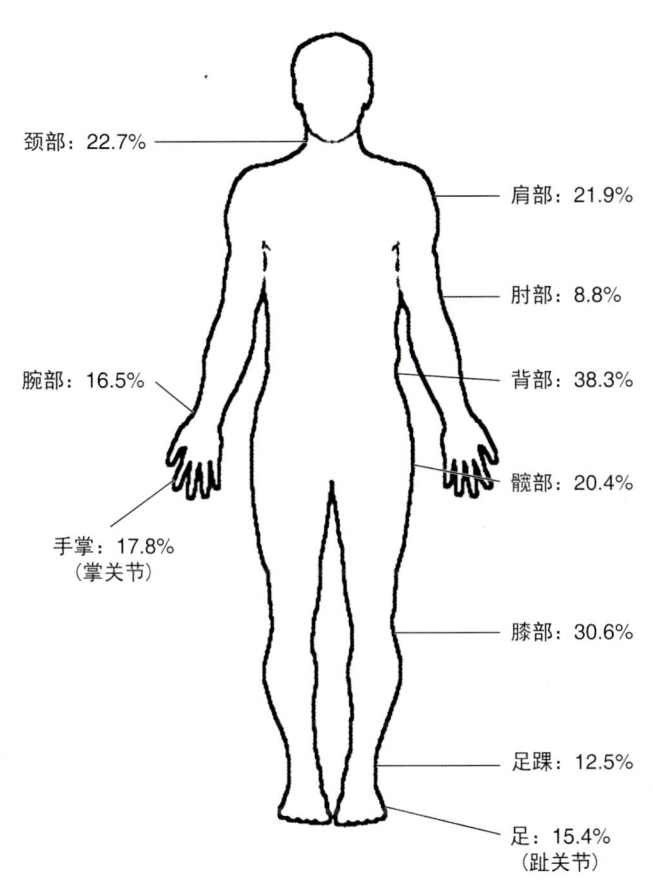

肩部：21.9%

肘部：8.8%

腕部：16.5%

背部：38.3%

髋部：20.4%

手掌：17.8%
（掌关节）

膝部：30.6%

足踝：12.5%

足：15.4%
（趾关节）

图1-3　一个美国社区（麻省弗雷明汉镇）队列研究中身体不同部位疼痛患病率

关节炎所致活动受限。据估计，到2030年，美国成年人中由医师确诊为关节炎的人数将到达6 700万，接近人口总数的1/4，而2/3是女性患者[2]。而这也只是排除肥胖增长的保守估计，全球肥胖的患病率从1980年到2014年已翻了一番。可预见的关节炎患病率的增长亦成为困扰，因为关节炎或类风湿性疾病已成为美国成年人中致残的最主要原因。据美国疾控中心对全美调查数据研究分析显示[6]，这类病因的致残占到了所有残疾类型的19%。

在欧洲，根据2007年欧盟委员会欧盟民调的一份报道指出[4]，22%的人群长期饱受诸如关节炎或类风湿性疾病所致肌肉、骨骼、关节问题的困扰。据报道，欧洲国家中有18%～46%的人群患有活动受限的疼痛，13%～33%的人群患有慢性肌肉骨骼疼痛。在所有调查者中，32%经历了肌肉、关节、颈背疼痛且影响到了日常生活活动，25%的被调查者在他们一生中的某些时段经历过慢性活动受限的肌肉骨骼疼痛。

特定原因导致关节疼痛的流行病学

骨关节炎

纵观全球，关节疼痛大多归因于骨关节炎（osteo arthritis，OA）这一最常见的关节炎，也是老年人致残的最主要原因之一。本病累及整个关节，与适应性不佳的修复反应有关，导致许多关节组织的病理改变，并随年龄的增长患病率增加。风险因素包括年龄、肥胖和关节损伤，女性高发于男性。虽有影像学改变，但不是所有人都感受到疼痛。有症状的骨关节炎在全球患病人群达10%～15%，美国有2 700万[10]，英国有875万[1]。来自欧洲健康访问调查（European Health Interview Surveys）的数据显示，被医师确诊为骨关节炎的患病率在7个国家中达5%～25%（年龄标准化率为3%～18%）[4]。膝关节、手关节及髋关节是骨关节炎常发部位，而膝关节最为常见且多有症状。大约30%的美国成年人在过去30天内患有某种形式的关节疼痛，膝关节是最常见的部位。在欧洲成年人中，膝部疼痛仅次于背部疼痛，是日常活动受限为主诉最常见的部位。通常，膝部是关节疼痛最常见部位，与年龄、性别或种族无关。值得注意的是，在过去20年里，膝关节疼痛和有症状的膝骨关节炎患病率逐年增高，而有影像学改变的膝骨关节炎却没有增加，肥胖因素对于膝痛患病率的增长亦只占一部分[18]。

颈背疼痛

尽管腰颈痛向来被认为没有关节痛那样的高发和致残率高，但在美国有16.8%的残疾是由腰颈引起的，成为仅次于关节炎或其他类风湿性疾病致残的主要原因[6]。在欧洲，腰部、背部及颈部慢性疼痛引起的日常活动受限[4]占肌肉骨骼疼痛的20%。脊柱的疼痛和脊椎骨关节炎有关，但腰部和颈椎痛为多灶性，与关节炎无密切关系。期间患病率表现出异质性，背部疼痛占人群的8%～39%，颈部疼痛占6%～39%。就终生患病率而言，背部疼痛达60%～85%，颈部疼痛达14%～71%。2010年全球疾病负担报道的最新评估显示，腰部疼痛和颈部疼痛的期间患病率分别为9.4%和4.9%[7,8]。许多人一生有过一次或多次的腰颈部疼痛。

痛风

痛风亦为结晶性关节炎，是目前最常见的炎症性关节炎，与高尿酸血症密切相关。急性红肿疼痛发作为特点，最终变为慢性关节炎。许多患者描述痛风为此生最痛的经历，甚至比分娩或枪击还痛。目前，痛风在全球人群的发病率为1%～4%，例如毛利人的后代这一特殊人群，发病率高达6%[17]。患病率的高低与并发症及风险因素有关，例如基因。痛风的发病率和患病率在近几十年间显著增高系由肥胖、不当饮食（如西方饮食）和不健康的生活方式而引起。痛风患者通常患有并发症，诸如代谢综合征、心血管疾病、肾病等。

类风湿关节炎

类风湿关节炎是最常见的一种自身免疫炎性关节炎，以关节疼痛、水肿、晨僵为特点的系统性多关节炎。类风湿关节炎在全球的患病率低于总人口的1%[5]。吸烟被认为是最大的可变风险因素之一。类风湿关节炎患者就心血管危险事件的发生风险较其他传统意义上的独立危险因素导致心血管意外的风险高。另外，由于系统性炎性疾病程度不同，加之免疫抑制剂的使用，增加了其淋巴瘤患病和感染的风险。

银屑病关节炎

银屑病关节炎是一种常见的慢性炎症性关节炎，可见于患有皮肤银屑病的患者。通常继发于皮肤银屑病，或者先发于皮肤银屑病之前，累及外周关节、脊柱关节或全关节。银屑病关节炎是一种血清阴性脊柱关节炎，家族患病者临床症状大致相同。在普通人群中患病率为

0.1%～0.25%，在银屑病患者中发病率为6%～11%。和其他炎症性关节炎（如类风湿关节炎）的患者一样，银屑病关节炎患者的心血管疾病患病风险高。

青少年特发性关节炎

青少年特发性关节炎是炎症性关节炎中的一种，好发于儿童，起病年龄多于16岁以前。青少年特发性关节炎是儿童时期一种常见的慢性疾病。全球青少年特发性关节炎的流行率为每1 000个孩子[11]中0.07～4.01个人患病。据估计，在2000年初美国孩子中有29 400人患有儿童关节炎或其他类风湿性疾病[20]。青少年特发性关节炎不仅影响儿童时期，对成年期亦有影响。大约30%青少年特发性关节炎的患者起病10余年后出现明显的功能受限。

关节疼痛的预后

致残

肌肉骨骼疾病是目前致残的第二大原因。在以时间为基准的健康评价中，过早的死亡率和带残生活都导致早早"丧命"，这些终生致残也就让肌肉骨骼疾病成为疾病总负担的第四大原因[15, 22]。这类疾病通常不会致死，但对个人来说，致残后的生活负担加重。在全球疾病负担调查中：腰痛排第一，颈痛第四，骨关节炎第十一，其余的肌肉骨骼疾病排第六，且与地域无关。因此，关节疼痛和肌肉骨骼疾病是全球公共健康负担中很重要的一部分。另外，这些痛性疾病也导致功能受限、活动限制及致残。再者，一些关节炎病症与死亡率增加有关，与潜在的关节炎、相关的并发症、不良后果或与药物不良反应直接相关。

卫生保障资源的使用及其他经济方面的影响

关节疼痛对经济影响也是巨大的。美国2003年关节炎和其他风湿病的总费用约为1 280亿美元，相当于2003年美国国内生产总值的1.2%。其中，808亿美元用于直接花费，470亿美元用于间接花费（例如，收入损失）[23]。此外，2005年关节炎患者的整体医疗支出估计为3 530亿美元，其中也包括了患有并发症的关节炎患者，这增加了疾病的医疗和经济负担[3]。根据医疗支出小组调查，1996～2011年，关节炎相关性疾病占美国医疗保健支出增幅最大（192%）。2009～2011年，在美国，关节炎人均直接费用为2 011美元，关节疼痛的花费为9 556美元，直接费用总额为5 809亿美元。四类肌肉骨骼疾病的总费用（直接和间接）和患病率如图1-4所示。根据美国医疗保健研究和质检机构提供的医疗保健花费和利用项目中住院儿童数据库的资料显示，对于儿童青少年特发性关节炎和其他儿科风湿病，2012年17岁及以下患儿的住院总费用为44.5亿美元。

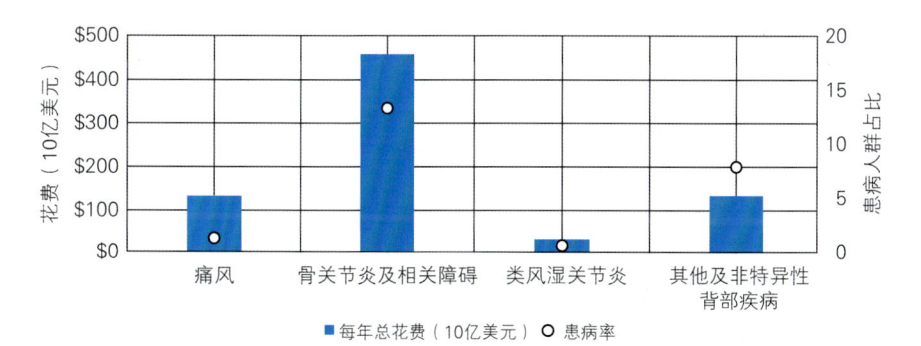

图1-4 2008～2011年美国部分肌肉骨骼疾病的总费用，4年间的平均费用以美元计（医疗支出小组调查［MEPS］et al.[14]）

在整个欧盟国家，肌肉骨骼疾病是医疗保健支出方面最大的一类疾病。在英国，2003年因肌肉骨骼疾病就诊于全科医师的费用估计为134万英镑，仅次于心肺疾病。在德国，2008年肌肉骨骼系统疾病的花费为285亿欧元，占当年疾病总费用的11%以上。

生产力成本进一步增加了这些经济成本，包括缺勤、工作效率低下以及由于关节疼痛导致的提前退休。大约15%的患有关节疼痛的美国成年人无法工作，有相似百分比（15%～18%）的患有背部或颈部疼痛的成年人也无法工作。对于关节炎患者，这一数字增加到约20%。

除了和调查研究、门诊预约及住院治疗这些与工作相关的花费和医保资源利用之外，关节疼痛的其他影响包括经常使用镇痛药。大约1/5

的患有关节疼痛的成年人定期使用非处方药或处方非麻醉性镇痛药,而 1/4 的人在发病的头一个月内使用处方镇痛药[16]。背部疼痛和颈部疼痛的使用比例是相似的,但是有并发关节炎的患者在患病前一个月使用处方镇痛药增加到 37%,且经常使用非处方或处方非麻醉镇痛药增加到 31%。

另一个主要的经济影响是越来越多的关节置换,大多数(97%)膝关节置换手术都归因于骨关节炎。仅在美国,2010 年分别有 470 万和 255 万成年人行膝关节和髋关节置换术,约占人口的 2%,与卒中或心肌梗死人群相似[12]。根据国家医院出院调查显示,在 2010 年进行了 719 000 例膝关节置换术和 332 000 例髋关节置换术。根据 10 个国家数据库(加拿大、芬兰、法国、德国、意大利、荷兰、葡萄牙、西班牙、瑞士和美国)以及另外 8 个公开了数据的国家(澳大利亚、英格兰和威尔士、丹麦、新西兰、挪威、罗马尼亚和瑞典)的资料显示,这些国家总人口为 7.55 亿,全膝关节置换术的中位数为每 10 万人 149 例。从罗马尼亚为每 10 万人有 8.8 人行此手术,到美国的每 10 万人中有 234 人手术(表 1-1),该比率持续上升[9]。这些关节置换手术的高比例反映了这样一个事实:即没有先行有效的方法可以预防或阻止骨关节炎的发生发展,手术被认为是治疗该病的最有效选择。

表 1-1 国际全膝关节置换术情况[9]

国家(年)	初次全膝关节置换(10 万人)
澳大利亚*(2008)	165.5
加拿大(2008)	143.7
丹麦*(2008)	143.3
英格兰和威尔士*(2009/10)	144.6
芬兰(2009)	177.5
法国(2007)	98.1
德国(2008)	188.3
意大利(2008)	94.7

（续表）

国家（年）	初次全膝关节置换（10万人）
荷兰（2007）†	121.2
新西兰*（2009）	142.4
挪威*（2008）	84.8
葡萄牙（2008）	55.4
罗马尼亚*（2009）	8.6
苏格兰*（2009）	135
西班牙（2008）	82.9
瑞典*（2008）	111.6
瑞士（2008）	176.8
美国（2008）	213.3

* 来自公开的可用数据
† 这些数据表示初次及再次的全膝关节置换术

总结

总之，关节疼痛在全球患病率高、致残率高和经济花费高昂。大多数患者没有有效的治疗手段，或现行的治疗方法难以有效管理该病。这类高发性疾病让数以百万的人饱受苦痛，找到或提高有效的治疗方法对患者和社会而言尤为重要。

（李艳华　邵恒　译；李晓龙　译图；沈翃津　校）

参考文献

[1] Arthritis Research UK. Osteoarthritis in general practice. London: Arthritis Research UK; 2013.
[2] Barbour KE, Helmick CG, Theis KA, et al. Prevalence of doctor-diagnosed arthritis and arthritis-attributable activity limitation—United States, 2010-2012. MWR Morb Mortal Wkly Rep 2013; 62: 869-873.

［3］ Cisternas MG, Murphy LB, Yelin EH, et al. Trends in medical care expenditures of US adults with arthritis and other rheumatic conditions 1997 to 2005. J Rheumatol 2009; 36: 2531−2538.

［4］ European Musculoskeletal Surveillance and Information Network. Musculoskeletalhealth status in Europe. Accessed November 13 at www.eumusc.net/workpackages_wp4.cfm.

［5］ Gibofsky A. Overview of epidemiology, pathophysiology, and diagnosis of rheumatoidarthritis. Am J Manag Care 2012; 18: S295−302.

［6］ Hootman JM, Brault MW, Helmick CG, et al. Prevalence and most common causes of disability among adults—United States, 2005. MMWRMorb Mortal Wkly Rep 2009; 58: 421−426.

［7］ Hoy D, March L, Brooks P, et al. The global burden of low back pain: estimates from the Global Burden of Disease 2010 study. Ann Rheum Dis 2014; 73: 968−974.

［8］ Hoy D, March L, Woolf A, et al. The global burden of neck pain: estimates from the GlobalBurden of Disease 2010 study. Ann Rheum Dis 2014; 73: 1309−1315.

［9］ Kurtz SM, Ong KL, Lau E, et al. International survey of primary and revision total knee replacement. Int Orthop 2011; 35: 1783−1789.

［10］ Lawrence RC, Felson DT, Helmick CG, et al. Estimates of the prevalence of arthritis and other rheumatic conditions in the United States. Part II. Arthritis Rheum 2008; 58: 26−35.

［11］ Manners PJ, Bower C. Worldwide prevalence of juvenile arthritis why does it varyso much? J Rheumatol 2002; 29: 1520−1530.

［12］ Maradit Kremers H, Larson DR, Crowson CS, et al. Prevalence of total hip and knee replacementin the United States. J Bone Joint Surg Am 2015; 97: 1386−1397.

［13］ March L, Smith EUR, Hoy DG, et al. Burden of disability due to musculoskeletal (MSK) disorders.Best Pract Res Clin Rheumatol 2014; 28: 353−366.

［14］ Medical Expenditures Panel Survey［MEPS］, Agency for Healthcare Research and Quality, U.S. Department of Health and Human Services, 2008−2011.Accessed at www.boneandjointburden.org/2014-report/xf3/medical-care-expenditures-and-earnings-losses-select-musculoskeletal-diseases; http://meps.ahrq.gov/mepsweb/

［15］ Murray CJ, Vos T, Lozano R, et al. Disability-adjusted life years (DALYs)for 291 diseases and injuries in 21 regions, 1990−2010: a systematic analysis forthe Global Burden of Disease Study 2010. Lancet 2012; 380: 2197−2223.

［16］ National Health and Nutrition Examination Survey Questionnaire: NHANES 2003−2004. Accessed October 30, 2015 at http://cdcgov/nchs/nhanes/nhanes2003−2004/nhanes03_04htm.

［17］ Neogi T, Jansen TL, Dalbeth N, et al. 2015 Gout Classification Criteria: an American College of Rheumatology/European League Against

Rheumatismcollaborative initiative. Arthritis Rheum 2015; 67: 2557−2568.
[18] Nguyen UDT, Zhang Y, Niu J, et al. Increasing prevalence of kneepain and symptomatic knee osteoarthritis. Arthritis Rheum 2010; 62: S286.
[19] Pleis JR, Lucas JW. Summary health statistics for U.S. adults: National Health Interview Survey, 2007. National Center for Health Statistics. Vital Health Stat 2009; 10. Accessed at http://www.cdc.gov/nchs/data/series/sr_10/sr10_240.pdf.
[20] Sacks JJ, Helmick CG, Luo YH, et al. Prevalence of and annualambulatory health care visits for pediatric arthritis and other rheumatologic conditionsin the United States in 2001−2004. Arthritis Rheum 2007; 57: 1439−1445.
[21] Schiller JS, Lucas JW, Ward BW, et al. Summary health statistics for U.S.adults: National Health Interview Survey, 2010. National Center for Health Statistics.Vital Health Stat 2012; 10: 1−207.
[22] Vos T, Flaxman AD, Naghavi M, et al. Years lived with disability (YLDs) for 1160 sequelae of 289 diseases and injuries 1990−2010: a systematic analysis forthe Global Burden of Disease Study 2010. Lancet 2012; 380: 2163−2196.
[23] Yelin E, Murphy L, Cisternas MG, et al. Medicalcare expenditures and earnings losses among persons with arthritis and otherrheumatic conditions in 2003, and comparisons with 1997. Arthritis Rheum2007; 56: 1397−1407.

第二章

关节神经生理学和病理生理学（神经、反应区、致敏）

汉斯—格塞尔·沙伊布勒

关节疼痛是最常见的疼痛综合征之一[3]，原因是多方面的。在整个生命过程中，关节往往受到劳力运动挑战的压力。它们是随年龄的增长常易发生损伤和退化的部位。关节也是由于诸如痛风和自身免疫性疾病（例如，类风湿关节炎）代谢紊乱引起的炎性疾病的首要部位。此外，肌肉和关节的伤害感受系统特别容易致敏。本章论述了关节的伤害感受系统，总结了关节疾病中伤害感受系统的主要变化。

关节的伤害感受系统

关节的神经支配

关节由韧带、半月板和纤维性关节囊中厚的有髓鞘的 Aβ 神经纤维感觉末梢（Ruffini 型、Golgi 型、Pacini 型）以及薄的有髓鞘 A∂ 纤维和具有游离感觉末梢的无髓鞘 C 纤维支配。后者位于所有结构中，但无神经支配的软骨除外。此外，关节神经含有无髓鞘的节后交感神经纤维[16]。

正常关节 Aβ、A∂、C 纤维的应答特点

感觉纤维在关节中有局部反应区，也就是用机械探针局部刺激可产生动作电位的区域。此外，它们中许多是由关节活动而激活的。根据它们对机械刺激的反应性，感觉纤维具有功能特征。

第二章 关节神经生理学和病理生理学（神经、反应区、致敏）

具有微粒感觉末梢的 Aβ 纤维具有本体感受性。它们有较低的兴奋阈值，但对无害的机械刺激表现出强烈的反应，如合理范围内的运动和对关节的触诊。当对关节施加有害的机械刺激时，它们的放电速率可能会增加。有害的刺激是指超出其活动范围的运动对组织的抵抗和强大的压力。然而，Aβ 纤维通常不会通过其刺激频率明确编码有害刺激，也不因化学刺激致敏。因此，它们不被认为是伤害感受器，而可能仅感受到关节发炎后的水肿。

大约一半的 A∂ 纤维也是低阈值纤维，对作用在关节的无害机械刺激能做出强烈反应。然而，其他 A∂ 纤维和大多数 C 纤维是伤害感受纤维，因为它们优先或专门编码施加于关节的有害机械刺激。根据伤害感受的特异性理论，特定的伤害性纤维确实只对有害强度的刺激做出反应。特定关节伤害感受器对其工作范围内的无害运动以及施加于关节的轻微或中等压力没有应答，但对有害（疼痛）刺激产生应答，例如，抵抗组织阻力的旋转或施加于关节的强压力（击中关节）。典型的关节伤害感受器（C 纤维）如图 2-1（左侧）所示。它在关节囊（点）中具有小的感受野，具有高的局部机械兴奋阈值；它不会对诸如向外旋转（OR）之类的无害运动做出反应，但会对抗阻力有害并向外旋转

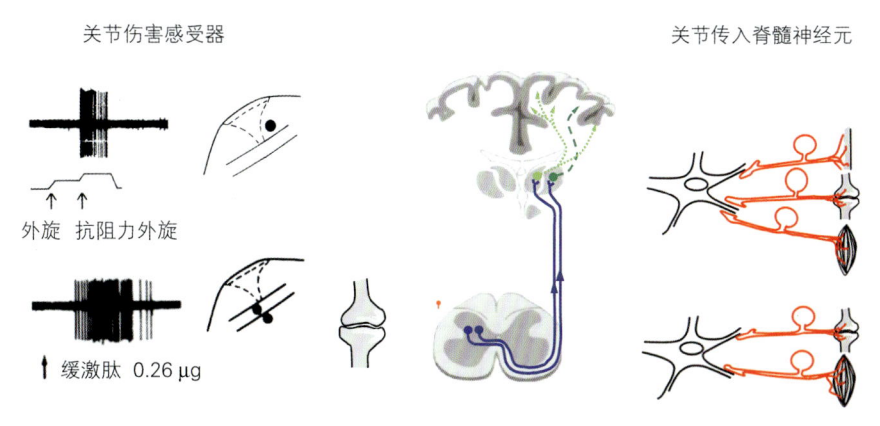

图 2-1 关节伤害感受器的响应特性（左侧）和传入模式仅来自深部组织或从深部组织和皮肤到脊髓神经元的传入来自关节（右侧）。左侧的图显示了关节伤害感受器中由于膝盖和缓激肽向外旋转（或旋后）引起的动作电位。显示在右侧的脊髓神经元接受来自皮肤、关节和肌肉（顶部）或仅来自深部组织（底部）的传入

（n.OR）做出反应。

一些Aδ和C纤维在工作范围和轻微压力下被微弱激活，但它们对有害的机械刺激表现出较强的反应。这种神经元表现为宽动态范围（wide-dynamic-range，WDR）神经元，它们通过其放电频率编码无害和有害刺激强度。此外，一定比例的感觉C纤维是静息伤害感受器，不论对何种无害和有害的机械刺激都不应答[16]。

关节的大多数Aδ和C纤维（均具有低和高机械阈值）对机械和化学刺激做出应答。化学敏感性有几个方面，一些介质以短暂的延迟直接激发纤维。通过这种方式，有害的化学刺激可能会引起疼痛。这种刺激是高渗盐水（4%～6%NaCl）、缓激肽（图2-1中C纤维的典型应答，左侧，底部）、5-羟色胺、三磷酸腺苷（adenosine triphosphate，ATP）、大麻素、腺苷受体激动剂、辣椒素、P物质、血管活性肠肽、甘丙肽等（综述见［19］）。刺激由弱到强，通常持续时间很短（在几秒的范围内）。化学敏感性的第二个方面是感觉纤维对机械刺激的敏感性。该功能在炎症的情况下特别重要，其中异常性疼痛和痛觉过敏尤为典型。介质的敏化作用可以在几分钟的范围内短暂持续（例如，通过缓激肽）或长达数小时直至数天［例如，促炎细胞因子和神经生长因子（NGF），见下文］。

图2-2为伤害感受器的感觉末梢的模型。底部的膜表明，用于转导刺激和电压激活的离子通道，产生动作电位和控制神经元兴奋性。尚未鉴定用于转导机械刺激的通道的分子结构。一部分关节伤害感受器的感觉末梢表达瞬时受体电位V1（TRPV1）离子通道（通常由有害热量激活），但尚未探索关节传入的热敏感性。化学敏感性或依赖于离子通道：离子通道由介质开放（例如，质子）的酸敏离子通道（ASICs），ATP的P2X通道，辣椒素的TRPV1通道；或者由膜中的代谢型受体产生的化学敏感性。接着，介质和激活第二信使系统开放离子通道（图2-2，顶部的膜）。这些受体是缓激肽的B受体，ATP的P2Y受体，PGE_2的EP受体，以及许多其他受体。除兴奋性和/或致敏介质外，具有抑制功能的介质也可作用于神经元受体（例如，阿片类，生长抑素）[16, 20]。

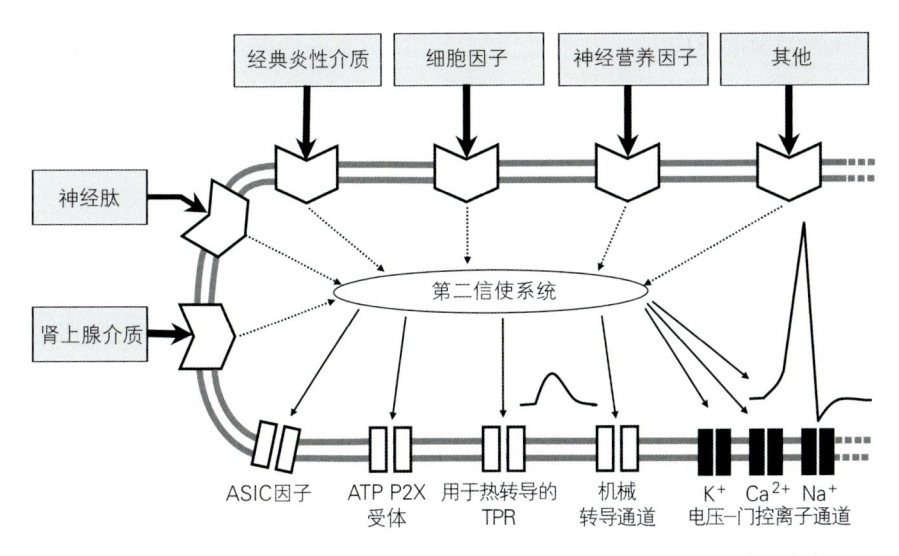

图 2-2　组织中伤害感受器的感觉末端的示意图。底部的膜主要用于转导的离子通道（其产生传感器电位），用于产生动作电位（APs）的电压-门控 Na^+ 通道，以及控制兴奋性的电压-门控 K^+ 和 Ca^{2+} 通道。膜的另一部分显示作用于不同第二信使系统介质的受体。经典的炎症介质是缓激肽、前列腺素 E_2、5-羟色胺和组胺。ASIC、酸敏感离子通道；P2X、嘌呤离子通道；TRP，瞬时受体电位（来自 Schaible et al.[18]）

脊髓神经元处理来自关节伤害性感觉的传入

通过关节神经摄取辣根过氧化物酶，用于可视化关节神经向脊髓的投射。关节的感觉纤维主要在浅后角和深后角上。我们尚未研究来自关节的 A 纤维和 C 纤维的脊柱投射是否不同。通常，来自关节的初级感觉神经元投射到几个区段。在电生理学上，来自关节传入的脊髓神经元在浅后角和深后角中可以被识别[16]。

在大鼠中，经典的传入脊髓神经元来自膝关节感受区，大腿和小腿的相邻肌肉以及踝关节的感受区中。甚至爪子也可以包括在感受区中。这些神经元要么仅从深部组织激发，要么在皮肤其他的一些感受区中（图 2-1，右侧）。通常，皮肤感受区位于比深部组织中的感受区更远的位置，因此，皮肤和深部组织就可产生分离性刺激。在关节正常的前提下，许多深部的传入神经元仅具有高阈值并且仅通过施加于关节和肌肉的有害刺激而被激活。大多数具有额外皮肤感受区的神经元是 WDR 神经元。在刺激关节时，它们在无害范围内具有激活阈值，但通过其放电频率编码整个范围的无害和有害强度[16]。从关节传入的神经元将信号传递到脊髓上部（小脑、脊柱颈核、丘脑、网状结构）或脊髓（节段）中间神经元和运动神经元[16]。

大多数由关节和肌肉传入的脊髓神经元受到下行抑制系统的抑制，这些系统起源于脑干并调节脊髓的活动。下降抑制的中断降低了它们对机械刺激的兴奋阈值，大大增加了它们对超阈值刺激的应答和它们感受野的大小，并导致（增加的）持续放电。关节传入神经元也受到异位有害刺激的抑制，符合弥散性有害抑制控制（diffuse noxious inhibitory control，DNIC）的概念，因此暗示在身体的一个部位的疼痛刺激可以减轻身体另一部位的疼痛[16]。

大脑处理来自关节的伤害性传入

来自关节传入的上行脊髓神经元激活大脑皮质痛性基质，从而唤起有意识的疼痛感。痛性基质（前扣带皮质、岛叶和丘脑）的内侧系统活化[9]。皮肤和深部传入的处理之间的差异研究尚不明确。

在丘脑中，腹外侧核（ventropostero lateral nucleus，VPL）的腹侧和背外侧以及VPL和腹外侧核之间的过渡区中发现具有会聚皮肤和深部传入的WDR神经元。在大鼠中，来自皮肤和关节的传入性伤害感受神经元与整个腹侧复合体中的触觉神经元融合。我们在猫的伤害感受神经元后复合体和丘脑内侧核中，发现了非常大且通常是双侧的感受野和来自皮肤及深部组织的会聚传入。大鼠的躯体感觉皮质含有大部分对有害刺激有反应的神经元，这些神经元中的小部分是由深度传入驱动的。电刺激皮质SI和SII大鼠膝关节诱发电位的后关节神经Aβ和A∂纤维[16]。

来自皮肤和深部组织（包括关节）会聚传入的神经元也激活杏仁核。后者被认为可以提供疼痛的认知功能中情绪—情感的调节；它们可能有助于整合疼痛、恐惧和焦虑并且与皮质以及导水管周围灰质（periaqueductal gray，PAG）的连接，这是脑干中抑制系统起源的区域[13]。

第二章　关节神经生理学和病理生理学（神经、反应区、致敏）

由关节炎症引起的神经元的变化

关节疾病由于炎性递质不同而表现也不同，在这些疾病发展过程中，关节可表现为异常性疼痛和痛觉过敏。异常性疼痛表现为在关节运动范围内经历的疼痛和触诊时的疼痛，痛觉过敏是对有害刺激感到强烈疼痛。由于这些特征，关节疼痛通常被认为是伤害性疼痛。然而，即使在炎症模型中，神经病理因素也可能在疾病的进程中起作用，也可能在炎症期缓解后出现[4]。

炎症诱发的改变可表现在各个层次神经轴索。不同水平机制的相对重要性可以决定不同患者的疼痛模式[5, 15]。这些变化是外周致敏、中枢致敏（特别是脊髓致敏）、疼痛基质的变化以及下行抑制系统的变化（图2-3）。

脊髓上水平
- 疼痛基质的激活
- 灰质的减少
- 下行抑制的减少

脊髓水平
- 脊髓敏化
- 胶质激活

外周水平
- 多模态和寂静性伤害感受器的敏化

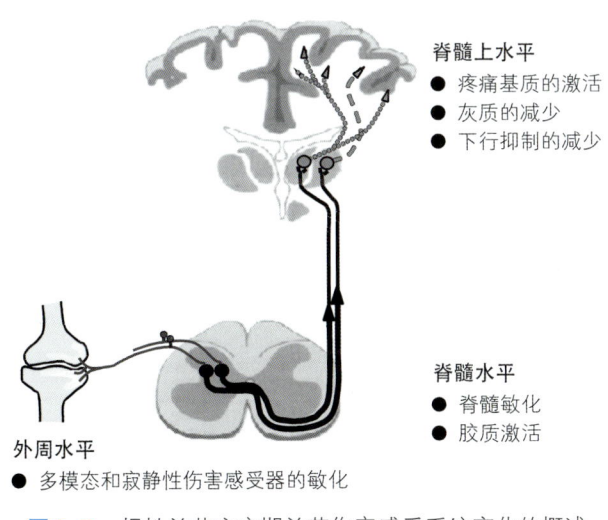

图2-3　慢性关节疾病期关节伤害感受系统变化的概述

外周致敏

在关节的病理变化期间，多模式关节伤害感受器对机械刺激特别敏感。对于对热刺激特别敏感的皮肤伤害感受器有显著的差异。机械致敏的特征在于将兴奋阈值从有害范围降低到无害范围并且增加对有害刺激的应答。因此，图2-1中显示的伤害感受器将对OR和工作范围内的其他运动产生强烈应答。在非伤害性多模态感觉纤维中也可观察到致敏作用。此外，静息的伤害感受器被敏化并对机械刺激产生应答。静息纤维的聚集增加了外周向脊髓的传入[16]。

外周机械性敏化的分子机制

如上所述，激活神经元的一些介质也可以（瞬时）通过激活改变离子通道开放特性的第二信使系统来增加多模神经元的机械敏感性（图2-2）。报道了PGE_2、PGI_2、缓激肽、谷氨酸、ATP、5-HT、质子等[19]的这些作用。我们对诱导致敏持续数小时或数天的介质特别感兴趣。这种作用主要归因于生长因子和促炎细胞因子。激活蛋白酶激活受体的介质也可能诱导长效致敏[11]。

在关节中，NGF增强骨关节炎疼痛起到了很大的作用[2]。单次注射NGF抗体可改善人类OA疼痛数周[10]。在关节伤害感受中，我们还研究了促炎细胞因子的作用，因为这些介质是风湿病学的核心。肿瘤坏死因子（TNF）、IL-6、IL-1β和IL-17能够慢性诱导关节的伤害感受性C纤维的持久机械致敏状态。TNF还可以使Aδ纤维变得敏感。有趣的是，低剂量的IL-1β和IL-17使Aδ纤维脱敏。中和促炎细胞因子可以降低人类风湿关节炎和类风湿关节炎实验模型的机械致敏和机械痛觉过敏[17]。

持久的机械致敏是由于离子通道（例如钠通道）灵敏度的增加，并且一些发现表明TRPA通道，如TRPA1和TRPV4，也参与其中。我们还提出了TRPV1的贡献[17, 18]。

降低机械性超兴奋性

感觉末梢也表达抑制介质的受体。阿片类药物和生长抑素可降低炎症诱发的活性[20]。TRPV1受体激动剂辣椒素使伤害感受器对机械刺激具有脱敏作用[18]。有趣的是，即使是PGE_2的EP3受体也会减轻炎症引起的机械致敏[12]。

脊髓敏化

在关节炎症过程中，关节传入的脊髓神经元发展为过度兴奋状态。

在高阈值脊髓神经元中，阈值降低到无害范围，使得它们对无害刺激产生应答。在所有伤害性神经元中，对有害刺激的应答所有增加。观察到这些应答的增加不仅作用于炎症刺激的区域，也作用于相邻和较远部位的刺激。此外，神经元的整个感受范围可以表现出相当大的扩张（图2-4）。由于过度兴奋的发展和神经元感受区域的扩张，来自发炎的深层组织传入神经元在区段性扩展中对刺激产生应答。这些脊髓变化解释了原发性痛觉过敏区域（炎症部位）和继发性痛觉过敏（远离炎症区域）的发生[16]。中枢敏化可以在慢性炎症期间持续存在，甚至超过外周敏化机制[15]。脊髓敏化被认为是在有害刺激下，人类腿部痛觉过敏区的扩张，这是局部关节疾病患者的典型表现[1]。关节慢性疼痛患者甚至可能出现广泛的疼痛[15]。

感受阈大小

控制阈　　　　　　　K/C诱导关节炎症后3 h

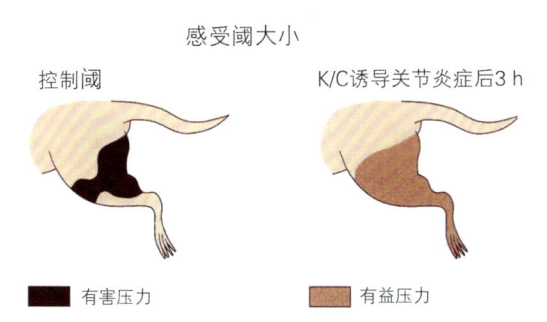

■ 有害压力　　　　■ 有益压力

图2-4　膝关节炎症伴有关节传入脊髓神经元的感受域的扩张。在发炎之前，神经元在膝盖和邻近肌肉（黑色区域）具有高机械激发阈值；在通过高岭土/角叉菜胶（K/C）诱导关节炎症后3 h，感受域在大腿和爪中扩张，并且激发的局部机械阈值下降到无害范围（通过触诊激发）

脊髓敏化受脑干通路的影响。在炎症的急性期，强直性下行抑制以及异位抑制作用增加，但这在炎症的慢性阶段不持续[16]。在患者中，异位影响（DNIC）的抑制实际上在严重的OA中降低，但在骨关节炎髋关节置换术后恢复[8]。因此，在OA和类风湿关节炎的慢性疼痛条件下，基本的下行内源性疼痛控制系统实际上可能存在不足[1]。

分子机制

中枢敏化的产生和维持是通过脊髓中递质/受体系统的作用产生。

致敏后，初级传入神经元在外周刺激（突触前成分）后从其脊髓末端释放更多的递质。此外，通过受体敏感性（突触后成分）的变化使脊髓神经元更易兴奋。脊髓神经胶质激活（星形胶质细胞和小胶质细胞）可能有助于致敏过程[14]。

谷氨酸起着关键作用，因为它在有害刺激施加于深部组织时激活N-甲基-D-天冬氨酸（N-methyl-D-dspartate，NMDA）受体。NMDA受体的激活主要涉及脊髓过度兴奋的产生和维持。脊髓致敏由神经肽如P物质和降钙素基因相关肽（calcitonin gene-related peptide，CGRP）促进。它还通过脊髓前列腺素（特别是PGE_2）进一步推进，其由脊髓环氧化酶的上调产生。然而，脊髓PGE_2的存在似乎是生成所必需的，而不是维持脊髓的过度兴奋[16]。但脊髓PGs的作用更为复杂。PGD_2是中枢神经系统的另一个主要的PG，剂量依赖性降低了脊髓神经元对炎症性膝关节刺激的反应，而DP1受体的拮抗剂则增加了此反应[16]。实际上，PGD_2抵消了PGE_2的致敏作用，这与PGD_2通过DP1受体在大脑中具有神经保护作用的观点一致。脊髓细胞因子（例如脊髓TNF和脊髓IL-6）也导致关节炎症期间的脊髓敏化[7]。脊髓过度兴奋可能被内源性大麻素和其他抑制性受体抵消[16]。

大脑变化

在炎症状态下可观察到从深部传入过程的显著变化。在多关节炎大鼠中，丘脑腹侧复合体中的大部分神经元对发炎关节的运动和轻微压力做出反应（通常在放电后持续很长时间），而在正常大鼠中只有少数神经元对这些刺激做出反应。一些神经元也表现出阵发性放电。此外，发炎的关节神经元传入至中央核外侧，这在正常动物中不存在。类似地，大脑皮质层中的神经元对正常大鼠中的关节刺激没有反应，但是对多关节炎大鼠中的关节刺激做出反应。这些发现表明丘脑—皮质水平的实质性神经可塑性可能导致炎性深部组织疼痛[16]。

关节疼痛患者的脑成像显示疼痛基质的激活[9]。另一方面，慢性OA患者表现出丘脑和疼痛相关皮质区灰质萎缩的迹象，但这些在关节成形术后是可逆的[6]。

神经系统对关节的传出效应

关节的神经支配不仅具有感觉功能,神经系统也可以影响关节的内环境并改变炎症。传出功能的神经通路如下:

a. 激活后,关节的伤害感受性C纤维在组织中释放神经肽,如CGRP和P物质,这些神经肽可产生神经源性炎症。
b. 交感神经系统的节后纤维持续控制关节中的血流。交感神经系统会进一步发炎,但在一些实验模型中也抑制炎症晚期的炎性变化。
c. 脊髓可以通过产生背根反射(伤害性纤维中的逆行活动和关节中神经肽的释放)和通过交感神经系统来支持炎症的产生。因此,中枢敏化并不仅仅涉及疼痛的产生。
d. 神经内分泌系统,如下丘脑—垂体—肾上腺轴可以改变炎症过程[16]。

神经系统和免疫系统一起决定了炎症的进程。

(武绍远　邵恒　译;李晓龙　译图;沈嵛津　校)

参考文献

[1] Arendt-Nielsen L, Eskehave TN, Egsgaard LL, et al. Association between experimental pain biomarkers and serologic markers in patients with different degrees of painful knee osteoarthritis. Arthritis Rheum 2014; 66: 3317−3326.

[2] Ashraf S, Mapp PI, Burston J, et al. Augmentedpain behavioural responses to intra-articular injection of growth factor in two animal models of osteoarthritis. Ann Rheum Dis 2014; 73: 1710−1718.

[3] Breivik H, Collet B, Ventafridda V, et al. Survey of chronic painin Europe. Eur J Pain 2006; 10: 287−333.

[4] Christianson CA, Corr M, Firestein GS, et al. Characterization of the acute and persistent pain state present in K/BxN serumtransfer arthritis. Pain 2010; 151: 394−403.

[5] Egsgaard LL, Eskehave TN, Bay-Jensen AC, et al. Identifying specific profiles in

patients with different degrees of painful knee osteoarthritis based on serological biochemical and mechanistic pain biomarkers: adiagnostic approach based on cluster analysis. Pain 2015; 156: 96−107.

[6] Gwilym SE, Filippini N, Douaud G, et al. Thalamic atrophy associated with painful osteoarthritis of the hip is reversible after arthroplasty. Arthritis Rheum 2010; 62: 2930−2940.

[7] König C, Zharsky M, Möller C, et al. Involvement of peripheral and spinal tumor-necrosis-factor (TNF) in spinal cord hyperexcitabilityduring knee joint inflammation in rat. Arthritis Rheum 2014; 66: 599−609.

[8] Kosek E, Ordeberg G. Lack of pressure pain modulation by heterotopic noxiousconditioning stimulation in patients with painful osteoarthritis before, but not following surgical pain relief. Pain 2000; 88: 69−78.

[9] Kulkarni B, Bentley DE, Elliott R, et al. Arthritic pain is processed in brain areas concerned withemotions and fear. Arthritis Rheum 2007; 56: 1345−1354.

[10] Lane NE, Schnitzer TJ, Birbara CA, et al. Tanezumab for the treatment of pain from osteoarthritis of the knee.N Engl J Med 2010; 363: 1521−1531.

[11] McDougall JJ, Muley MM. The role of proteases in pain. In: Schaible H-G, editor. Pain control. Berlin: Springer; 2015. 239−260.

[12] Natura G, Bär K-J, Eitner A, et al. Neuronal prostaglandin E2receptor subtype EP3 mediates antinociception during inflammation. Proc NatlAcad Sci USA 2013; 110: 13648−13653.

[13] Neugebauer V, Li W, Bird GC, et al. The amygdala and persistent pain. Neuroscientist 2004; 10: 221−234.

[14] Ogbonna AC, Clark AK, Gentry C, et al. Pain-like behaviorand spinal changes in the monosodium iodoacetate model of osteoarthritis inC57Bl/6 mice. Eur J Pain 2013; 17: 514−526.

[15] Phillips K, Clauw DJ. Central pain mechanisms in the rheumatic diseases. Arthritis Rheum 2013; 65: 291−302.

[16] Schaible H-G. Joint pain: basic mechanisms. In: McMahon SB, Tracey I,Koltzenburg M, Turk DC, editors. Wall and Melzack's textbook of pain, 6th edition. Philadelphia: Elsevier Saunders; 2013. 609−619.

[17] Schaible H-G. Nociceptive neurons detect cytokines in arthritis. Arthritis ResTher 2014; 16: 470.

[18] Schaible H-G, Ebersberger A, Natura G. Update on peripheral mechanisms of pain: beyond prostaglandins and cytokines. Arthritis Res Ther 2011; 13: 210.

[19] Schaible H-G, Richter F. Receptors relevant for joint nociception. In: Graven-Nielsen T, Arendt-Nielsen L, editors. Musculoskeletal pain: basic mechanisms and implications. Washington DC: IASP Press; 2014. 187−204.

[20] Stein C, Clark JD, Oh U, et al. Peripheral mechanisms of pain and analgesia. Brain Res Rev2009; 60: 90−113.

第三章

骨关节炎疼痛的动物模型

戴维·拉尼·塞格尔，萨达夫·阿什拉夫，维多利亚·查普曼

骨关节炎（Osteoarthritis，OA）作为关节炎的最常见形式，是全球增长最快的慢性疼痛疾病[37,63]，随着年龄的增长，其患病率也逐渐增加[17]。OA是一种异质性多因素疾病，遗传和环境危险因素加速其进展。情绪低落、焦虑等心理因素会加重OA疼痛并改变OA疼痛体验。受累关节的所有部位都会遭受结构改变、功能受损，导致残疾，并降低生活质量[17]。最近的临床和临床前证据支持在OA中存在软骨和软骨下骨之间的双向交互转换，此种软骨下骨机制在OA的发病机制、疼痛和疾病进展中的作用变得越来越重要[26]。关节软骨及其毗邻的软骨下板保护着软骨下骨，这种保护作用包括生物力学和来自滑膜腔的生化保护作用。这种屏障功能的重要性凸显于全关节置换术的疗效中，用一种不可压缩和不透水的假体代替关节软骨可保护软骨下骨并显著减轻大多数患者的疼痛。然而，不断增长的需求导致英格兰2012～2013年的首次膝关节置换术超过92 000例，每年花费约5亿英镑[12]。

判断镇痛策略是否有效的挑战部分源于OA及与之相关疼痛的异质性。众所周知，OA组织病理学改变的严重程度并不总是与OA疼痛的程度相关[20]。疼痛的感觉和进程在疾病的不同阶段和不同人群中具有极大的差别。OA疼痛可发生于休息、负重或关节运动时。部分患者在非关节区域感受到疼痛，这提示存在中枢敏化[3]。对那些主要因为其他机制致痛的人群来说，单一机制为标靶的药物其疗效可能会十分的差。因此，OA治疗指南建议最佳治疗方案应根据患者的特征（包括疼

痛表型）来制定[68]。定量感觉测试（quantitative sensory testing，QST）是一种基于机制的OA疼痛表型测定方法[43]。疼痛反应可以在受累部位或远离受累部位进行评估。受累关节局部的疼痛与外周敏化有关。相反，毗邻或远离起源部位的疼痛提示外周和中枢敏化并存。近期将QST用于描述OA患者疼痛特征的系统性回顾研究发现，与对照组相比，OA患者受累关节和未受OA影响的远处部位的压力疼痛阈值（pressure pain thresholds，PPTs）降低，这提示QST在中枢敏化形成机制中的作用[56]。

滑膜炎和软骨下骨髓损害（bone marrow lesions，BMLs）常与OA疼痛相关。磁共振成像（MRI）越来越多地用于评估OA患者关节的病理学改变，其在显现常规X线片上无法看到病理学和结构变化（包括BML）中扮演着极为重要的角色[20]。BMLs在T2加权、脂肪饱和或脂肪抑制（short tall inversion recovery，STIR）MRI成像中显示为直接与软骨相邻的非囊性边界不清的高信号区。在膝关节OA中，无论是冠状面还是矢状面的BMLs成像均与疼痛相关[13]。

目前用于治疗OA疼痛的镇痛药物不仅疗效不佳，还会产生很大的不良反应。用于控制OA病情进展及其相关疼痛治疗方案的匮乏意味着巨大医学需求需被满足，同时也对我们进一步对OA的病理生理学展开研究提供了有力的支撑。对乙酰氨基酚和/或局部非甾体抗炎药（NSAIDS）是推荐用于OA的一线镇痛药，镇痛不足时可口服NSAIDS或环氧化酶-2（COX-2）抑制剂[38]。在临床前和临床研究中，以抗神经生长因子（NGF）作用为靶点的新药物具有显著改善OA疼痛的疗效，但尚未常规应用于临床[30]。

减轻疼痛、增强关节功能、阻断疾病进程是新改良OA治疗方案的三个主要目标。为了制定这些治疗方案，我们需运用能最佳模拟OA疾病进展和OA疼痛的动物模型及可获取的临床样本来深入认识OA的病理生理。目前的OA动物模型显示，要构建能体现出OA疼痛复杂性的动物模型是具有挑战性的；没有任何一个模型可以复制人类OA，但是每个模型都可以用于研究该疾病的某一特定方面，这可能在不同的临床类型中具有一定的临床转化效度。本章将对研究得最为广泛的OA痛啮齿类动物模型进行综述,并讨论这些模型在模拟人类OA疼痛方面的各种优点和缺点及其临床转化效度。虽然OA是一种可以影响到许多不同类型关节的疾病,但本章主要讨论膝关节OA模型。

动物模型

直到最近,关节结构的改变才成为临床前OA研究的主要焦点。由于疼痛是OA最重要的征象,也是引起生理功能减退最主要的原因,因此在体内研究中还强调使用各种模型和评估方法阐明OA疼痛的机制(表3-1和表3-2)。自发性OA动物(包括转基因动物)[57]似乎提供了最具临床转化效度和最贴近临床的OA模型;然而,自发性OA的先天条件是不可预知的,且历时较长,这对研究OA的发病机制提出了挑战。实验诱导的OA模型(炎症、化学、外科学和遗传修饰)对研究OA进展过程中不同时间点与特定病理改变相关疼痛的机制提供了可能性。

表 3-1　OA 动物模型中常用的膝关节疼痛测量方法比较

膝痛测量	检测方法	结果测量指标	动物模型
按压膝关节	用手或计算机控制带刻度的夹子按压膝关节	嘶叫、挣扎、缩腿	化学模型 炎症模型
膝关节伸直/屈曲角度的挣扎阈	股骨固定,伸展胫骨	嘶叫、挣扎	化学模型 炎症模型
静态体重支撑	双足平衡测痛仪	通过测定给定时间内肢体施加于换能器板上的力,测出体重在后肢的分配情况	化学模型 炎症模型 手术模型
体态和步态分析	静态或动态强迫运动 强迫行走	行为特征:跛行、卷曲脚趾、防卫、行走速度、避免与肢体接触	化学模型 炎症模型 手术模型

(续表)

膝痛测量	检测方法	结果测量指标	动物模型
足的机械或热敏度	von-frey/randall-selitto 热刺激 寒冷刺激	缩腿阈或潜伏期；嘶叫、挣扎；行为特征：缩足、甩足、咬趾	化学模型 炎症模型 手术模型
握力	握力实验	实验动物显示的最大力量	化学模型

表 3-2 常用 OA 疼痛动物模型的主要特征及其在转基因小鼠 +OA 疼痛模型中的应用

OA 疼痛动物模型	主要特性	转基因小鼠+OA 疼痛模型	疼痛评估
自发性	与临床相关；疾病表型和发病率高度可变；适时性；需要较大的实验样本；难以获得与年龄匹配的对照	无相关数据	无相关数据
炎症性	体现 OA 病理学变化的某一方面；急性和慢性	无相关数据	无相关数据
外科学	对模拟 OA 发病的快、慢及严重程度具有可控性；损伤具有临床相关性	ADAMTS-5 和 GDF-5	相关[11, 32]
化学性	对模拟 OA 发病的快、慢及严重程度具有可控性；稳定的可重复性；不需要假手术对照	无相关数据	无相关数据
基因改良	为探索 OA 发病和疾病进程分子机制提供了可能性；可用作实验者诱发 OA 的对照；性别、年龄以及对照需进行合理对照；需验证病原状态	IX 型胶原	相关[2]

动物模型中的疼痛评估

用于测量 OA 模型中伤害性反应的方法很多（表 3-1），常用测量方法包括测定受损和未受损后肢之间承重分布的改变。这可以通过多种方式实现。双足平衡疼痛测定（incapacitance testing）是一种静态的承重测量方法，而步态分析和动态承重可以识别运动中重量分布的变化。这些方法对测量OA模型中的伤害性反应具有可重复性；但其敏感性取决于OA的严重性。承重分布的改变只适用于一侧肢体受累的模型，因此不能用于自发性OA疼痛模型。后肢握力也可在OA模型中进行测定，并且可能是OA模型中用于测定镇痛效果比较灵敏的方法[23,24]。在各种OA动物模型疼痛评估方法和镇痛药物有效性预测的系统性回顾研究中得出握力测定是评价OA疼痛最敏感的测定方法这一结论[55]。热诱发痛试验和机械诱发痛试验分别用于测量痛觉过敏和痛觉异常。后爪撤离阈值通过逐渐增加施加于足底的压力（Von Frey丝）来进行测量，而代表其热敏感度的后爪撤离潜伏期通过加热板来进行测量。远端部位（如后爪）机械回缩阈值的改变经常被用来证明在关节外区域存在伤害性感受的改变。其他可用的测量方法包括反射测量和/或压膝诱发的嘶叫[16]、关节活动度降低幅度，以及通过测量挣扎阈值来反映膝关节的机械敏感度[51]。

自发性模型

自发性OA模型可能比实验者诱导的模型更能模拟人类疾病的病因、组织病理学特征和缓慢的进展速度。邓肯·哈特利豚鼠和一些品系的小鼠（STR/ort，C57Black）可自发产生OA病理状态[44]。大多数在自发性OA模型中的研究都聚焦于关节结构的损伤，由于自发性模型的病变累及了双侧关节，这使得承重变化不能作为评价疼痛的指标，导致在此类模型中进行疼痛反应评估面临挑战。因此需采用其他方法对疼痛反应进行量化，如关节传入神经纤维的放电频率。老龄邓肯·哈特利豚鼠的电生理学研究表明，与年轻豚鼠相比，老龄豚鼠受累关节自发活动增加且神经元放电增强，这表明关节传入的外周敏化[34]。该研究未发现此模型中关节病理的严重程度与伤害性反应之间存在显著相关性，这与临床研究结果一致。

与人类实际状况相同的是，自发模型的局限性在于动物之间的发病时间及病理进展的速度和程度具有高度的不确定性，这导致群体非同质性的出现和需要较大的实验组样本量。此外，并不总是可以运用年龄相匹配的动物和非关节炎动物进行有意义和可做出最终解释的临床转化对比研究。由于自发OA模型疾病发展缓慢，实验动物需进行长期饲养，这引发了伦理和实践问题。这些问题可部分通过使用实验者诱导的OA疼痛模型来解决，随后将对此类模型进行讨论。

炎症模型

反复出现的炎症反应在人类OA中很常见。通过注射高岭土/卡拉胶（kaolin/carrageenan，K/C）等化学物质，可以在动物体内模拟急性和慢性炎症状态。膝关节腔内注射K/C可引起软骨损伤、滑膜炎和滑液渗出。K/C关节炎可在几小时内迅速产生并持续数周。在K/C关节炎模型中，其病理学改变以及行为和电生理变化已得到了广泛的研究[22, 39, 53, 67]。K/C关节炎模型的一个改进是单独注射卡拉胶，该类型的关节炎其时间进程较短（数小时至数天），且软骨损伤不明显[15, 36, 59]。其他膝关节炎症模型包括通过在关节腔内注射完全弗氏佐剂（complete freund's adjuvant，CFA）诱导的慢性膝关节炎症模型[16, 35, 51, 54, 66]。CFA模型的特征是至少可以持续1个月的关节炎症、软骨破坏、关节面血管翳和骨侵蚀。在这些炎症性关节炎模型中，疼痛可通过步态评估[59]、自发活动[19]、缩爪阈值[52]、膝关节机械敏感性[16, 66]和动物挣扎时显示膝关节的伸展角度来进行测定[51, 66]。炎症是OA的一个关键组成部分，因此，这些模型有助于我们洞悉关节炎症这一OA疼痛成因的作用机制。

转基因模型

OA被认为具有显著的遗传性[61]。最近的综述认为单纯的基因敲除或转基因小鼠品系或将其与化学/手术诱导的OA相结合，可为诊查遗传易感性/遗传在OA中的作用提供宝贵的资源[62]（表3-2）。模型的标准化是至关重要的，因为动物的遗传背景、性别和年龄对结果（包括疼痛行为反应）的评价具有显著的影响。进行恰当的对照也非常重要，但在基因敲除小鼠和杂交品系背景下情况会变得很复杂。小鼠的病原状态也需要评估，因为它可以影响炎症性关节炎的发病率和严重程度。大多数使用基因敲除/转基因小鼠模型的研究都聚焦于关节病理结构特征的评估方面，而不是疼痛反应。由软骨表达的分子如凝集素、Ⅱ型胶原和生长/分化因子-5（GDF-5）驱动的Cre重组酶系已被用于OA机制的研究[9,47,62]。在最近的研究中发现，外科学OA模型未能在缺乏血小板反应素基序-5（ADAMTS-5，一种参与加速OA形成和损害关节完整性的关键聚集酶）的去整合素和金属蛋白酶小鼠中诱导出OA相关的病理学改变和疼痛行为改变[32]。组间（ADAMTS-5缺乏小鼠 vs. ADAMTS-5缺乏小鼠+外科学OA模型）其他的疼痛表现形式，包括热痛觉过敏、行走能力和步态分析均无显著差异。Ⅸ型胶原缺乏小鼠发展为膝关节OA，表现出代偿性步态改变、机械敏感性增加，以及生理机能受损（通过接触翻正反射、挂线实验、转棒实验和爬杆能力进行评估）[2]。改变的步态和功能表明Ⅸ型胶原蛋白缺乏小鼠具有选择限制关节负荷运动的行为。行为改变的性质和程度在雄性中的表现最为突出，这也是膝关节骨性关节炎最有力的证据。

外科学模型

源于关节内部紊乱的关节不稳定已被证明是人类OA发病的一个诱发因素；因此，许多OA模型使用外科手段进行干预，试图复制创伤后OA。横断前交叉韧带或内侧副韧带使关节出现OA样组织病理学改变以致关节失稳，并伴有疼痛的行为学改变[6]。半月板横断模型（MNX）可以复制如半月板撕裂等损伤，并导致OA样组织病理学改变。从半月板横断术后2周开始，就可以看到软骨纤维化、骨赘形成、蛋白多糖丢失和软骨细胞死亡等组织病理学改变，这些改变随时间而不断进展[6,7]。MNX模型与疼痛行为反应的进展相关，特别是承重不对称和后爪撤离阈值的降低[5,40]。所有手术OA模型均展现出较早的术后疼痛反应，该疼痛反应先发于结构性OA改变出现之前[5,32]。然而，术后2周左右软组织已经修复，出现明显的OA样关节病变和相关的疼痛行为并至少持续至手术后7周[33]。在MNX模型中，由于病理学变化和疼痛行为改变出现得很早，使得OA中发生的早期状况得不到研究，这导致出现了多种用于延缓病情进展的外科干预措施。与MNX模型相比，小鼠内侧半月板（DMM）失稳模型已被证明是一个病情进展较慢的模型，该模型具有明显的疼痛行为变化阶段[25,32]和性别差异[32]。模型组术后12周同侧后肢的承重与假手术组相比有显著差异性[25]。因此，该模型可能有助于评估OA疼痛早期阶段的相关机制。

有关外科学OA模型对伤害性感受通路影响的研究有限。体内实验表明，大鼠背根神经节（dorsal root ganglion，DRG）神经元，包括肌肉传入在内的低阈值机械感受器的电生理反应特性随外科手术对膝关节的干扰不同而出现不同变化[64,65]。OA中非伤害性神经元的这种功能改变可能反映了一种能提供新的中枢疼痛传入途径的表型改变能力，这促成了OA脊髓的可塑性[64,65]。鲜有关于OA手术模型中脊髓以上水平潜在活动改变的研究。一项影像学研究显示，MNX大鼠手术后3周伏隔核和丘脑腹后核的功能性连接增强[60]。使用动物模型进一步研究OA疼痛相关脊髓水平之上的改变将具有非凡的价值。

碘酸单钠模型

OA的化学模型具有微创的优点，且不需要假手术对照；此类模型起效迅速，且大多都可产生稳定和可重复的疼痛行为。碘乙酸单钠（monosodium iodoacetate，MIA）是软骨细胞甘油醛-3-磷酸脱氢酶的代谢抑制剂。它能阻断糖酵解，导致细胞死亡。关节腔内注射MIA可导致软骨细胞和蛋白多糖的快速丢失[7]，这与剂量依赖性的组织病理学改变有关。根据所用MIA浓度，软骨细胞的死亡程度可能有别于人类OA所见[44]。在大鼠和小鼠中，从注射后3天开始，同侧后肢的负重和缩爪阈值均出现明显改变，并在大鼠[10]和小鼠[41]中至少分别持续存在9周和4周。注射MIA 2周后，其结构改变类似人类病理学改变[18,33]并伴有周围神经系统神经元兴奋性的明显增加；尤其是C纤维关节伤害感受器自发活动程度增加并伴有阈值的降低，而Aδ纤维关节伤害感受器的诱发放电频率增加[28]。同样，在小鼠MIA模型中，稍后时间点（14～21天时）后爪A和C纤维诱发的脊髓神经元反应出现增强[21]。除了神经元活性的改变外，感觉神经肽P物质和降钙素基因相关蛋白（calcitonin gene-related protein，CGRP）在周围[1]和脊髓[14]中的表达均增高。电生理研究表明，阻断内源性的CGRP可逆转MIA诱导的关节伤害感受器反应的增强[8]。与对照组相比，在小鼠关节内注射MIA后3～4周，初级传入神经的脊髓终末释放CGRP增多[41]。总的来说，这些数据表明CGRP有助于实验性OA的外周和中枢敏化。与人类OA一样，NGF在体内已被证明具有促痛作用[4]。与注射盐水的对照相比，关节内注射NGF可加重OA大鼠的疼痛行为[4]，增强MIA大鼠伸膝诱发的脊髓神经元放电，并扩大外周神经元的感受区域[49]。MIA模型与感觉传入的表型改变有关。例如，在MIA模型中，14天时同侧L3和L4 DRG中钙通道α2δ-1亚基的mRNA表达水平增加[45]。在模型诱导后14天，阻断脊髓电压门控钙通道2.2（$Ca_v2.2$）可减弱MIA模型而非盐水注射模型大鼠机械诱发的脊髓神经元反应，这提示这些变化在功能上似乎相关[46]。值得注意的是，与MIA诱导的野生型同胞小鼠相比，缺乏抑制性大麻素CB2受体的小鼠在关节内注射MIA后，对侧后爪的撤离阈值降低[29]，这表明内源抗伤害性受体系统可限制MIA模型中疼痛反应的程度。

在大鼠关节内注射MIA后，脊髓广动力域神经元的后爪诱发反应在14天[45]和28天[50]均得到增强。该模型中，28天时脊髓神经元反应的增强与关节结构改变显著相关[50]，并与增强的后爪诱发脊髓伤害性反射相关[27]。除了神经元活性的改变外，MIA模型中的脊髓小胶质细胞呈现出时间和剂量依赖性的形态学活化[48,58]。在MIA模型中，从第7天起，大鼠同侧脊髓内可见明显的小胶质细胞增生，2周时达到高峰，并持续至少4周[31,42,48,58]。除了在脊髓内募集更多的细胞类型外，参与产生和维持中枢敏化的丝裂原活化蛋白激酶（mitogen-activated protein kinases，MAPK），如细胞外信号调节蛋白激酶（extracellular signal-regulated protein kinase，ERK）和p38，MAPK的表达水平也明显增加。注射MIA 1周后，脊髓背角小胶质细胞中的p38磷酸化水平增加[31]，提示脊髓小胶质细胞在早期OA疼痛反应中发挥作用。抑制小胶质细胞活化或ERK1/2激酶可减弱MIA诱导的疼痛反应，该现象进一步证实了这一观点[31]。MIA造模后2周，背角神经元ERK1/2磷酸化水平显著增加。与小胶质细胞不同的是，脊髓中的星形胶质细胞在MIA诱导后4周才被激活[48]。因此，星形胶质细胞在已产生的OA疼痛中可能具有重要的作用，所以，在此类模型中以星形胶质细胞为作用靶点的药物测试应在稍后时间点进行。尽管在OA疼痛模型中对脊髓以上水平改变的研究数量有限，但与生理盐水对照相比，5-HT3受体拮抗剂增强OA疼痛模型中脊髓神经元的机械和热诱发反应[45]。这些数据支持在MIA模型中5-HT3具有抑制伤害性反应易化作用这一观点[45]。

结论

虽然目前普遍认为没有一个单独的OA动物模型能够精确地模拟临床疾病过程，但这些模型对我们理解OA疼痛的机制具有很大的价值。与外科学模型相比，OA的化学模型可能具有一些优势，如创伤小、起病快、不需要假手术对照。然而，人们对哪些OA模型最能反映OA疼痛的机制仍然存有很大的争议。鉴于OA的复杂性以及临床前发现与临床之间转化的困难性，应在至少一种以上的OA疼痛模型中对某种特定治疗方法的效果进行谨慎的研究。例如，我们最近报道在OA疼痛的MIA和MNX模型中，药理学阻断TrkA受体产生了强烈的镇痛作用[40]，这镜像映射出了临床试验中所见抗NGF策略的强镇痛效能[30]。将具有OA病理遗传易感性的动物与外科学模型相结合的方法可能会在未来为我们提供更多的重要进展。同样，将OA动物模型与OA相关危险因素（如肥胖和代谢综合征）相结合，可能会产生更多贴近临床OA的模型。最后，一个稳健的研究设计是优化临床转化有效性的关键。我们最近对OA模型中镇痛效果相关报道的系统回顾和荟萃分析中发现，导致特异性和临床预测价值低下的因素与行为测量方法，研究质量和发表偏倚有关[55]。

（李丽莎　译；刘睿　校）

参考文献

[1] Ahmed AS, Li J, Erlandsson-Harris H, Stark A, et al. Suppression of pain and joint destruction by inhibition of the proteasome system in experimental osteoarthritis. Pain 2012; 153: 18–26.

[2] Allen KD, Griffin TM, Rodriguiz RM, et al. Decreased physical function and increased pain sensitivity in mice deficient for type IX collagen. Arthritis Rheum 2009; 60: 2684–2693.

[3] Arendt-Nielsen L, Nie H, Laursen MB, et al. Sensitization in patients with painful knee osteoarthritis. Pain 2010; 149: 573–581.

[4] Ashraf S, Mapp PI, Burston J, et al. Augmented pain behavioural responses to intra-articular injection of nerve growth factor in two animal models of osteoarthritis. Ann Rheum Dis 2014; 73: 1710–1718.

[5] Ashraf S, Mapp PI, Walsh DA. Contributions of angiogenesis to inflammation, joint damage, and pain in a rat model of osteoarthritis. Arthritis Rheum 2011; 63: 2700–2710.

[6] Bendele AM. Animal models of osteoarthritis. J Musculoskelet Neuronal Interact 2001; 1: 363–376.

[7] Bove SE, Flatters SJ, Inglis JJ, et al. New advances in musculoskeletal pain. Brain Res Rev 2009; 60: 187–201.

[8] Bullock CM, Wookey P, Bennett A, et al. Periph-eral calcitonin gene-related peptide receptor activation and mechanical sensitization of the joint in rat models of osteoarthritis pain. Arthritis Rheumatol 2014; 66: 2188–2200.

[9] Chen M, Lichtler AC, Sheu TJ, et al. Generation of a transgenic mouse model with chondrocyte-specific and tamoxifen-inducible expression of Cre recombinase. Genesis 2007; 45: 44–50.

[10] Combe R, Bramwell S, Field MJ. The monosodium iodoacetate model of osteoarthritis: a model of chronic nociceptive pain in rats? Neurosci Lett 2004; 370: 236–240.

[11] Daans M, Luyten FP, Lories RJ. GDF5 deficiency in mice is associated with instability-driven joint damage, gait and subchondral bone changes. Ann Rheum Dis 2011; 70: 208–213.

[12] Dakin H, Gray A, Fitzpatrick R, et al. Rationing of total knee replacement: a cost-effectiveness analysis on a large trial data set. BMJ Open 2012; 2: e000332.

[13] Felson DT, Niu J, Guermazi A, et al. Correlation of the development of knee pain with enlarging bone marrow lesions on magnetic resonance imaging. Arthritis Rheum 2007; 56: 2986−2992.

[14] Ferland CE, Laverty S, Beaudry F, et al. Gait analysis and pain response of two rodent models of osteoarthritis. Pharmacol Biochem Behav 2011; 97: 603−610.

[15] Gaitan G, Herrero JF. Subanalgesic doses of dexketoprofen and HCT-2037 (nitro-dexketoprofen) enhance fentanyl antinociception in monoarthritic rats. Pharmacol Biochem Behav 2005; 80: 327−332.

[16] Gauldie SD, McQueen DS, Clarke CJ, et al. A robust model of adjuvant-induced chronic unilateral arthritis in two mouse strains. J Neurosci Methods 2004; 139: 281−291.

[17] Glyn-Jones S, Palmer AJ, Agricola R, et al. Osteoarthritis. Lancet 2015; 386: 376−387.

[18] Guzman RE, Evans MG, Bove S, et al. Mono-iodoacetate-in-duced histologic changes in subchondral bone and articular cartilage of rat femorotibial joints: an animal model of osteoarthritis. Toxicol Pathol 2003; 31: 619−624.

[19] Han JS, Bird GC, Li W, Jones J, et al. Computerized analysis of audible and ultrasonic vocalizations of rats as a standardized measure of pain-related behavior. J Neurosci Methods 2005; 141: 261−269.

[20] Hannan MT, Felson DT, Pincus T. Analysis of the discordance between radiographic changes and knee pain in osteoarthritis of the knee. J Rheumatol 2000; 27: 1513−1517.

[21] Harvey VL, Dickenson AH. Behavioural and electrophysiological characterisation of experimentally induced osteoarthritis and neuropathy in C57Bl/6 mice. Mol Pain 2009; 5: 18.

[22] Hong Y, Ji H, Wei H. Topical ketanserin attenuates hyperalgesia and inflammation in arthritis in rats. Pain 2006; 124: 27−33.

[23] Hsieh GC, Chandran P, Salyers AK, et al. H4 receptor antagonism exhibits antinoci-ceptive effects in inflammatory and neuropathic pain models in rats. Pharmacol Biochem Behav 2010; 95: 41−50.

[24] Hsieh GC, Honore P, Pai M, et al. Antinociceptive effects of histamine H3 receptor antagonist in the preclinical models of pain in rats and the involvement of central noradrenergic systems. Brain Res 2010; 1354: 74−84.

[25] Inglis JJ, McNamee KE, Chia SL, et al. Regulation of pain sensitivity in experimental osteoarthritis by the endogenous peripheral opioid system. Arthritis Rheum 2008; 58: 3110−3119.

[26] Karsdal MA, Bay-Jensen AC, Lories RJ, et al. The coupling of bone and cartilage turnover in osteoarthritis: opportunities for bone an-tiresorptives and anabolics as potential treatments? Ann Rheum Dis 2014; 73: 336−348.

[27] Kelly S, Dobson KL, Harris J. Spinal nociceptive reflexes are sensitized in the

monosodium iodoacetate model of osteoarthritis pain in the rat. Osteoarthritis Cartilage/OARS, Osteoarthritis Res Soc 2013; 21: 1327−1335.

[28] Kelly S, Dunham JP, Murray F, Read S, et al. Spontaneous firing in C-fibers and increased mechanical sensitivity in A-fibers of knee jointassociated mechanoreceptive primary afferent neurones during MIA-induced osteoarthritis in the rat. Osteoarthritis Cartilage/OARS, Osteoarthritis Res Soc 2012; 20: 305−313.

[29] La Porta C, Bura SA, Aracil-Fernandez A, et al. Role of CB1 and CB2 cannabinoid receptors in the development of joint pain induced by monosodium iodoacetate. Pain 2013; 154: 160−174.

[30] Lane NE, Schnitzer TJ, Birbara CA, et al. Tanezumab for the treatment of pain from osteoarthritis of the knee. N Engl J Med 2010; 363: 1521−1531.

[31] Lee Y, Pai M, Brederson JD, Wilcox D, et al. Mono-sodium iodoacetate-induced joint pain is associated with increased phosphor-ylation of mitogen activated protein kinases in the rat spinal cord. Mol Pain 2011; 7: 39.

[32] Malfait AM, Ritchie J, Gil AS, et al. ADAMTS-5 deficient mice do not develop mechanical allodynia associated with osteoarthritis following medial meniscal destabilization. Osteoarthritis Car-tilage/OARS, Osteoarthritis Res Soc 2010; 18: 572−580.

[33] Mapp PI, Sagar DR, Ashraf S, et al. Differences in structural and pain phenotypes in the sodium monoiodoacetate and meniscal transection models of osteoarthritis. Osteoarthritis Cartilage/OARS,Osteoarthritis Res Soc 2013; 21(9): 1336−1345.

[34] McDougall JJ, Andruski B, Schuelert N, et al. Unravelling the relationship between age, nociception and joint destruction in naturally occurring osteoarthritis of Dunkin Hartley guinea pigs. Pain 2009; 141: 222−232.

[35] McDougall JJ, Barin AK, McDougall CM. Loss of vasomotor responsiveness to the mu-opioid receptor ligand endomorphin-1 in adjuvant monoarthritic rat knee joints. Am J Physiol Regul Integr Comp Physiol 2004; 286: R634−641.

[36] Min SS, Han JS, Kim YI, et al. A novel method for convenient assessment of arthritic pain in voluntarily walking rats. Neurosci Lett 2001; 308: 95−98.

[37] Murray CJ, Vos T, Lozano R, et al. Disability-adjusted life years (DALYs) for 291 diseases and injuries in 21 regions, 1990−2010: a systematic analysis for the Global Burden of Disease Study 2010. Lancet 2012; 380: 2197−2223.

[38] National Clinical Guideline Centre, National Institute for Health and Clinical Excellence: Guidance. Osteoarthritis:Osteoarthritis: and Management in Adults. London: National Institute for Health and Care Excellence (UK); 2014.

[39] Neugebauer V, Schaible HG. Evidence for a central component in the sensitization of spinal neurons with joint input during development of acute arthritis in cat's knee. J Neurophysiol 1990; 64: 299−311.

[40] Nwosu LN, Mapp PI, Chapman V, et al. Blocking the tropomyosin receptor kinase A (TrkA) receptor inhibits pain behaviour in two rat models of osteoarthritis. Ann

Rheum Dis 2015. doi:10.1136/annrheumdis-2014-207203.
[41] Ogbonna AC, Clark AK, Gentry C, et al. Pain-like behaviour and spinal changes in the monosodium iodoacetate model of osteoarthritis in C57Bl/6 mice. Eur J Pain 2013; 17: 514−526.
[42] Orita S, Ishikawa T, Miyagi M, et al. Percutaneously absorbed NSAIDs attenuate local production of proinflammatory cytokines and suppress the expression of c-Fos in the spinal cord of a rodent model of knee osteoarthritis. J Orthop Sci 2012; 17: 77−86.
[43] Pavlaković G, Petzke F. The role of quantitative sensory testing in the evaluation of musculoskeletal pain conditions. Curr Rheumatol Rep 2010; 12: 455−461.
[44] Poole R, Blake S, Buschmann M, et al. Recommendations for the use of preclinical models in the study and treatment of osteoarthritis. Osteoarthritis Cartilage/OARS, Osteoarthritis Res Soc 2010; 18: S10−16.
[45] Rahman W, Bauer CS, Bannister K, et al. Descending serotonergic facilitation and the antinociceptive effects of pregabalin in a rat model of osteoarthritic pain. Mol Pain 2009; 5: 45.
[46] Rahman W, Patel R, Dickenson AH. Electrophysiological evidence for voltage-gated calcium channel 2 (Cav2) modulation of mechano-and thermo-sensitive spinal neuronal responses in a rat model of osteoarthritis. Neuroscience 2015; 305: 76−85.
[47] Rountree RB, Schoor M, Chen H, et al. BMP receptor signaling is required for postnatal maintenance of articular carti-lage. PLoS Biol 2004; 2: e355.
[48] Sagar DR, Burston JJ, Hathway GJ, et al. The contribution of spinal glial cells to chronic pain behaviour in the monosodium iodoacetate model of osteoarthritic pain. Mol Pain 2011; 7: 88.
[49] Sagar DR, Nwosu L, Walsh DA, et al. Dissecting the contribution of knee joint NGF to spinal nociceptive sensitization in a model of OA pain in the rat. Osteoarthritis Cartilage/OARS, Osteoarthritis Res Soc 2015; 23: 906−913.
[50] Sagar DR, Staniaszek LE, Okine BN, Woodhams S, Norris LM, Pearson RG, Garle MJ, Alexander SP, Bennett AJ, Barrett DA, Kendall DA. Tonic modulation of spinal hyperexcitability by the endocannabinoid receptor system in a rat model of osteoarthritis pain. Arthritis Rheum 2010; 62: 3666−3676.
[51] Seino D, Tokunaga A, Tachibana T, et al. The role of ERK signaling and the P2X receptor on mechanical pain evoked by movement of inflamed knee joint. Pain 2006; 123: 193−203.
[52] Sluka KA, Skyba DA, Radhakrishnan R, et al. Joint mobilization reduces hyperalgesia associated with chronic muscle and joint inflammation in rats. J Pain 2006; 7: 602−607.
[53] Sluka KA, Westlund KN. Behavioral and immunohistochemical changes in an experimental arthritis model in rats. Pain 1993; 55: 367−377.

[54] Staton PC, Wilson AW, Bountra C, et al. Changes in dorsal root ganglion CGRP expression in a chronic inflammatory model of the rat knee joint: differential modulation by rofecoxib and paracetamol. Eur J Pain 2007; 11: 283−289.

[55] Suokas AK, Sagar DR, Mapp PI, et al. Design, study quality and evidence of analgesic efficacy in studies of drugs in models of OA pain: a systematic review and a meta-analysis. Osteoarthritis Cartilage/OARS, Osteoar-thritis Res Soc 2014; 22: 1207−1223.

[56] Suokas AK, Walsh DA, McWilliams DF, et al. Quantitative sensory testing in painful osteoar-thritis: a systematic review and meta-analysis. Osteoarthritis Cartilage/OARS, Osteoarthritis Res Soc 2012; 20: 1075−1085.

[57] Teeple E, Jay GD, Elsaid KA, et al. Animal models of osteoarthritis: chal-lenges of model selection and analysis. AAPS J 2013; 15(2): 438−446.

[58] Thakur M, Rahman W, Hobbs C, et al. Characterisation of a peripheral neuropathic component of the rat monoiodoacetate model of os-teoarthritis. PLoS One 2012; 7: e33730.

[59] Tonussi CR, Ferreira SH. Rat knee-joint carrageenan incapacitation test: an objective screen for central and peripheral analgesics. Pain 1992; 48: 421−427.

[60] Upadhyay J, Baker SJ, Rajagovindan R, et al. Pharmacological modulation of brain activity in a preclinical model of osteoarthritis. Neuroimage 2013; 64: 341−355.

[61] Valdes AM, Spector TD. The clinical relevance of genetic susceptibility to osteo-arthritis. Best Pract Res Clin Rheumatol 2010; 24(1): 3−14.

[62] Vincent TL, Williams RO, Maciewicz R, et al. Mapping pathogenesis of arthritis through small animal models. Rheumatology (Oxford) 2012; 51(11): 1931−1941.

[63] Vos T, Flaxman AD, Naghavi M, et al. Years lived with disability (YLDs) for 1160 sequelae of 289 diseases and injuries 1990−2010: a systematic analysis for the Global Burden of Disease Study 2010. Lancet 2012; 380(9859): 2163−2196.

[64] Wu Q, Henry JL. Changes in Abeta non-nociceptive primary sensory neurons in a rat model of osteoarthritis pain. Mol Pain 2010; 6: 37.

[65] Wu Q, Henry JL. Peripheral drive in Aα/β-fiber neurons is altered in a rat model of osteoarthritis: changes in following frequency and recovery from inactivation. J Pain Res 2013; 6: 207−221.

[66] Yu YC, Koo ST, Kim CH, et al. Two variables that can be used as pain indices in experimental animal models of arthritis. J Neurosci Methods 2002; 115(1): 107−113.

[67] Zhang L, Hoff AO, Wimalawansa SJ, et al. Arthritic calcitonin/alpha calcitonin gene-related peptide knockout mice have reduced nociceptive hypersensitivity. Pain 2001; 89: 265−273.

[68] Zhang W, Doherty M, Peat G, et al. EULAR evidence-based recommendations for the diagnosis of knee osteoarthritis. Ann Rheum Dis 2010; 69(3): 483−489.

第四章

宠物猫和犬的关节痛

B.邓肯·X.拉塞勒，玛格丽特·E.格伦，约翰·F.英尼斯

关节炎好发于伴生动物，关节痛，尤其是OA相关关节痛常见于猫、犬、马这些伴生动物。关节炎会导致运动能力和活动能力的损害，并与自发性和诱发性疼痛有关。已有文章对犬[21]和猫[28]的关节炎进行了详细的综述，其中包含了对其病因学、发病机制、诊断和治疗方面最新的知识。

在宠物犬中，OA是一种常见疾病，受累数约占1/4[21]。在宠物猫中，高达90%的宠物猫存有明显的OA/退行性关节病（degenerative joint disease，DJD）影像学证据[32]，据估计其中50%的宠物猫伴有关节痛相关临床体征，如活动能力的改变——尤其是在步态、跳跃和上下楼梯方面[24]。其他痛性DJD，如免疫介导的关节病也见于犬和猫，但发生率低于人类炎症性关节病（如类风湿关节炎）。

病因学和病理生理学

相比于人类，犬OA主由发育性骨科疾病（如髋关节发育不良、肘关节发育不良、剥脱性骨软骨病、非创伤性前交叉韧带退行性变）引起，因此被认为是一种早发疾病和终身疾病。常见受累关节为髋关节、膝关节和肘关节[21]。

与犬OA相比，对猫OA病因学的认识知之甚少，但疾病的退行性变化过程与其他物种非常相似[10,13]。最常受影响的关节是髋关节、后

肢膝关节、跗关节和肘关节。对猫科动物滑膜关节退行性变来说，有几个公认的和假定的主要和次要原因。与苏格兰折耳猫骨软骨发育不良[36]、黏多糖贮积症[27]和年龄相关性软骨退行性变相关的DJD都被描述为原发性DJD。尽管其中大多数原因没有证据支撑，但先天性、创伤性、感染和炎症性、营养性以及免疫介导被认为是猫DJD的假定次要原因[28]。事实上，犬肘关节OA最常见的原因之一是冠状突碎裂（发育性肘关节发育不良的一部分），但最近的证据表明这种情况并不发生在猫身上[13]。相反，髋关节发育不良对猫和犬所造成的影响都与OA相关[23]。

尽管猫与犬的所有关节组织都参与了退变过程，且通常伴有疾病相关的疼痛。但同人类一样，疼痛不能通过影像学表现来预测[29]。然而，影像学检测技术可以预测关节活动度的改变[29]。关节痛相关外周与中枢神经系统的可塑性在猫[17]与犬[47]中均被得到证实，并被认为是导致整个疼痛状态的原因。

关节疾病相关疼痛导致运动能力受损或改变，活动能力受损和行为改变。犬已被证明会扰乱睡眠[25]，并且被认为会损害认知功能。在这两个物种中，疼痛（对机体所造成的）的多维效应与人类相似[24, 45]。

临床症状和诊断

在临床兽医实践中，诊断以四个要素为中心：

1. 宠物饲养者报告的活动损害。虽然在狗身上很容易被检测，但还是有几种用于临床以及临床研究的测定方法被开发用于对犬［犬简明疼痛量表（CBPI）[5]；利物浦犬骨性关节炎量表（LOAD）[45]]以及猫［猫科动物肌肉骨骼疼痛指数量表（FMPI）[1, 15]]进行疼痛测量。
2. 骨科评估期间的手法操作会使受累关节产生疼痛，可通过评估不同手法操作强度时的行为反应来进行疼痛测量。
3. OA的影像学证据（渗出；骨赘；软骨下硬化；关节相关矿化）。

4. 步态和运动评估，或行为表现测试，如观察走路和小跑时的步态（犬），室内运动的流动性，以及跳到椅子上或从检查台上跳下来的能力（猫）。

此外，有时还需要进行关节滑液分析。这种情况比较少见，除非临床影像学资料和检查结果提示存在炎性关节病变，如免疫介导的关节炎。

在参照研究中心或在对比研究装置中，疼痛对这两个物种的影响可以通过以下方式测量：

- 测量肢体使用情况（用反作用力测定板或压敏走道测量运动力学变量）[30]。
- 通过加速度测量法测量自发活动[8]。
- 通过定量感觉阈值测试来测量中枢可塑性[9, 47]。

治疗

由于相关循证医学证据的相对匮乏，当前许多犬和猫的临床治疗方法均借鉴于人类医学信息。犬[21]和猫[28]OA相关关节疼痛的治疗方法主要是围绕着内科管理和外科手术展开的。尽管这些方法有效，但很少使用。炎症性关节病也是如此，尽管临床医生强调检测和消除潜在可识别的原因，但大多数关节疼痛的治疗是在初级实习场所中进行的，而不是由专门的兽医在转诊中心治疗。越来越多的并存疾病成为OA治疗的一个焦点，例如肥胖管理。和人一样，犬和猫变得越来越肥胖，相应地体重管理也就成为OA管理的一个关键部分。

犬

- 建议采用多模式药物和非药物方法治疗OA相关疼痛[40]。
- 唯一被美国食品和药物管理局（FDA）兽医学中心批准的一类药物是非甾体类抗炎药（NSAID）（其中几种获批），而其他类型的药物如犬化抗神经生长因子[14, 33]和前列腺素E4受体拮抗剂［piprants］正在开发中。
- 局部（关节内）治疗偶尔用到，一些药物（如辣椒素类似物）正在研发中。
- 大多数证据表明NSAIDs、饮食调节（补充ω-3脂肪酸）[43]、体重管理和锻炼有效。
- 辅助用药（金刚烷胺、曲马多、加巴喷丁）常用。（有证据表明金刚烷胺有效[31]；口服曲马多的证据有限，因为它在犬的体内代谢迥异；无加巴喷丁的证据）。非药物辅助疗法也很流行，如针灸。总的来说，缺乏评估辅助治疗的研究。
- 物理康复疗法常用（体格锻炼、治疗性运动和其他物理疗法，如激光治疗、超声疗法、水疗和按摩）。
- 关节置换术可用，并已用于犬类（髋关节、后肢膝关节和肘关节）。
- 类固醇和免疫抑制联合疗法用于治疗免疫介导的关节疼痛。
- 膳食补充剂常用，尽管目前没有证据（除ω-3脂肪酸外）表明它们对减轻疼痛有任何益处。

猫

- 建议采用多模式药物和非药物途径来治疗OA和DJD相关的疼痛[2]。
- 无FDA批准的药物治疗方法，在欧盟只有一种药物（一种NSAID类药物）获批，不过其他类别的药物（如猫科化抗神经生长因子和前列腺素E4受体拮抗剂［piprant］）正在研发中。
- 大多数证据表明NSAIDs和饮食调节（补充ω-3脂肪酸）有效[43]。
- 辅助药物治疗（主要是加巴喷丁和多硫酸糖胺聚糖）被采用，但是缺乏对这些疗法进行评价的研究。
- 髋关节置换术可采用，并已实施其他定制的关节置换术。

- 非脂肪酸饮食补充剂常用，尽管目前没有证据表明其对减轻疼痛有任何益处。

预防

猫和犬关节疾病的预防正受到越来越多的关注，生活方式管理技术和外科手术技术正也正在研究中。来自对预防措施最引人注目的研究证据表明，终身千焦限制（预防肥胖）显著降低了OA相关放射学改变的发生率[22]。

关节痛伴生动物在转化医学研究中的应用

目前转化生物医学研究实践并未获得能用在人类身上的新疗法，高达90%进入1期研究的药物最终未能用于临床[11, 19]。对于疼痛，许多综述[3, 37, 39, 44]都重点强调了将基础研究转化为可用于治疗人类持续疼痛的匮乏，最近的综述强调了OA动物模型的缺乏[34]。虽然药物转化开发途径的许多方面被强调需要改进，但是使用高度近交和遗传修饰的实验动物（被限制在同一且受密切调控的生活环境中）与具有遗传变异性、不同饮食和个人习惯以及生活在不同环境中的人类间存在着明显的差异。自发疼痛性疾病伴生动物的使用（进行研究）被高度认为是有助于将基础科学转化为新疗法的改变之一[38]，其他最近的综述重点突出了自发性疾病伴生动物在转化医学范例中应用的可能性，作为临床前研究和临床研究之间的桥梁，以降低人类临床试验的失败率，从而加速新疗法的获批[26]。

在分子水平变化层面，犬OA的病理生理学被认为与人类OA非常相似[10]，两者间的放射学表现也非常类似（图4-1）。人类膝关节OA很常见，犬科动物后肢膝关节被认为最相似于人类膝关节[12]。除了疾病过程的逼真度之外，这种自发疾病模型还有额外的好处，即这些伴生动物与人类共享相同的环境，这潜在地使得该模型比某些啮齿动物模型具有更好的相关性[38]。自然发生的疾病，如犬和猫的OA，可以更好地

第四章　宠物猫和犬的关节痛

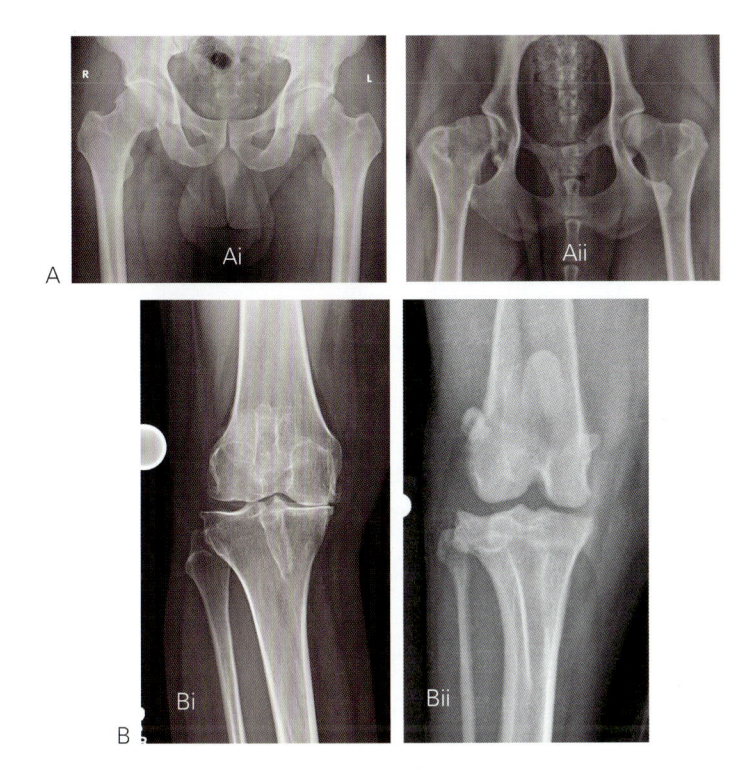

图4-1　A：人类骨关节炎（OA）非常类似于宠物犬和猫自发性OA疾病。X线片Ai描绘的是伴有股骨-髋臼干扰现象（髋股关节间隙变窄）的人继发性双侧髋股关节OA；X线片Aii描绘的是继发于自然发生髋关节发育不良宠物犬双侧髋股关节OA；两者影像学特征所示几乎相同：股骨头扭曲，软骨下硬化和骨赘。B：X线片显示人类受试者（Bi）的膝OA和宠物犬（Bii）的后肢膝关节OA，继发于自然发生的前交叉韧带损伤。2张X线片均显示相似的影像学特征。此外，该病的整体和组织学表现在两个物种中几乎相同

反映存在于人类群体中复杂的遗传、环境和生理变异。

　　然而，为了将自发性疾病模型用于转化研究，需要很好地制定出能反映人类疾病复杂性的多维度疼痛结局评价方法。总的来说，用于犬的结局评价方法开发得比较好，但用于猫的评价方法相对开发得比较少。关节疼痛对这两种物种所造成的影响可以通过测定肢体使用变化情况（使用压力板[41]或压力敏感通道[30]测量运动力学变量）来进行评估。事实上，关节炎所诱发的高阶哺乳动物（如犬和猫）的步态变化比啮齿动物更为明显，这使得这些动物更适合于运动学研究[35]。

疼痛对自发活动的影响也可通过加速度测量术来测量[8, 18]，在不受散步影响的宠物猫中，这可能是一个特别好的结局评估方法[15]。在家庭环境中，加速度测量术已被用于显示客户所拥有患OA动物管理中一些镇痛药物治疗的有效性。

已开发出饲养者实施的临床计量工具，作为日常生活中对疼痛和器官水平功能障碍进行评估的措施，已得到验证。开发最深入用于犬的是LOAD量表[20, 45]和CBPI量表[5]。LOAD量表[20, 45]是一个13项评估量表，所有项目都以5点Likert量表进行报告。每项得分在0～4，各项得分之和为量表总得分。LOAD量表包括3个方面：活动/锻炼、僵硬/跛行，以及天气的影响[45]。CBPI量表[5-7]基于人类简明疼痛问卷，由2个部分组成；疼痛严重程度评分（CBPI PSS量表）是11分（0-10）数字量表评分中4个项目的算术平均值；类似地，疼痛干扰评分（CBPI PIS）是6项评分的平均值。尽管有报道称CBPI PIS测量了2个维度（疼痛和干扰）[6]，但最近的研究表明它只覆盖一个方面[45]。已研制出用于犬的主观生活质量评定量表。格拉斯哥大学兽医学院问卷（GUVQuest）（http://theses.gla.ac.uk/3193/1/2005WisemanOrrPhd.pdf）由109个描述符组成，评分为1～7，通过疼痛对健康相关生活质量的影响来评估疼痛，但该量表的使用尚未发表。猫的疼痛更难测量，但最近已经研制出首个临床计量工具[1, 15]。

此外，已研发出用于测定患OA犬睡眠障碍的测量措施[25]，通过定量感觉阈值测试还可测定中枢可塑性[9, 47]。早期的工作对定量感觉阈值测量的可重复性进行了评估[4, 47]，两项小研究表明中枢可塑性的存在与交叉韧带断裂[9]和后肢OA[47]有关。此外，一项研究得出这样的结论：运用Von Frey丝对机械痛域测定时，单侧全髋关节置换术可降低客户所属双侧髋关节OA犬术后12个月时的中枢敏化[42]；可是该研究未行对照评估。

虽然还没有进行研究，但是猫和犬的关节疼痛被认为会影响认知功能、引起焦虑和恐惧，这些都是将来需要研究的领域。

在伴生动物中进行随机、盲法、样本大小接近某些人类临床试验的实验研究是可行的[46]。伴生动物的主人致力于宠物的健康，并愿意从事临床研究。事实上，最近的证据表明，许多饲养者在这方面是无私的，如果研究结果对其他动物有益，他们就会参与临床研究[16]。

医生、科学家和兽医临床科学家之间的跨学科合作，结合全球多机构伴动物疼痛研究网络，可以促进对这些自发性疾病模型中假定镇痛药快速和合乎伦理的体内评估（图4-2）。

最后一个考虑因素是，如果药物开发项目的生物学基础（即初始证据）不合理，那么它将失败。这是指靶点。对自发疾病状态下组织的评估可在疾病拼图中提供重要信息——关于自然疾病状态下疼痛的神经生物学的信息。组织是可以得到的；外周组织从每年对宠物犬进行的数百万次关节手术中可以很容易地获得，同样，中枢神经系统组织可从每年被安乐死的数千只患有OA相关疼痛的犬中获得。确实，OA相关疼痛和运动障碍的存在是宠物犬安乐死的最常见原因之一。迄今为止，假设啮齿动物模型中发现的机制与自然疾病状态相关。一个可提供信息的方法是问："在自然疾病状态下什么机制发生了改变？"此外，随着这些自发模型表型的进一步开发，并将它们与犬固有的遗传变异较小（与人相比）相结合，可能会使得防止疼痛或促进疼痛的遗传和表观遗传特征被发现。

致谢

感谢吉米·库克医生（Dr. Jimi Cook）和西蒙·罗医生（Dr. Simon Roe）提供了图4-1中的X线片，同时感谢北卡罗来纳州州立兽医学院媒体和设计部门的艾丽斯·哈维（Alice Harvey）。

（陈韵如 译；刘睿 校）

参考文献

[1] Benito J, Hansen B, DePuy V, et al. Feline musculoskeletal pain index: responsiveness and testing of criterion validity. J Vet Intern Med 2013; 27: 474–

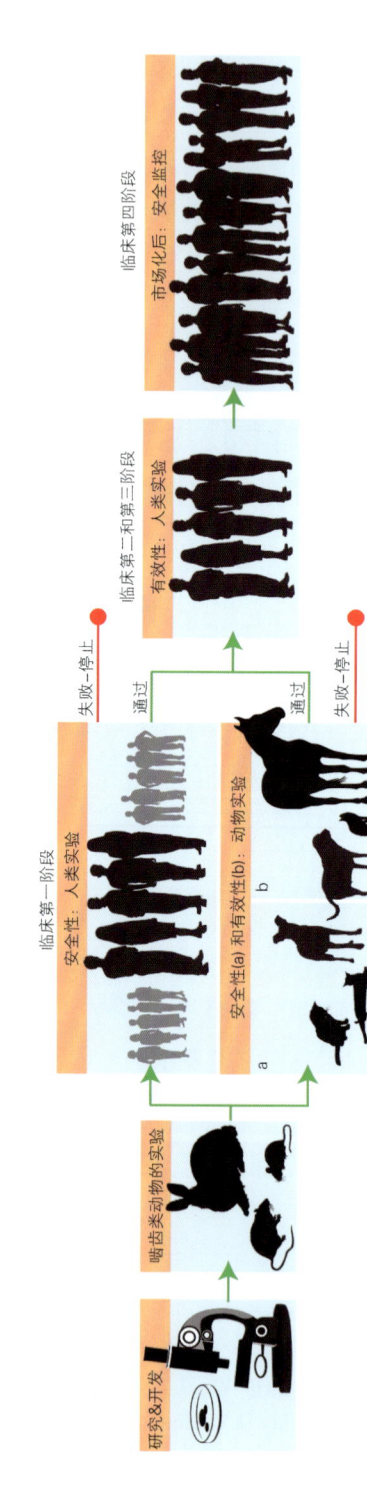

图4-2 在经典的治疗开发中，在研究和开发（R&D）阶段发现药物，并且在啮齿动物的测试实验和啮齿动物疼痛模型的临床前研究中进一步缩小候选药物种类和选择候选药物。最有希望进入候选药物进入到第一阶段（即第一阶段人类研究，首先进行安全性评估，之后进入第二阶段和第三阶段的过渡中被剔除。宠物自然发生的关节疼痛明显有助于药物转化应用过程中一个方面是通过对以疗效为重点的研究同时进行（同时进行安全性评估）研究。大多数药物在从以安全为重点的相关模型（即，饲养的宠物动物实验）中测试药物功效有助于较早地做出"取/舍"决策。这些研究将在拥有自然发生疾病的宠物自然发生疾病状态与人类目标有助于人类第一阶段人体研究同时进行，并可与第一阶段人体研究同时进行，这样可缩短药物开发时限（如果有任何时限的话）。诸如此类的方法有助于防止无效药物进入人昂贵的人体临床研究，又在自然发生疾病伴生疾病动物中显示了功效的假定的治疗药物的研发将会终止。一种既通过了人类第一阶段的研究，又在自然发生疾病伴生病动物中显示了功效的假定的治疗药物将会进入到第二/三阶段的研究。

482.

[2] Bennett D, ZainalAriffin SMB, Johnston P. Osteoarthritis in the cat: 2. How should it be managed and treated? J Feline Med Surg 2012; 14: 76-84.

[3] Borsook D, Hargreaves R, Bountra C, et al. Lost but making progress: where will new analgesic drugs come from? Sci Transl Med 2014; 6: 249sr3.

[4] Briley JD, Williams MD, Freire M, et al. Feasibility and repeatability of cold and mechanical quantitative sensory testing in normal dogs. Vet J 2014; 199: 245-250.

[5] Brown DC, Boston RC, Coyne JC. Ability of the canine brief pain inventory to detect response to treatment in dogs with osteoarthritis. J Am Vet Med Assoc 2008; 233(8): 1278-1283.

[6] Brown DC, Boston RC, Coyne JC, et al. Development and psychometric testing of an instrument designed to measure chronic pain in dogs with osteoarthritis. Am J Vet Res 2007; 68: 631-637.

[7] Brown DC, Boston RC, Farrar JT. Comparison of force plate gait analysis and owner assessment of pain using the canine brief pain inventory in dogs with osteoarthritis. J Vet Intern Med 2013; 27: 22-30.

[8] Brown DC, Boston RC, Farrar JT. Use of an activity monitor to detect response to treatment in dogs with osteoarthritis. J Am Vet Med Assoc 2010; 237: 66-70.

[9] Brydges NM, Argyle DJ, Mosley JR, et al. Clinical assessments of increased sensory sensitivity in dogs with cranial cruciate ligament rupture. Vet J 2012; 193: 545-550.

[10] Clements DN, Carter SD, Innes JF, et al. Analysis of normal and osteoarthritic canine cartilage mRNA expression by quantitative polymerase chain reaction. Arthritis Res Ther 2006; 8: R158.

[11] Contopoulos-Ioannidis DG, Ntzani E, Ioannidis JPA. Translation of highly promising basic science research into clinical applications. Am J Med 2003; 114: 477-484.

[12] Cook JL, Kuroki K, Visco D, et al. The OARSI histopathology initiative: recommendations for histological assessments of osteoarthritis in the dog. Osteoarthritis Cartilage 2010; 18: S66-79.

[13] Freire M, Meuten D, Lascelles D. Pathology of articular cartilage and synovial membrane from elbow joints with and without degenerative joint disease in domestic cats. Vet Pathol 2014; 51: 968-978.

[14] Gearing DP, Virtue ER, Gearing RP, et al. A fully caninised anti-NGF monoclonal antibody for pain relief in dogs. BMC Vet Res 2013; 9: 226.

[15] Gruen ME, Griffith EH, Thomson AE, et al. Criterion validation testing of clinical metrology instruments for measuring degenerative joint disease associated mobility impairment in cats. PLoS One 2015; 10: e0131839.

[16] Gruen ME, Jiamachello KN, Thomson A, et al. Clinical trials involving cats: what factors affect owner participation? J Feline Med Surg 2014; 16: 727-735.

[17] Guillot M, Taylor PM, Rialland P, et al. Evoked temporal summation in cats to highlight central sensitization related to osteoarthritis-associated chronic pain: a preliminary study. PLoS One 2014; 9: e97347.

[18] Hansen BD, Lascelles BDX, Keene BW, et al. Evaluation of an accelerometer for at-home monitoring of spontaneous activity in dogs. Am J Vet Res 2007; 68: 468–475.

[19] Hay M, Thomas DW, Craighead JL, et al. Clinical development success rates for investigational drugs. Nat Biotechnol 2014; 32: 40–51.

[20] Hercock CA, Pinchbeck G, Giejda A, Clegg PD, Innes JF. Validation of a client-based clinical metrology instrument for the evaluation of canine elbow osteoarthritis. J Small Anim Pract 2009; 50: 266–271.

[21] Innes JF. Arthritis. In: Tobias KM, Johnston ST, editors. Veterinary surgery: small animal, Vol. 1. St. Louis: Elsevier Saunders; 2012. p. 1078–1111.

[22] Kealy RD, Lawler DF, Ballam JM, et al. Effects of diet restriction on life span and agerelated changes in dogs. J Am Vet Med Assoc 2002; 220: 1315–1320.

[23] Keller GG, Reed AL, Lattimer JC, et al. Hip dysplasia: a feline population study. Vet Radiol Ultrasound 1999; 40: 460–464.

[24] Klinck MP, Frank D, Guillot M, et al. Owner-perceived signs and veterinary diagnosis in 50 cases of feline osteoarthritis. Can Vet J 2012; 53: 1181–1186.

[25] Knazovicky D, Tomas A, Motsinger-Reif A, et al. Initial evaluation of nighttime restlessness in a naturally occurring canine model of osteoarthritis pain. Peer J 2015; 3: e772. 26.

[26] Kol A, Arzi B, Athanasiou KA, et al. Companion animals: translational scientist's new best friends. Sci Transl Med 2015; 7: 308ps21.

[27] Konde LJ, Thrall MA, Gasper P, et al. Radiographically visualized skeletal changes associated with mucopolysaccharidosis VI in cats. Vet Radiol 1987; 28: 223–228.

[28] Lascelles BDX. Feline degenerative joint disease. Vet Surg 2010; 39: 2–13.

[29] Lascelles BDX, Dong Y-H, Marcellin-Little DJ, et al. Relationship of orthopedic examination, goniometric measurements, and radiographic signs of degenerative joint disease in cats. BMC Vet Res 2012; 8: 10.

[30] Lascelles BDX, Freire M, Roe SC, et al. Evaluation of functional outcome after BFX total hip replacement using a pressure sensitive walkway. Vet Surg 2010; 39: 71–77.

[31] Lascelles BDX, Gaynor JS, Smith ES, et al. Amantadine in a multimodal analgesic regimen for alleviation of refractory osteoarthritis pain in dogs. J Vet Intern Med 2008; 22: 53–59.

[32] Lascelles BDX, Henry JB III, Brown J, et al. Cross-sectional study of the prevalence of radiographic degenerative joint disease in domesticated cats. Vet Surg 2010; 39: 535–544.

[33] Lascelles BDX, Knazovicky D, Case B, et al. A canine-specific anti-nerve growth

factor antibody alleviates pain and improves mobility and function in dogs with degenerative joint disease-associated pain. BMC Vet Res 2015; 11: 101.
[34] Malfait A-M, Little CB. On the predictive utility of animal models of osteoarthritis. Arthritis Res Ther 2015; 17: 225.
[35] Malfait AM, Little CB, McDougall JJ. A commentary on modelling osteoarthritis pain in small animals. Osteoarthritis Cartilage 2013; 21: 1316−1326.
[36] Malik R, Allan GS, Howlett CR, et al. Osteochondrodysplasia in Scottish Fold cats. Aust Vet J 1999; 77: 85−92.
[37] Mogil JS. Animal models of pain: progress and challenges. Nat Rev Neurosci 2009; 10: 283−294.
[38] Percie du Sert N, Rice ASC. Improving the translation of analgesic drugs to the clinic: animal models of neuropathic pain. Br J Pharmacol 2014; 171: 2951−2963.
[39] Rice ASC, Cimino-Brown D, Eisenach JC, et al. Animal models and the prediction of efficacy in clinical trials of analgesic drugs: a critical appraisal and call for uniform reporting standards. Pain 2008; 139: 243−247.
[40] Rychel JK. Diagnosis and treatment of osteoarthritis. Top Companion Anim Med 2010; 25: 20−25.
[41] Stejskal M, Torres BT, Sandberg GS, et al. Variability of vertical ground reaction forces collected with one and two force plates in healthy dogs. Vet Comp OrthopTraumatol 2015; 28: 318−322.
[42] Tomas A, Marcellin-Little DJ, et al. Relationship between mechanical thresholds and limb use in dogs with coxofemoral joint OA-associated pain and the modulating effects of pain alleviation from total hip replacement on mechanical thresholds. Vet Surg 2014; 43: 542−548.
[43] Vandeweerd JM, Coisnon C, Clegg P, et al. Systematic review of efficacy of nutraceuticals to alleviate clinical signs of osteoarthritis. J Vet Intern Med 2012; 26: 448−456.
[44] Vierck CJ, Hansson PT, Yezierski RP. Clinical and pre-clinical pain assessment: are we measuring the same thing? Pain 2008; 135: 7−10.
[45] Walton MB, Cowderoy E, Lascelles D, et al. Evaluation of construct and criterion validity for the "Liverpool Osteoarthritis in Dogs" (LOAD) clinical metrology instrument and comparison to two other instruments. PLoS One 2013; 8: e58125.
[46] Walton MB, Cowderoy EC, Wustefeld-Janssens B, et al. Mavacoxib and meloxicam for canine osteoarthritis: a randomised clinical comparator trial. Vet Rec 2014; 175: 280.
[47] Williams MD, Kirkpatrick AE, Griffith E, et al. Feasibility and repeatability of thermal quantitative sensory testing in normal dogs and dogs with hind limb osteoarthritis-associated pain. Vet J 2014; 199: 63−67.

第五章

软骨、骨、软骨退化、骨重建和炎症反应的关节生物化学

泽维尔·谢瓦利埃，弗洛朗·埃马尔，伊夫·亨罗廷

骨关节炎（Osteoarthritis，OA）是最为常见的关节疾病，美国有2 700万人患有骨关节炎，并是老年人主要致残原因之一[9]。

OA进程中可累及关节所有结构，其标志性改变有：软骨破坏、滑膜炎、软骨下骨重建、半月板和韧带损伤。骨关节炎研究学会国际委员会（OARSI）提倡使用以下BIPED标准来标准化生物标志物研究：

- 疾病严重性（Burden of the disease，B）——个体疾病的严重程度
- 研究结果（Investigative results，I）——缺乏足够证据将潜在病患分类在其他类别中
- 预后（Prognosis，P）——预计疾病的发生率和进程
- 干预效果（Efficacy of intervention，E）——表示治疗效果的指标
- 诊断（Diagnosis，D）——区分疾病存在与否

上述不同分类中的生物标志可应用于临床[19]。随后增加了第六类——安全性，其中包括了识别不良影响和提供安全措施[19]。

在这些分类中，诊断、预后和治疗反应的预测尤其与改善膝关节或髋关节OA患者的临床管理有关。用于诊断生物的标志物可以理想地在疾病早期阶段对患者进行鉴别，从而治疗可能是最有效的。

虽然日常临床中对能用于确定膝关节或髋关节OA发病率或进展的生物标志物尚未达成共识[13]，但若干用于诊断和/或预测预后的生物标记物[13、14、16、18]已被研究多年。

本文就膝关节和髋关节OA（不包括手部OA）发病率和进展最有前景的旧生物标志物作一综述，并对未来新的生物标志物进行展望。滑液生物标志物以及来自情况非常特殊的手部OA的标记物被排除在本综述之外。

解析血清生物标记物的局限性

解析血浆中生物标志物水平的诊断和预后价值存在几点局限性。最近发表在OARSI官方杂志上的综述对生物标志物临床应用的良好尝试进行了总结[11]。

一方面，一些限制与剂量本身和分析类型有关。另一方面，与环境条件有关，如食物摄取、体力活动和昼夜节律。以上这些条件都必须在临床研究中该剂量使用之前进行验证。该技术应可重复，并经几个实验室验证在国际上得到认可，剂量变异系数应最多不超过10%。所应用剂量还应参考几个混杂因素，如年龄、性别、体重指数（BMI）、临床分期以及骨转换相关的指标。

人口的类型（老年、中年、青年）、疾病的表型以及疾病的严重程度可能会随着年龄的增长而增加，在解释任何可以反映单个OA关节演变状况的生物标志物的价值时，年龄因素也应当加以考虑。

另一方面，文献中结果不一也可能源于对膝关节或髋关节OA的发病和进展的定义不同[13、16]。此外，研究的设计、数据的优化和随访时长都可能是导致文献结果缺乏可重复性的原因[13、16]。

用任何一种生物标记作为判断预后的价值，需要考虑非常重要的一点就是其在血清水平的动态变化。谢里夫（Sharif）等[17]的研究显示，血清中软骨寡聚蛋白（cartilage oligomeric protein，COMP）水平是动态变化的，其更多的是反映关节间隙变窄即将出现，而并不反映长期的演变进程。然而，问题可能由于生物标志物与一些结构参数之间的非线性关系而复杂化。反映代谢改变的生物标志物并不一定与结构或临床变化相关。因此，以生物标志物与临床和放射学指标之间的相关性来确定它们的用途，其可靠性可能会受到质疑。可溶性生物标志物主要反映组织和器官新陈代谢的变化，而不是过去某次创伤所引起的结构变化。

总而言之，尽管组间（数据）存在相当部分的重叠，而使其判断点的界定非常困难。但与健康受试者相比，这些生物标志物对膝或髋关节OA的诊断或预后判断具有显著的价值[13，14，16，18]。

研究最多的生物标记物：尿CTX-Ⅱ与血清COMP

软骨与骨重建的生物标志物：尿Ⅱ型胶原羧基端终肽（uCTX-Ⅱ）

尿Ⅱ型胶原羧基端终肽（urinary carboxy-terminal telopeptide of collagen type Ⅱ，uCTX Ⅱ）是被研究得最多的一种生物标志物。它是Ⅱ型胶原降解的标志物[13，16]。

源于CHECK研究（随访5年，1 002例具有早期膝和/或髋关节OA症状患者的队列研究）的数据显示，这些患者会从骨释放CTX-Ⅱ[3]。实际上，uCTX Ⅱ与骨降解标志物的相关性远大于与骨合成标志物（sPIIANP）和其他软骨标志物（s845，sCOMP）间的相关性[3]。此外，现已发现uCTX Ⅱ主要来源于破骨细胞对钙化软骨的吸收，且被定位于骨—软骨界面[1]。

这种生物标志物对抗骨吸收药物如二碳磷酸盐化合物和硬脂酸锶具有极高的敏感性，因而证实其缺乏组织特异性。

这种组织特异性的缺乏使得对uCTX-Ⅱ的解读变得非常困难。因此，目前uCTX-Ⅱ被视为骨和软骨重建的标志，用于判断骨和软骨交接区的状态。

在膝关节与髋关节骨性关节炎中的诊断价值

最近的文献综述和荟萃分析清楚地表明，uCTX-Ⅱ是用于反映膝关节和髋关节骨性关节炎发病率和病情进展的最佳标志物之一[13，16]。汇集的不同队列的研究（遗传性骨关节炎与进展，英国孪生研究，鹿特丹研究，钦福德研究）表明，较高的uCTX-Ⅱ水平与包括OA高危人群在内人群的膝关节OA的高发病风险相关，同时也是髋关节OA发病率的4倍危险相关因子[18]。

在膝关节OA中，uCTX Ⅱ水平与骨赘的相关性高于关节间隙狭窄[13, 18]。此外，数据表明，在凯尔格伦-劳伦斯评分（K-L评分）等级相同的患者中，伴有疼痛的患者较没有疼痛的患者其uCTX-Ⅱ水平更高。

疾病严重性

在膝关节OA中，uCTX-Ⅱ可能是反映疾病严重性的敏感标志[18]。

疾病的进程

在最近一篇综述中，大多数研究（7个阳性，只有1个阴性）表明uCTX-Ⅱ是预测膝关节OA进展的危险因子[16]。最好的研究之一是鹿特丹研究，该研究共有1 235名参与者，最高四分位数的uCTX-Ⅱ水平导致膝关节OA的危险性增加了6倍[13, 16]。

同样，用MRI追踪超过21个月表明，uCTX Ⅱ可预测软骨损耗程度，其风险比是10[13, 16]。

在髋关节OA中，除鹿特丹研究（最高四分位数的uCTX-Ⅱ水平是髋关节OA进展的8倍高风险因子）外，uCTX-Ⅱ作为预后判断因子在预测关节是否外旋的价值是微弱的[14]。

然而，目前对于这些研究结果仍存争议。

COMP：基质生成和分化的生物标志物

第二个主要的生物标志物是COMP水平。在血清中，COMP是存在于软骨基质中的机械敏感分子。有关血清COMP（sCOMP）的诊断和预后价值的文献数据非常的多，因而其结论十分可靠。

诊断价值

四项研究显示了膝关节和髋关节OA发病率增加的风险因素[4]。在大规模荟萃分析中，sCOMP与膝关节OA的患病率和发病率相关（相对危险度为：3.25）[18]。然而，sCOMP与膝关节OA的严重程度无关，而uCTX-Ⅱ与之相关[18]。

在髋关节OA中，sCOMP对其发病率有较高的诊断价值。除病情较重（升高1.3～2.89倍）患者外，sCOMP与疾病存在与否的相关性较差[14]。

疾病严重性

女性手部OA患者中sCOMP水平与OA所累及的关节数目正相关，但与伴有关节间隙狭窄（joint-space narrowing，JSN）的指间关节呈负相关[13, 16]。

预后

在膝关节OA中，sCOMP在瓦尔德斯（Valdes）和萨利夫（Salif）的研究中显示出阳性值[17, 18]，在其他研究中没有结论[16]。

基准sCOMP水平对膝关节OA（5年后其病情进展为出现超过2 mm的关节间隙狭窄（JSN）或实施了全膝关节置换术（total knee replacement，TKR）的进展似乎具有中等的预后判断价值[17]。更有趣的是观察到sCOMP水平（基线、2年和5年）的升高先于疾病的进展出现之前[17]。

但是，sCOMP水平与膝关节OA进展之间的变化可能更为微妙。有趣的是，5年随访中对5 h体力活动（30 min步行）时sCOMP水平的测定中发现，其与股骨和胫骨总软骨中的软骨厚度呈负相关，这表明运动可能与异常组织代谢有关[4]。

对于髋关节OA，3项研究认为sCOMP的升高与髋关节OA的进展有关，但效应量很小[5]。

去氨基COMP

随着细胞外蛋白老化，蛋白将经历非酶翻译后修饰，如无法修复的脱氨基作用。在英国约翰斯顿骨关节炎研究项目（450名限定了年龄、性别和种族的参与者）的分析中发现，脱氨基COMP（D-COMP）与髋关节OA影像学改变严重程度有关，但与膝关节OA的严重程度无关[2]。

早期膝/髋关节OA队列（CHECK）研究的经验

CHECK研究给出了一个很好的例子，说明在它们之间进行比较研究是有多么的困难，这种困难尤其体现在比较疾病的早期和晚期进程上。例如，CHECK研究是一种对早期症状膝关节和/或髋关节OA的队列研究。病情进展和发病率基于凯尔格伦-劳伦斯评分（K-L评分）进行评价。在基线水平（n=801）和5年随访（n=723）中已经获得了一些生物标志物。

该队列研究出现了一些意想不到的结果[20]。因此，uCTX-Ⅱ和sCOMP与膝关节OA的发病率呈负相关，这种负相关在骨转换水平低的患者中尤为常见。相反，uCTX-Ⅱ和sCOMP均与髋关节OA的影像学征象正相关，这种关联仅见于疼痛性髋关节OA[20]。这又一次强调了对这些易被其他结缔组织代谢所干扰的非特异性生物标记物进行解读的困难性，以及在具有其他并发症或骨重塑异常的OA患者中使用这些生物标记物的困难性。

在疾病进展方面，sCOMP和uCTX-Ⅱ均与膝关节OA进展相关，而对于髋关节OA，只有CS846与疼痛性髋关节OA进展相关[20]。此外，骨质更新与膝关节和髋关节OA的影像学变化的相关性并不固定[20]。这意味着这些生物标志物对症状进程的预测能力明显强于其对结构的变化进程的预测能力。

胶原降解的其他标志物

C2M反映的是由基质金属蛋白酶（MMP）降解的Ⅱ型胶原蛋白降解产物的标志物；C2C是另一Ⅱ型胶原蛋白断裂后产生的生物标志物，与膝关节OA的发病率和疾病进程相关[13, 16, 18]。最具创新性的研究是关于胶原降解产物Coll2-1，它可特异性的反映Ⅱ型胶原的降解[6]。Ⅱ型胶原蛋白裂解片段可以被亚硝基化：这些片段通过氧化作用发生二次变性最终生成Coll2-1NO$_2$[6]。Coll2-1和Coll2-1NO$_2$这两个降解产物均被发现被定位于OA患者的软骨基质中[6]（图5-1和图5-2）。

骨转换的生物标志物

在CHECK队列研究中发现，骨转换的标志物，如Ⅰ型胶原C-末端

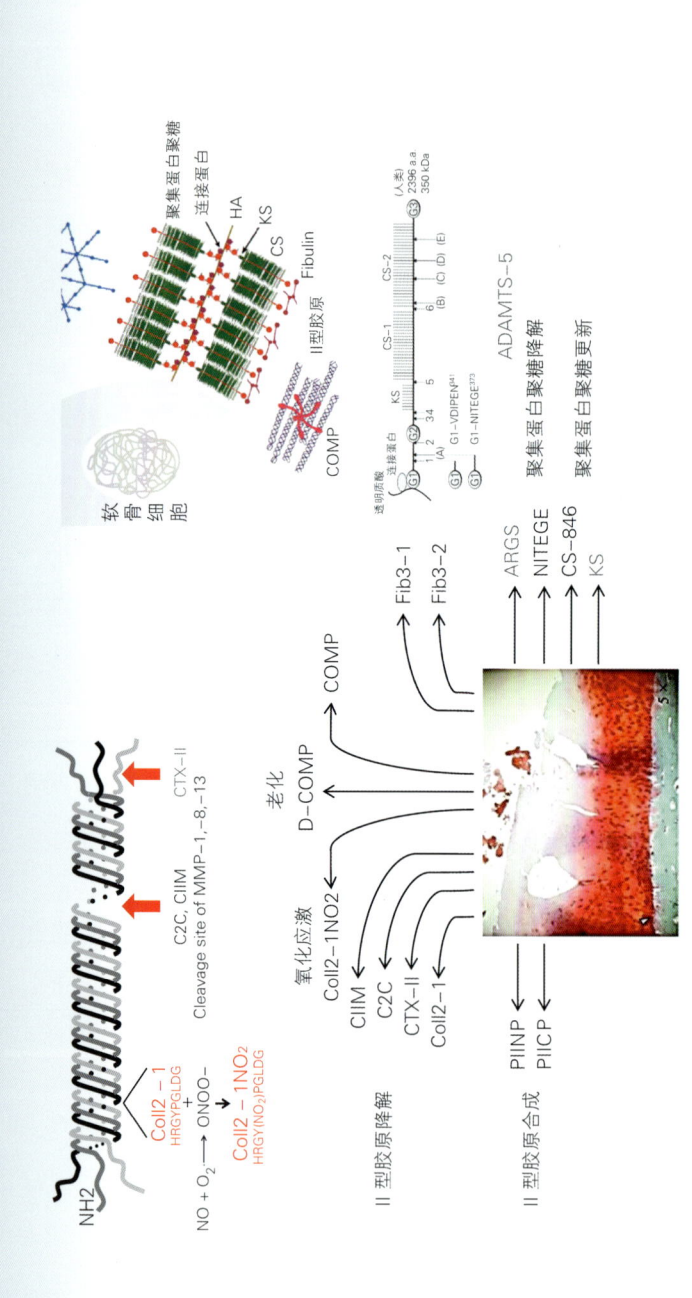

图 5-1 软骨代谢的生物标志物。生物标志物的研究主要集中于软骨胶原,尤其集中于软骨胶原分子类型,最特异的软骨胶原分子类型。众多的生物标志物可用于评估 II 型胶原降解,包括 Coll2-1、C2C、C2M 和 CTX II。其中 Coll2-1 这一变性生物标志物位于胶原蛋白的三螺旋结构中;C2C、C2M(Ciim)是胶原酶裂解位点产生的抗体结合位点;CTX II 位于肽链末端。PIINP 和 PIICP 是 II 型胶原合成的生物标志物。其他如反映氧化应激、通过转录后修饰生成的 Coll2-1NO2,即硝基化的 Coll2-1;以及在老化过程中由 COMP 脱氨基后生成的 D-COMP。Fib3-1 和 Fib3-2 是基质蛋白结合蛋白多糖 fibulin-3 的裂解碎片,主要参与软骨细胞过度增生的调控。最后,可通过测量由血小板反应蛋白基序-5(thrombospondin motifs-5,ADAMTS-5)产生的软骨细胞过度增生的调控。最后,可通过测量由血小板反应蛋白基序-5(thrombospondin motifs-5,ADAMTS-5)产生的软骨细胞过度增生的调控。最后,可通过测量由血小板反应蛋白基序-5(thrombospondin motifs-5,ADAMTS-5)产生的软骨细胞过度增生的调控。最后,可通过测量由血小板反应蛋白基序-5(thrombospondin motifs-5,ADAMTS-5)产生的软骨细胞过度增生的调控。最后,可通过测量由血小板反应蛋白基序-5(thrombospondin motifs-5,ADAMTS-5)产生的软骨位点(如 ARGS)来对软骨聚集蛋白聚糖的降解进行研究。这意味着我们有充足的手段对软骨代谢进行监测。ADAMTS-5,是一具有血小板反应基序-5 的分解素和金属蛋白酶

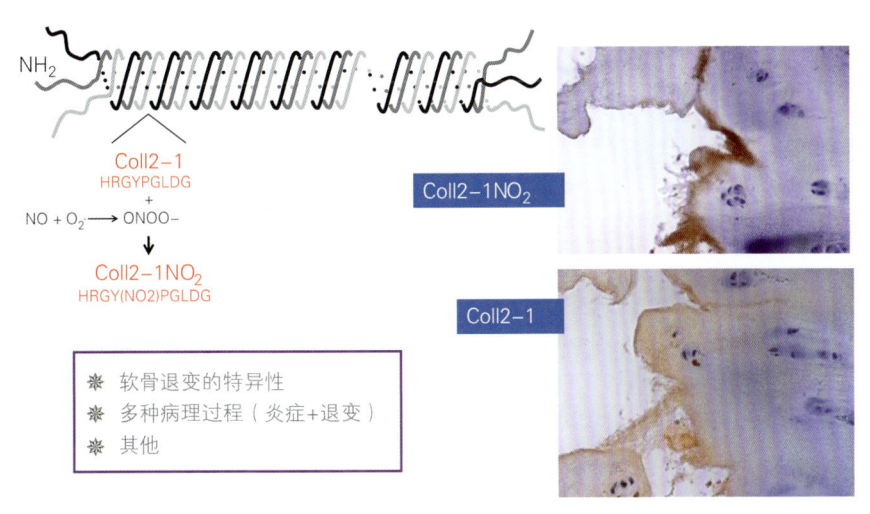

第五章　软骨、骨、软骨退化、骨重建和炎症反应的关节生物化学

图 5-2　软骨特异性生物标志物：Coll2-1 和 Coll2-1NO_2。Coll2-1 是位于 II 型胶原分子三螺旋结构的变性表位。该肽含有一个酪氨酸，它在氧化应激期间对硝化反应敏感。为此，我们开发了一种免疫分析方法，专门测量 Coll2-1nO_2 作为氧化相关软骨降解的指标。如上免疫组织化学图片所示，Coll2-1 和 Coll2-1NO_2 只表达于软骨病灶的表层。

肽（CTX-1）、N-末端肽（NTX-1）、N-前端肽（PINP）和骨钙素与膝关节 OA 的存在与否相关，但与其发病或进展无关。与膝关节 OA 的发现相反，骨标记物水平与髋关节 OA 影像学改变的存在和进展呈负相关[20]。尽管如此，有些报道发现骨转换的标志物也可提示膝关节 OA 的疾病进展[18]。

C 末端肽 α1 链的一个亚型是非异构化的，主要存在于新形成的骨中。在预测 OA 进展的队列研究中发现，uαCTX-I 与膝关节 OA 的严重性无关，但与追踪超过 3 年的影像学改变进展有关。而 uCTX-II 则反映基线水平时疾病的严重性，但仅与骨赘的进展有关[8]。

基质降解与基质生成的联合生物标志物

乐观地看，结合局部（关节滑液）和全身生物标志物可能对评估有帮助。十多年前，加内罗（Garnero）等（洛茨等[13]在最近的一篇综述中曾引用）对膝关节和髋关节 OA 进行了几项研究，表明膝关节 OA

进展的最佳预测因子是低水平的PIIANP（胶原合成的典型标志物）伴高水平的uCTX-Ⅱ。结合uCTX-Ⅱ和PIANP这两个指标来预测膝关节OA患者1年内演变为关节间隙狭窄的相对危险度（4~6）要明显高于用单一指标进行预测（相对危险度分别为2.7和2.9）[13]。

炎症生物标志物

C反应蛋白

超敏C反应蛋白（ultra sensible C-reactive protein，usCRP）在某些类型的关节OA中均明显增加，特别是在侵蚀性手关节OA和快速破坏性髋关节OA中，其水平与普通OA相比升高[10]。

最近有一项包含了32个研究（这些研究所采用的方法学都是可取的）的荟萃分析。

其中的17个研究对膝关节或髋关节OA患者（2 354例）和非OA患者（3 118例）血清usCRP水平进行了对比，大多数研究发现OA患者CRP水平轻微升高，但其平均差1.19（0.64~1.73）无显著意义，因而不能得出两者具有相关性的结论[10]。但血清usCRP水平与疼痛和躯体功能下降显著相关。

即使usCRP显现出具有预测价值的趋势，其与OA病情进展之间也没有显著的相关性。但是，这些相关研究的样本量很小（患者数量在23~30）[10]。

透明质酸

血清透明质酸（hyaluronic acid，HA）水平与骨赘影响的关节数目相关，而与JSN无关[13, 16]。血清透明质酸水平与膝关节OA严重程度弱相关[13, 16]。

在一项进行了5年随访的研究中，进展组（>2 mm）（72.7 ng/ml）的HA基线水平高于非进展组（46.3 ng/ml）[17]。埃乔迪亚（Echodia）在为期3年对髋关节OA的研究（双醋瑞因 vs. 安慰剂）中发现，HA水平高于137 μg/L是预测安慰剂组患者病情进展的指标[13]。

脂肪因子

脂肪因子由脂肪组织分泌，但也存于关节中。脂肪因子可间接反映脂肪组织在OA中的系统参与。

在OA中研究了四种主要的脂肪因子：瘦素、脂联素、内脏脂肪素和抵抗素。它们对软骨和软骨下骨的作用复杂并有些对立。

血清瘦素、脂联素和抵抗素水平具有性别依赖性（女性高于男性），血清瘦素和内脏脂肪素水平与体重指数（BMI）呈正相关，而肥胖者血清脂联素水平较低[15]。在CHECK队列研究中，只有血清抵抗素水平与伴有影像学改变的膝关节OA的存在与否和发病率呈正相关（特别是在脂联素水平较高的亚组），且独立于BMI[20]。但目前关于脂肪因子的诊断和预后价值尚无定论[15]。

关节炎前期状态：骨关节炎的早期阶段

另一种验证生物标志物诊断价值的方法是观察前骨关节炎的情况。由洛曼德（Lohmander）领导的瑞典团队在新近膝关节创伤患者身上做了大量的研究工作。该团队对这些患者进行了长达10年的随访。概括来讲，创伤性膝关节损伤后，关节基质成分的更新可长达数年。这些基质成分不仅来自软骨（如蛋白聚糖片段、坚韧素和Ⅱ型胶原片段-C2C），还来自软骨界面（如骨唾液蛋白）。关节基质成分更新的同时伴随着持久的关节滑液内细胞因子的产生和释放[12]。尽管关节内降解的增加同时也意味着关节内的合成增加[12]，但程度轻微的滑膜炎可能会导致骨转换异常，最终使关节退化加速[12]。

干预措施有效性的标志

虽然有许多研究将潜在的软骨保护药物的疗效和几种生物标志物的水平联系起来，但是没有一个被明确地确认为好的候选者。这种限制主要是由于对于OA来说，还缺乏大家公认所谓的抗风湿性药物的缘故[13]。亨罗廷（Henrotin）等[5]在连续3次注射透明质酸钠（Hylan G-F 20）后3个月时发现，尿液中CTX-Ⅱ、Coll2-1和Coll2-1NO$_2$水平降低（与基线水平相比），这提示高分子量透明质酸具有潜在的软骨保护作用。

新型OA生物标志物候选物：研究中的生物标志物

组学方法是一种常用的方法，通过对大量的分子或基因表达的检测，识别出那些有别于健康对照而仅存于某一特定疾病中的分子或基因。这种组学方法包括基因组学（超出本综述的范围）、蛋白质组学、脂质组学、代谢组学和转录组学。

在OA中，对不同的蛋白质已使用了不同的方法进行研究。在体液、血清滑液和血清中，收集更容易，但是需要运用亲和去除的方法去除富含分子对非富含分子信号的掩盖作用。例如，滑液含有丰富的血清蛋白和大量的阴离子透明质酸，这对滑液的分析造成了困难。

最近的文献综述醒目地强调了该领域的进展[7]。4个候选生物标志物被认为与膝关节OA相关：血红素结合蛋白的糖基化肽，α1酸性糖蛋白的糖基化肽，双分子簇蛋白和巨噬细胞刺激蛋白[7]。其中，来自血红素结合蛋白的糖基化肽在病情进展的患者中强烈表达，这可能提示在疾病进展过程中糖基化水平增加[7]。

亨罗廷和他的同事通过尿液样本的蛋白质组学分析来寻找新的候选标志物。结果在OA患者中共发现13种有别于正常对照的蛋白。并对其中的fibulin3-1和fibulin3-2片段产生了极大的兴趣：OA患者血清中的这两个新生物标志物水平较健康人群明显升高[7]。

代谢组学是另一种可能发现新的血清学标志物有前途的方法。然而，可测试的代谢物的数量可能非常多（多达数千种），并且在阐明OA群体和非OA群体之间的区别时还应考虑糖尿病和代谢综合征等其他并存疾病。

血清代谢物分析，如降低的组氨酸和甘氨酸水平，可能有助于甄别膝关节OA患者和健康对照。

总结

事实上，目前还没有任何一个生物标志物能在统计学上将OA的发生、髋关节或膝关节OA的进展、OA疾病的负担以及对软骨保护性治疗变化的敏感性区分开来。鉴于uCTX-Ⅱ和sCOMP的非OA特异性，所以未能用于临床实践，但它们是目前最为重要的两个生物标志物。

当然，我们应该对发病率、影像学前OA、确诊的OA和疾病进展的标志物进行区分。

将来，我们可以用多种生物标志物（来自不同组织，如软骨、滑膜、软骨下骨）的组合变化来预测疾病的发生和/或进展，并加入生化标志物和影像学标志物（如MRI）相结合的方法用于检测早期OA及疾病进展情况。

可将不同生物标志物进行累计评分，用于反映不同疾病影响下结缔组织的代谢变化。尽管在临床实际工作中很难对滑液中的标志物进行评估，但是将系统标记物与局部标记物结合是重要的目标。

另一要考虑的问题是OA的表型，并非所有OA的表型都对应于同一生物标志物。

最后，除了临床和影像学特征外，还应考虑将可溶性生物标志物用于评估患者对治疗的反应。这些代谢变化可出现于OA进程的早期，并先于症状和结构改变出现之前，在治疗效果的评价中应对其进行考虑。

这一目标是未来几年最具挑战性的目标之一。它不仅会影响医务工作者的日常工作，而且会影响到目标治疗患者的治疗费用。

（刘睿 译；唐珩 校）

参考文献

[1] Bay-Jensen AC, Andersen TL, Charni-Ben Tabassi N, et al. Biochemical markers of type II collagen breakdown and synthesis are positioned at specific sites in human osteoarthritic knee cartilage. Osteoarthritis Cartilage 2008; 16: 615−623.

[2] Catterall JB, Hsueh MF, Stabler TV, et al. Protein modification by deamidation

indicates variations in joint extracellular matrix turnover. J Biol Chem 2012; 287: 4640-4651.

[3] de Klerk B, Lafeber FP, van Spil WE. Associations of CTX-II with biochemical markers of bone turnover raise questions about its tissue origin: new insights from CHECK. Ann Rheum Dis 2014; 73: e39.

[4] Erhart-Hledik JC, Favre J, Asay JL, et al. A relationship between mechanically-induced changes in serum cartilage oligomeric matrix protein (COMP) and changes in cartilage thicknessafter 5 years. Osteoarthritis Cartilage 2012; 20: 1309-1315.

[5] Henrotin Y, Chevalier X, Deberg M, et al. Osteoarthritis Group of French Society of Rheumatology. Early decrease of serum biomarkers of type II collagendegradation (Coll2-1) and joint inflammation (Coll2-1 NO_2) by hyaluronic acidintra-articular injections in patients with knee osteoarthritis: a research studypart of the Biovisco study. J Orthop Res 2013; 31: 901-907.

[6] Henrotin Y, Deberg M, Mathy-Hartert M, et al. Biochemical biomarkers of oxidative collagen damage. Adv Clin Chem 2009; 49: 31-55.

[7] Hsueh MF, Önnerfjord P, Kraus VB. Biomarkers and proteomic analysis of osteoarthritis. Matrix Biol 2014; 39: 56-66.

[8] Huebner JL, Bay-Jensen AC, Huffman KM, et al. Alpha C-telopeptide of type I collagen is associated with subchondral bone turnover and predicts progression of joint space narrowingand osteophytes in osteoarthritis. Arthritis Rheumatol 2014; 66: 2440-2449.

[9] Issa SN, Sharma L. Epidemiology of osteoarthritis: an update. Curr RheumatolRep 2006; 8: 7-15.

[10] Jin X, Beguerie JR, Zhang W, et al. Circulating C reactive protein in osteoarthritis: a systematic review and meta-analysis. AnnRheum Dis 2015; 74: 703-710.

[11] Kraus VB, Blanco FJ, Englund M, et al. OARSI Clinical Trials Recommendations: soluble biomarker assessments in clinical trials in osteoarthritis. Osteoarthritis Cartilage2015; 23: 686-697.

[12] Kumahashi N, Swärd P, Larsson S, et al. Type IIcollagen C2C epitope in human synovial fluid and serum after knee injury: associations with molecular and structural markers of injury. Osteoarthritis Cartilage2015; 23: 1506-1512.

[13] Lotz M, Martel Pelletier J, Christiansen C, et al. Value of biomarkers in osteoarthritis: current status and perspectives. Ann Rheum Dis 2013; 72: 1756-1763.

[14] Nepple JJ, Thomason KM, An TW, et al. What is the utility of biomarkers for assessing the pathophysiology of hip osteoarthritis? A systematic review. Clin Orthop Relat Res 2015; 473: 1683-1701.

[15] Poonpet T, Honsawek S. Adipokines: Biomarkers for osteoarthritis? World J Orthop 2014; 5: 319-312.

[16] Saberi HF, Runhaar J, van Meurs JB, et al. Biomarkers for osteoarthritis: Can they be used for risk assessment? A systematic review. Maturitas 2015; 82: 36−49.

[17] Sharif M, Kirwan JR, Elson CJ, et al. Suggestion of non linear or phasic progression of knee osteoarthritis based on measurements of serum cartilage oligomeric matrix protein levels over five years. Arthritis Rheum 2004; 50: 2479−2488.

[18] Valdes AM, Meulenbelt I, Chassaing E, et al. Large scale meta-analysis of urinary C-terminal telopeptide, serum cartilage oligomeric protein and matrix metalloprotease degraded type II collagen and their role in prevalence, incidence and progression of osteoarthritis. Osteoarthritis Cartilage 2014; 22(5): 683−689.

[19] Van Spil WE, De Groot A, Lemzs WF, et al. Serum and urinary biochemical markers for knee and hip osteoarthritis: a systematic review applying the consensus BIPED criteria. Osteoarthritis Cartilage 2010; 18: 605−612.

[20] Van Spil WE, Welsing PM, Bierma-Zeinstra SM, et al. The ability of systemic biochemical markers to reflect presence, incidence, and progression of early-stage radiographic knee and hip osteoarthritis: data from CHECK. Osteoarthritis Cartilage 2015; 23: 1388−1397.

第六章

骨关节炎的影像学：阅片的意义及它们与疼痛如何联系？

弗兰克·W.罗默，阿里·格尔马兹

骨关节炎（OA）是最常见的关节炎类型，同时它的初期主要症状——疼痛，也是全球范围内人类致残的主要原因。约10%～12%的成年人有OA症状，而最近的估测显示：全球有2.5亿人受困于膝盖部位的OA[4]。

OA是一种类型多样的疾病，其特点为渐进性的软骨破坏丢失，软骨下的骨骼重塑，骨赘形成，以及因关节滑膜炎症导致的关节疼痛和渐进性的功能性残疾。但是，虽然有症状型的骨关节炎患者常出现疼痛和残疾，约50%出现结构性病变的OA患者却是无症状型的[11]。

尽管关节软骨结构改变属于OA的标志性特征之一，软骨属于非神经性组织，我们还是没能了解清楚，其他关节组织的各种结构性改变之间如何相互作用，以及这些病变是如何导致疼痛的出现和延续的。同样我们缺乏了解的是，不同的单体结构性改变如何导致不同类型的疼痛，以及这些病变的累积性和交互性影响。

在评估OA患者关节的结构性损伤和病情进程时，影像学检查是非常重要的。传统的X线片仍然是诊断的基础，也是最常用的影像学检查方法，同时，流行病学研究领域和常规性的临床检查下那些缺乏指征的病例，也广泛使用磁共振成像。在探讨OA的发病机理和病理生理学时，磁共振成像是一种无创的理想方式。不同关节组织形态和组成的基线及纵向差异可用于测量和预测疾病进展，以及包括疼痛在内的临床相关性和结果，可能提供疾病发生的早期指标或生物标志物。许多可以定量和定性的磁共振成像特征，如骨髓病变（BML说）、滑膜炎和软骨下骨磨损等，都已经被认定可能与骨关节炎的病程有关联，随着更多长期数据的获得，我们也可以毫无疑问地确定更多的生物标志物。

此外，影像学将在OA关节疼痛患者的评估中发挥越来越大的作用，尤是在抗神经生长因子（a-NGF）化合物等新型治疗方法的发展过程中，这些药物在OA患者中显示出良好的镇痛效果和功能改善。然而，尽管a-NGF初期给出了相当有希望的数据，但出于其对OA病程加速，以及其他并发症如软骨下不全骨折和骨质疏松症的担忧，在OA领域，a-NGF实验已经被取消了很多年了。由于a-NGF作为多年来第一类新型镇痛药具有潜力，未来评估a-NGF化合物的研究将必须包括严格的合格标准，并需要严格的安全监控。还有，虽然在a-NGF疗法中，并不要求改善疾病导致的关节结构性改变，但在选择合格的临床试验候选人时，影像学检查还是扮演了很重要的角色，用于研究过程中定义潜在的受试者的纳入标准、排除标准，以及安全监控判断受试者是否为快速进展型OA，或者使部分受试者尽早退出研究以避免不良事件，诸如快速进展型OA的发生[18]。

下面将详细讨论关节内不同组织及其各自对症状的影响，虽然我们认识到外周神经元活动增加（即外周敏化）可能导致中枢神经系统的可塑性改变（即中枢敏化，包括周围神经在内的复杂痛觉通路中涉及的结构解剖），但在这里我们并不讨论脊髓和脑部结构。

影像学表现与疼痛

X线检查是最简单、最便宜和最普遍的影像学技术。用它可以检测与OA相关的骨骼特征，如边缘骨赘、软骨下硬化、磨损以及软骨下囊肿等（图6-1）[1]。患有OA的任何关节上，都能观察到这些特征。X线检查不仅可以对关节间隙变窄（joint-space narrowing，JSN）做出客观评估，还可以对关节间隙宽度（joint space width，JSW）做出量化测量，这可以间接作为软骨厚度和半月板完整度的替代参数，尽管直接用X线片不可能对前述两个特殊结构做出直接准确的评估。然而，在对

OA的进展进行评估时，普遍把JSN进展当作终点，而以骨对骨接触为表现的JSW的完全丧失，则说明进入所谓的OA终末阶段，它被认为是做关节置换术的几个指征之一。

OA的严重性可以用半定量的评分系统来评估。已出版的图集里都有可以代表特定级别的影像学案例[1]。凯尔格伦-劳伦斯分级（KL分级）[15]，是一种被广泛接受的用于定义放射影像学OA存在与否的方法，分级达到2级作为影像学OA存在的阈值。KL分级是一种包含边缘骨赘和JSN存在与否的综合评价体系。有临床OA症状和体征而KL分

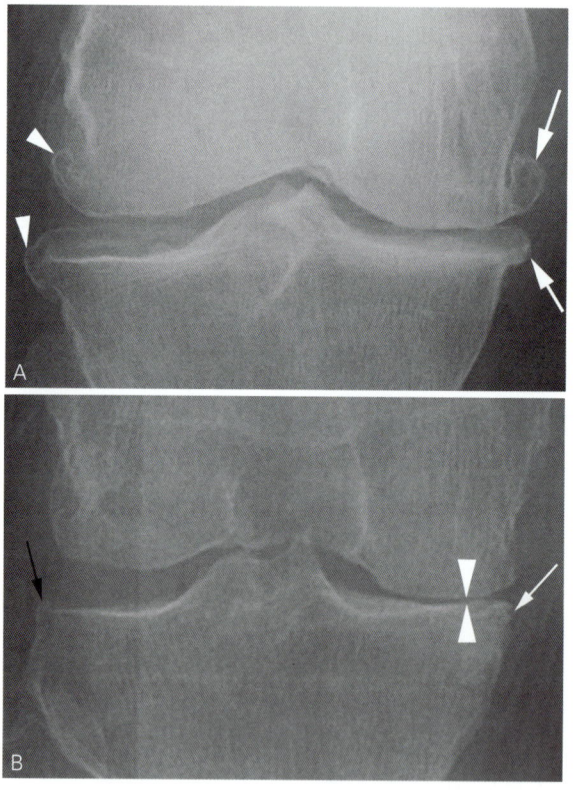

图6-1　骨关节炎的X线片表现。A：前后位膝部X线片，显示了胫骨股骨间隙内侧（箭头）和外侧（箭头）大面积的边缘骨赘。注意内侧间室关节间隙变窄。此影像表现了胫股骨性关节炎的肥厚表型，它有严重的骨质增生病征，以及相对分离的关节间隙变窄。B：骨关节炎的萎缩性表型。前后位膝关节X线片表现为关节间隙内腔狭窄（箭头）。在关节内侧（白色箭头）和外侧（黑色箭头）边缘仅可见微小的骨赘

级是0或1级的患者，可能达到临床上OA的诊断标准，但从关节结构改变的角度看，他们只是放射学阴性OA。表6-1是简化过的KL分级体系。最近，有人建议修改KL分级体系以增加纵向膝关节OA的研究变化的敏感度，包括把JSN添加到OA的影像学诊断中[9]。

表6-1 膝关节OA的KL分级和修正的KL分级系统

	原始的KL分级	修正后的KL分级	X线片可确诊的骨关节炎
0级	无骨关节炎症状	无骨关节炎症状	否
1级	可疑的关节间隙变窄和可能的骨赘性唇状突出	模糊的骨赘	否
2级	确定的骨赘和可能的关节间隙变窄	明确的骨赘	是
3级	中度的多发骨赘，确定的关节间隙变窄，以及一些硬化症和可能的骨骼末端变形	关节间隙变窄	是
4级	大型骨赘，显著的关节间隙变窄，严重的硬化症和明确的骨骼末端变形	关节间隙非常狭窄几乎消失	是

资料来源：Adapted from Guermazi A, Hunter DJ, Roemer FW. Plain radiography and magnetic resonance imaging diagnostics in osteoarthritis: validated staging and scoring. J Bone Joint Surg Am 2009; 91: 54–62.

国际骨关节炎研究协会（Osteoarthritis Research Society International，OARSI）的图册[1]，使用另一种不同的方法，对每一个膝关节腔室的胫股关节间隙变窄（JSN）以及骨赘分别进行0-3级的评分（表6-2）。与KL分级相反，OARSI图册没有对级别给出定义，而是通过展示特定的X线片来说明每个间隙的不同级别。这种给间隙打分的方法，看上去对纵向的X线片的变化，比KL分级更敏感。请注意：半量化的记分法，不仅只用在膝关节，也用在其他关节部位，尤其是股关节，以及手部指节间的关节。

在以人群为基础的研究中，已有报道称，影像学诊断的OA与膝关节疼痛之间存在显著差异。虽然有影像学证据的关节损伤易发生关节疼痛，但仅从影像学上不能轻易识别导致疼痛的潜在病理，可能还需要考虑其他因素。新的研究设计是解决所谓结构—症状不一致的一种方法。例如，当影响疼痛体验的个体间差异，包括遗传、敏化、情绪、应对、灾难化和社会环境等因素被充分考虑时，可以观察到影像学OA与膝关节疼痛之间的密切关系[17]。使用人与自身膝匹配的方法来控制人与人之间的差异，放射影像学已被证明与疼痛的存在、疼痛的严重程度和疼痛的发生有很强的剂量反应关系[17]。尽管放射影像学是用于OA形态结构评估最广泛的一线影像学方式，应注意其固有的局限性，包括缺乏对大部分与OA的病变关节和关节周围相关病理特征的直接可视化的能力，而这些病理特征可能解释与疾病有关的症状，缺乏对纵向变化的敏感性，JSN缺乏特异性以及纵向研究中关节定位重复性的技术难点。

表6-2 国际骨关节炎研究协会（OARSI）膝关节 OA 特征的分级系统

骨赘部位	等级
中间股骨骨赘	0-3
中间胫骨骨赘	0-3
侧面股骨骨赘	0-3
侧面胫骨骨赘	0-3
中间胫股骨赘	0-3
侧面胫股骨赘	0-3

资料来源：For corresponding images see Altman RD, Gold GE. Atlas of individual radiographic features in osteoarthritis, revised. Osteoarthritis Cartilage 2007; 15: A1-56. Accessed at: http://dx.doi.org/10.1016/j.joca.2006.11.009.

骨关节炎的磁共振成像（MRI）

由于每次检查的费用很高，MRI在OA患者的临床初步评估或疾病随访中没有被经常使用。然而，由于MRI能够将未在放射线上检测到的病变（即关节软骨、半月板、韧带、滑膜、关节囊、关节滑液和骨髓病变）可视化，它已经成为OA研究的关键影像学工具。MRI比放射线检查有几个优点：关节可以被评估，包括所有参与疾病过程的相关组织；在几个时间点上可以同时监测多个组织的变化；放射学阴性OA的病理改变在疾病的早期就能被发现，关节组织（如软骨和半月板）的早期组成变化可以在形态学变化变得明显之前进行评估。

MRI可以通过半定量评分方法、三维分割或组合技术进行评估。有几种MRI评分系统可用于评估OA，各有优缺点。对于滑膜炎的评估，对比增强（CE）MRI比非增强MRI更能准确评估。软骨或半月板的量化需要分割，并利用MRI参数的三维性质来评估组织尺寸（如厚度、面积、体积等）作为连续变量。所谓的复合MRI使得不同关节组织的生化特性可视化。这些技术对早期的、形态的变化非常敏感，而这在传统的MRI中是看不到的。复合MRI在阐明疼痛、疾病进展或波动等方面的相关性的作用需要得到体现。

最近发表了一篇详细的综述文章[10]，重点是半定量的MRI表现。除了三个完善的评分系统——半定量整体磁共振成像评分系统（Whole Organ MRI Score，WORMS）；膝骨关节炎评分系统（Knee Osteoarthritic Scoring System，KOSS）；Boston-Leeds骨关节病膝关节评分系统（Boston leeds Osteoarthritis Knee Score，BLOKS）——还有一种新的评分系统——MRI膝骨关节炎评分（MRI Osteoarthritis Knee Score，MOAKS）[13]，这种新的评分系统已加入到文献中。在这三个系统中，WORMS和BLOKS已被广泛传播和使用，但直接比较这两个系统的研究有限。最近的两项研究确定了这两个系统在某些被认为与疾病的自然发展最相关的特征方面的相对优势和弱点，包括软骨、半月板和骨髓损伤（BMLs）。这两个系统都经历了未公开发表的修订，使得一般读者很难确定原始描述与它们在后来的研究中如何应用之间的区别。在软骨损伤和BMLs的纵向评估中，利用分级内变化对软骨损伤和BMLs进行纵向评估是一个很好的例子，也被应用于放射学OA评估，以提高对变化的敏感性。分级内评分描述病变的进展或改善，虽然不符合全分级改变的标准，但确实表现出明显的可视的变化。在考虑进行纵向软骨评估时，将这些等级内的变化纳入其中已成为常见的实践，而最近的一项研究表明，应用半定量的MRI评估，对半月板损伤和BMLs的等级内变化是有效的，使用它们可能提高检测这些结构纵向变化的半定量读数的敏感性[19]。

通过将专家的经验与所有可用的评分工具和已公布的比较不同评分系统的数据相整合，MOAKS被开发为一种精确的评分工具，用于膝关节OA的横截面和纵向半定量MRI评估。它包括以下病理特征的半定量评分：BMLs；软骨下囊肿；关节软骨；骨赘；滑膜炎和滑膜积液；半月板；肌腱和韧带；以及关节周围的特征，如囊肿和滑液囊炎。由于MOAKS是一种新的评分系统，在应用于大型OA研究时需要更多的数据来证明其有效性和可靠性。

疼痛与MRI表现

一项应用于对人类膝关节组织进行非麻醉状态直接检查的研究，对探究一些特定结构是否引起疼痛提供了依据。利用MRI等影像学方法，一些结构改变，如半月板撕裂、软骨下BMLs、关节下骨磨损、滑膜炎和滑膜积液都与膝关节疼痛关联起来。此外，BMLs和MRI上炎症标记的变化与膝关节OA患者疼痛的波动有关[20]。疼痛的变化在多大程度上是由结构变化引起的还没有被完全理解。造成这一困难的一个原因是，大多数研究集中在疾病晚期，此时已经普遍存在许多病理变化。事实上，即使在放射学检查正常的膝部，MRI异常也是很常见的。

一项系统回顾检验了OA的MRI表现与症状的并发关系。在所有这些研究中，仅略多于一半的研究在统计学上显示出显著的相关性，表明迄今为止的研究证明结构特征与症状之间存在不一致的相关性[14]。然而，总的来说，大BMLs与膝关节疼痛、滑膜炎和渗出、软骨体积和厚度密切相关。对这些关系的解释是具有挑战性的，因为我们不清楚所有这些联系是否都是真正的因果关系，或者它们仅只是其他可能导致疼痛体验的结构病理学严重程度的标志。

软骨

关节软骨既无神经又无血管。因此，软骨不能直接产生疼痛、炎症、僵硬或任何症状，这些通常是OA患者在疾病过程早期所描述的典型症状，而这些早期症状发生在疾病晚期或末期可能的潜在神经血管侵犯之前。在软骨降解过程中，会释放出能够引起关节炎症的物质。一些研究表明软骨形态测量与病变及OA症状的关系。在这种情况下，需要注意的是，这种全关节疾病同时影响到其他含有痛觉感受器的组织。已经证明软骨损伤与疼痛之间存在关系的传统研究只研究了软骨在与其他组织分离的情况下对症状的易感性所起的作用，因此不能提供软骨病理对疼痛的独立贡献。最近的一项研究表明，软骨剥脱区域与症状有关[3]。同样，症状的发生可能通过次要机制，如生物力学改变和随后软骨下骨负荷增加，软骨下骨血管充血，导致骨内压力增加，或通过滑膜痛觉受器激活导致关节软骨损伤继发滑膜炎。表现为软骨剥脱的膝关节更可能伴有潜在的疼痛组织病理学，如滑膜炎/渗出和BMLs。

骨髓损害

骨性改变是BMLs在症状发生中起作用的最有力证据（图6-2）。这些生物力学引起的骨髓病变，反映了纤维化、小梁微骨折和其他骨重建表现的组织学变化，在膝关节OA及其结构进展所引起的症状中起了不可或缺的作用[7]。最近，这种变化与疼痛的严重程度和疼痛发生的关系也被证明[8]。虽从不同方法的小型研究中得到的数据有冲突，表明BMLs与疼痛没有关系；然而，数据平衡后将支持BMLs与疼痛的密切关系。

其他与骨有关的疼痛原因包括与骨赘形成相关的骨膜炎、软骨下微骨折、骨磨损以及血流减少和骨内压升高引起的骨痛，这些在影像学上也表现为非特异性BML。鉴于骨结构变化、症状和结构进展之间的密切关系，更有选择性地针对这些变化将是确定适当治疗方案的重大进展。

骨赘形成

一项前瞻性队列研究报道了骨赘大小与WOMAC疼痛严重程度评

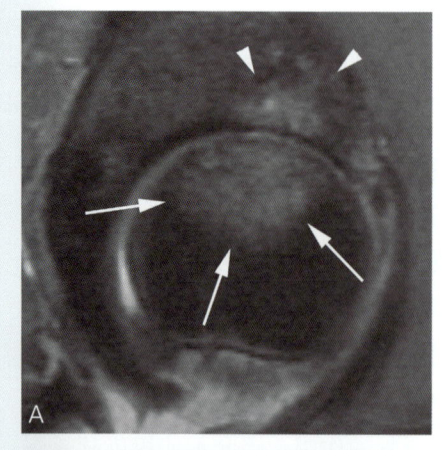

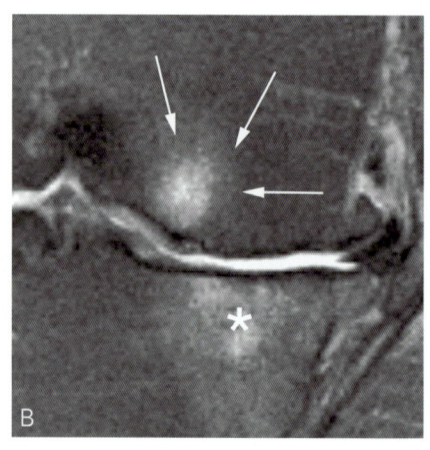

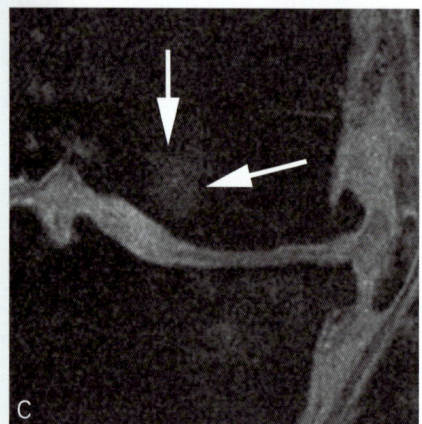

图6-2 骨髓病变及图像结果的相关性。A：矢状位中间加权脂肪抑制MRI显示关节承重面中央上部弥漫性全层软骨缺失。因为软骨很薄，髋臼和股骨颈没有清晰的轮廓。此外，股骨头（箭头）和髋臼（箭头）有广泛的软骨下BMLs；B：冠状位中间加权快速自旋回波MRI显示股骨内侧（箭头）和胫骨（星号）软骨下骨髓病变；C：相应的冠状位小角度快速激发梯度回波成像（FLASH成像）是软骨分割一种常用的方法，几乎不能用于股骨骨髓病变的显示（箭头），对胫骨骨髓病变的显示能力也较有限。此外应注意股骨和胫骨的软骨明显缺失、边缘骨赘形成以及严重的半月板突出

分增加之间的关系。在其他横断面分析中，骨赘大小与疼痛的存在相关，但与疼痛的严重程度无关[16]。在未经调整的横断面分析中，骨赘与疼痛测量的异质性并不一致。总之，骨赘形成似乎与纵向疼痛的严重程度和横断面疼痛的出现相关，尽管它似乎不像是导致这些疼痛的真正原因，但它是整体疾病严重程度的反映，或者是激惹相邻结构（如滑膜囊）的原因。

半月板损伤

半月板的完整和功能对于保持关节的完整性和防止进一步的关节损伤很重要。与此相反，半月板在症状发生中起的作用要小得多。一些新出现的数据表明，半月板的红区（周缘）撕裂可能通过血管生成和相关的感觉神经生长在症状发生中发挥有限的作用。

半月板病理改变与疼痛之间的联系仍有争议，他们可能仅有位点特异性的联系。半月板损伤均与膝关节疼痛有关，但与放射影像学OA改变无关[6]。其他研究报道称，半月板撕裂在外侧后角和前角，而不是在其他部位，与问卷调查评估的疼痛、僵硬和功能评分显著相关，或浸润性撕裂与疼痛相关。

在临床上经常使用MRI的一个不幸的结果是经常检测出半月板撕裂。退行性变引起的撕裂，通常为水平裂、斜裂或复杂撕裂，或者半月板侵蚀或破坏，这些撕裂都与年龄较大有关，几乎在OA患者中普遍存在。在平均年龄为65岁的无症状受试者中，67%的人在MRI检查中发现撕裂，而在有症状的膝关节OA患者中，91%的人发现半月板撕裂。半月板撕裂在膝关节OA患者中几乎是普遍的，不太可能是增加症状的原因。应避免摘除半月板，除非出现膝关节交锁或不能伸展的症状，一旦出现前述情况则往往需要手术治疗。

积液和滑膜炎

OA中滑膜激活的解剖学和组织学相关因素包括滑膜增生、纤维化、滑膜包膜增厚、滑膜细胞活化，在某些情况下，还有淋巴细胞浸润（B细胞、T细胞以及浆细胞）。滑膜引起的疼痛包括骨赘对滑膜内感觉神经末梢的刺激和滑膜炎症，这些部分是由于前列腺素、白三烯、蛋白酶、神经肽和细胞因子的释放。滑膜炎和积液常见于OA，与疼痛等临床结果相关[2, 12]。半定量测定来自髌下脂肪垫的滑膜炎与疼痛严重程度相关，同样，滑膜炎的变化与疼痛严重程度的变化和疼痛波动相关[20]。值得注意的是，最近的一项研究将非增强加权脂肪抑制（proton-density-weighted fat-suppressed，PDFS）序列与T1加权（T1-weighted，T1w）脂肪抑制

（pat-suppressed，FS）对比增强序列进行了比较，以半定量评估OA髌周滑膜炎，结果显示CE MRI与疼痛的相关性更好。图6-3为液体敏感图像与T1加权CE图像对炎症病变的MRI影像结果对比。这些数据表明，

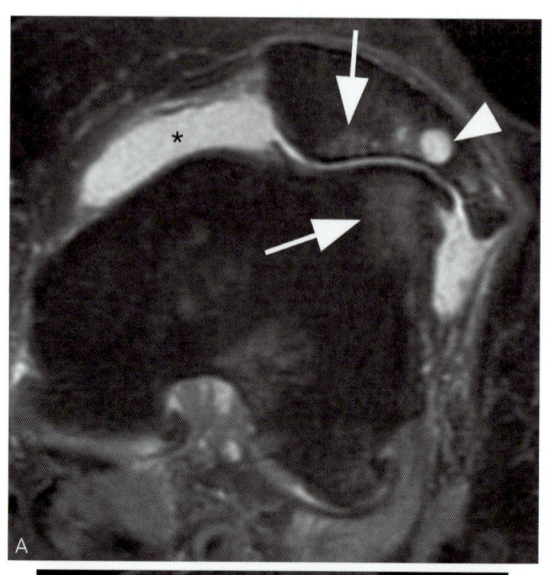

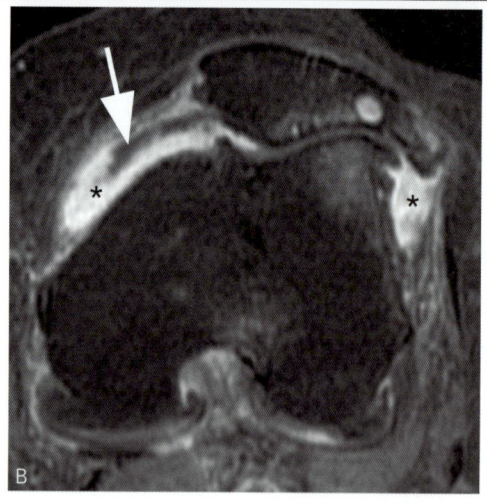

图6-3 非对比增强和对比增强MRI显示滑膜炎。A轴向质子密度加权脂肪抑制MRI显示关节腔内明显高强度，提示严重关节积液（星号）。此外，髌骨外侧关节面有一个大的软骨下囊肿（箭头），髌骨外侧和滑车处弥漫性骨髓水肿（箭头）。B：注射造影剂后，轴向T1加权脂肪抑制可清楚地将严重的滑膜增厚表现为造影剂增强（星号）。箭头所指的是真正的积液，它是分散的，在关节腔内表现为线性低密度

Hoffa脂肪垫在非增强图像上的信号改变并不总是像T1w CE图像中所见的那样代表滑膜炎，其敏感性高，但是是非特异性的表征。

其他关节结构和关节周围组织

其他关节结构如滑液囊和囊关节肿的相关性还没有完全了解。最近一项以腘窝囊肿和腓肠肌下滑液囊炎为研究对象的研究报道显示，在软骨缺损和BMLs调整后，其他结构损伤和承重膝关节疼痛的增加与它们的相关性变得不显著。另一项研究集中于滑膜增厚、积液和腘窝囊肿，并没有发现有和无膝关节疼痛的受试者腘窝囊肿患病率的差异。

骨关节炎以外的关节疼痛：影像学在其他关节疼痛性疾病中的作用

虽然关于OA的结构性疾病与疼痛相关的文献非常丰富，但对于其他疾病实体的结构性问题及疼痛相关的数据却少之又少。多项研究表明，MRI对类风湿关节炎（rheumatoid arthritis，RA）患者的炎症（如滑膜炎、骨髓水肿/骨炎、肌腱滑膜炎）和结构性关节损伤（如骨侵蚀和软骨丢失）的检测比临床检查和常规影像学更为敏感。在常规的临床护理中，MRI有助于RA的早期诊断，可以揭示亚临床疾病活动，并可为后续疾病的病程提供具有预后意义的信息，在制定个体化治疗策略时可能有所帮助。通常，影像学检查结果的改善与疼痛的改善有关。类似地，在轴向或周围型脊柱关节病或其他风湿性疾病中，MRI可能非常有助于在疾病早期确认诊断，因为它能够可视化潜在的疼痛结构变化，如附着点炎、骨炎和滑膜炎，并启动随后的靶向治疗。

由于关节疼痛可能是非特异性的，而且通常很难在临床上定位，MRI能够阐明潜在的疼痛触发因素，这可能对髋关节或腹股沟相关疾病特别有帮助，因为这些疾病包含多种可能的结构相关因素。

此外，影像学已经成为风湿病诊断疾病定义的一部分。然而，需要强调的是，对于所有疾病实体来说，由于普遍具有非特异性和疼痛知觉的个体差异，在症状和结构损害之间建立直接相关性仍然是一个挑战。

总结

放射学评估OA可通过半定量评分系统(如KL分级量表)或OARSI地图集(为每个关节腔室分别对胫股JSN和骨赘进行分级)进行评估。此外,可以手动或(半)自动化方式完成定量JSW测量。

MRI可通过半定量评分方法、三维分割或组合技术进行评估。目前有几种MRI评分系统可用于OA的评估,各有优缺点。对于滑膜炎的评估,CE MRI比非增强MRI数据评分更准确。软骨或半月板量化需要分割,并利用MRI数据集的三维特性来评估组织尺寸(如厚度、面积和其他)作为连续变量。复合MRI技术可以显示不同关节组织的生化特性。因此,它对早期的形态学前变化非常敏感,这在传统MRI上是看不到的。它在阐明疼痛发生率、进展或波动之间的联系方面的作用需要得到展示。

在以人群为基础的研究中,报道了影像学诊断的OA与膝关节疼痛之间的显著不一致。虽然关节损伤的影像学证据容易导致关节疼痛,但仅凭影像学并不能轻易识别导致疼痛的根本病理,可能需要考虑其他因素。新的研究设计是解决所谓结构—症状不一致的一种方法。利用MRI等影像学方法,一些结构改变,如半月板撕裂、软骨下BMLs、关节下骨磨损、滑膜炎和积液与膝关节疼痛有关。此外,BMLs和MRI上炎症标志物的改变与膝关节OA患者疼痛的波动有关。疼痛的变化在多大程度上是由结构变化引起的还没有被完全理解。造成这一困难的一个原因是,大多数研究集中在疾病晚期,此时已经普遍存在许多病理变化。事实上,即使是在被认为是放射学上正常的膝盖,MRI异常也非常常见。

有证据表明,大BMLs与膝关节疼痛密切相关,其次是滑膜炎和积液,可能还有软骨体积和厚度与之相关。对这些关系的解释是具有挑战性的,因为我们不清楚所有这些联系是否都是真正的因果关系,或者更确切地说,它们是其他可能导致疼痛体验的结构病理学严重程度的标志。

(朱丽璇 译;沈翕津 校)

参考文献

[1] Altman RD, Gold GE. Atlas of individual radiographic features in osteoarthritis, revised. Osteoarthritis Cartilage 2007; 15: A1-56.
[2] Baker K, Grainger A, Niu J, et al. Relation of synovitis to knee pain using contrast-enhanced MRIs. Ann Rheum Dis 2010; 69: 1779-1783.
[3] Cotofana S, Wyman BT, Benichou O, et al. Relationship between knee pain and the presence, location, size and phenotype of femorotibial denuded areas of subchondral bone as visualized by MRI. Osteoarthritis Cartilage 2013; 21: 1214-1222.
[4] Dunlop DD, Manheim LM, Song J, et al. Arthritis prevalence and activity limitations in older adults. Arthritis Rheum 2001; 44: 212-221.
[5] Dye SF, Vaupel GL, Dye CC. Conscious neurosensory mapping of the internal structures of the human knee without intraarticular anesthesia. Am J Sports Med 1998; 26: 773-777.
[6] Englund M, Niu J, Guermazi A, et al. Effect of meniscal damage on the development of frequent knee pain, aching, or stiffness. Arthritis Rheum 2007; 56: 4048-4054.
[7] Felson DT, Chaisson CE, Hill CL, et al. The association of bone marrow lesions with pain in knee osteoarthri-tis. Ann Intern Med 2001; 134: 541-549.
[8] Felson DT, Niu J, Guermazi A, et al. Correlation of the development of knee pain with en-larging bone marrow lesions on magnetic resonance imaging. Arthritis Rheum 2007; 56: 2986-2992.
[9] Felson DT, Niu J, Guermazi A, et al. Defining radiographic inci-dence and progression of knee osteoarthritis: suggested modifications of the Kellgren and Lawrence scale. Ann Rheum Dis 2011; 70: 1884-1886.
[10] Guermazi A, Roemer FW, Haugen IK, et al. MRI-based semi-quantitative scoring of joint pathology in osteoarthritis. Nat Rev Rheumatol 2013; 9: 236-251.
[11] Hannan MT, Felson DT, Pincus T. Analysis of the discordance between ra-diographic changes and knee pain in osteoarthritis of the knee. J Rheumatol 2000; 27: 1513-1517.
[12] Hill CL, Gale DG, Chaisson CE, et al. Knee effusions, popliteal cysts, and synovial thickening: association with knee pain in osteoarthritis. J Rheumatol 2001; 28: 1330-1337.
[13] Hunter DJ, Guermazi A, Lo GH, et al. Evolution of semi-quantitative whole joint assessment of knee OA: MOAKS (MRI Osteoarthritis Knee Score). Osteoarthritis Cartilage 2011; 19: 990-1002.
[14] Hunter DJ, Zhang W, Conaghan PG, et al. Systematic review of the concurrent and predictive validity of MRI bio-markers in OA. Osteoarthritis Cartilage 2011; 19:

557−588.

[15] Kellgren JH, Lawrence JS. Radiological assessment of osteo-arthrosis. Ann Rheum Dis 1957; 16: 494−502.

[16] Kornaat PR, Bloem JL, Ceulemans RY, et al. Osteoarthritis of the knee: association between clinical features and MR imaging findings. Radiology 2006; 239: 811−817.

[17] Neogi T, Felson D, Niu J, Nevitt M, et al. Association between radiographic features of knee osteoarthritis and pain: results from two cohort studies. BMJ 2009; 339: b2844.

[18] Roemer FW, Hayes CW, Miller CG, et al. Imaging atlas for el-igibility and on-study safety of potential knee adverse events in anti-NGF studies (Part 1). Osteoarthritis Cartilage 2015; 23: S22−42.

[19] Roemer FW, Nevitt MC, Felson DT, et al. Predictive validity of within-grade scoring of longitudi-nal changes of MRI-based cartilage morphology and bone marrow lesion as-sessment in the tibio-femoral joint—the MOST study. Osteoarthritis Cartilage 2012; 20: 1391−1398.

[20] Zhang Y, Nevitt M, Niu J, Lewis C, et al. Fluctuation of knee pain and changes in bone marrow lesions, effusions, and synovitis on magnetic resonance imaging. Arthritis Rheum 2011; 63: 691−699.

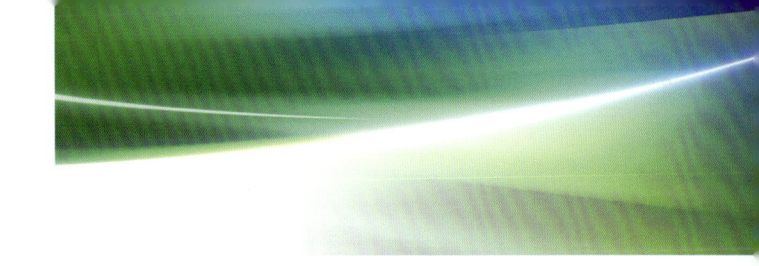

第七章

关节疼痛与关节功能的临床评估

莉萨·C.卡莱索，吉利恩·A.霍克，杰奎琳·R.霍奇曼，
艾琳·M.戴维斯

本章的目的是对现有的便于临床运用的关节疼痛和关节功能相关通用的以及疾病具体的评估手段进行一个概述。在关节评估中，通常很难将功能与疼痛这两个概念区分开来。一些临床观察和躯体测试可有助于阐明两者之间的联系。本章仅着重于涉及外周关节患者报告问卷的运用。首先是疼痛的评估，集中于疼痛强度和疼痛性质，包括神经病理学成分。其次是功能的评估，集中于一般调查问卷和疾病（关节）相关具体问卷。考虑到在临床环境中对效率的需要，目前我们选择恰当可行的简化评估措施。每一种评估方法，都对其内容、应用和相关评价指标进行了讨论，以便大家能选择出最适于临床实践的评估方法。在表7-1和表7-2中给出了所有心理测量学的检测措施，并对其可靠性、有效性和检测变化的能力进行了总结。在可能的情况下，还提供了各种患者情况/分组的证据。在临床实践中，由于评估所关注的是个体，因此最关键的是评估手段应具有临床实用性，能体现疼痛或功能的状况的有效性，同时还需具备高度可靠性来限制测量误差，以使临床改变能被检测出来。

疼痛测定

强度

视觉模拟评分（Visual Analog Scale，VAS）

作为疼痛的一维测量方法，视觉模拟评分法（VAS）已被用于测量

表 7-1 心理测定方法：疼痛测定

测定方法	信 度	效 度	变化检测和可解释性
视觉模拟评分（VAS）	调查—再调查组内相关系数（Test-retest ICC）：受过教育和未受过教育（文盲）类风湿关节炎门诊患者其相关系数分别为0.94和0.71[37]；伴有剧烈疼痛的患者，其相关系数为0.97[19]	架构效度：得分与其他疼痛评定方法的相关性：r=0.62～0.91[19]；>30 mm=中度疼痛 >54 mm=重度疼痛[26]	最小临床重要差异（MCID）：肩袖病变为1.4 cm（VAS 10 cm评分法）[76]；髋关节和膝关节骨性关节炎：15.3～19.9 mm（VAS 100 mm评分法）[77]
数字评定量表（NRS）	调查—再调查：受过教育和未受过教育（文盲）类风湿性关节炎门诊患者其相关系数分别为0.97和0.96[36]；肩部疼痛患者，其相关系数为0.74[60]	架构效度：在风湿性和其他慢性疼痛患者中，与VAS评分的相关性>0.86[36]	MCID：慢性腰痛、OA和带状疱疹后遗神经痛：降低2点或30%[35]；肩部疼痛：2.17[59]
简化McGill疼痛问卷（SF-MPQ）	内部一致性：风湿患者群克朗巴哈系数法（Cronbach）α值为0.73～0.89[23]；Test-retest ICC：1和3个月及1～3天相关系数分别为0.45～0.73和0.79～0.93[74]；VAS平均疼痛评分和总评分=0.89SF-MPQ[43]	内容效度：风湿患者平均强度分数为1.57～2.60[23]；在髋关节和膝关节OA患者中，在躯体疼痛评分简表和西安大略和麦克马斯特大学骨关节炎指数（WOMAC）间相关系数分为0.36和>0.36[40]	肌肉和骨骼（MSK）病患反应均数（SRM）=0.80[74]；标准化OA人群中，总体、感觉、情感，均值和当前疼痛的最小可测变化值分别为5.2、4.5、2.8、1.4、1.4 cm[43]

（续表）

测定方法	信 度	效 度	变化检测和可解释性
间歇性和持续性骨性关节炎疼痛的测量（ICOAP）	显著性水平 α 值： 膝关节和髋关节 OA 克朗巴哈系数法（Cronbach）α 值=0.93 [45]； 膝关节和髋关节 OA 调查—再调查法组内相关性（Test-retest ICC）系数为：0.57～0.85 [45, 52, 65, 71]	架构效度： 膝关节损伤与骨性关节炎评分（KOOS）r=0.60；WOMAC：r=0.81～0.91 [45, 52]； 预计效度： 2年以上，持续痛（B=0.484，P=0.001），间歇痛（B=0.104，P=0.040）=WOMAC（疼痛与功能）降低； 加重的持续性痛（B=0.077，P=0.001）=女性反复坐起实验能力降低； 高基线间歇性疼痛（B=0.035；P=0.021）； 能力减弱 基线水平持续痛=女性400 m行走能力降低（B=0.636；P=0.047）[29]	膝关节 OA：SRM=0.49～0.58 [21, 65]=1.67 [42]； 髋关节 OA：SRM=0.11～0.19 [21] 膝关节置换术：SRM=0.84～1.02 髋关节置换术：SRM=1.50～2.29 [27] 膝关节 OA MCID=18.5 [71]
PD-Q 量表（Pain DETECT）	内部一致性： 克朗巴哈系数法（Cronbach）α 值=平均0.76（以下6种状态下的神经病理性疼痛）：	判别效度： 6种疼痛状态下所有疼痛症状相关 项目为0.3～0.7，但其中两个非相关项目＜0.3； 轻、中、重度疼痛简明疼痛评估量表（BPI-SF）切割分数平均评分值分别为15.2，19.8和24.0 [24]；	轻、中、重度疼痛的效应尺度： 轻度 vs. 中度−0.56 轻度 vs. 重度−1.13 中度 vs. 重度−0.57

（续表）

测定方法	信 度	效 度	变化检测和可解释性
PD-Q量表（Pain DETECT）	脊髓损伤=0.63，慢性腰背痛=0.76，人体免疫缺陷病毒神经变病相关痛=0.82，细纤维神经变病相关痛=0.74，糖尿病外周神经痛=0.78，损伤后/手术后疼痛=0.78[25]	颈部/上肢疼痛患者的敏感度为64%，特异性为62%[75]；慢性腰背痛患者的敏感度为85%，特异性为83%[39]；膝关节OA患者评分与压力疼痛阈值评分 ρ=-0.32 to -0.35 和利兹神经病理性症状和体征-自我报告版评分（S-LANSS）呈负相关 r=0.64；对神经病理性疼痛进行分类的切割评分与S-LANSS评分一致κ=0.33-0.46[61]	负值=平均疼痛严重程度低的组别中较少的神经病理性疼痛[24]
自我报告利兹神经病理性症状和体征评估量表（S-LANSS）	内部一致性：克朗巴哈系数法（Cronbach）α值=0.76和0.80[18]	临床检查已证实的疼痛：敏感度为73%～79%，特异性为75%～80%；判别有效度：存在神经病理性疼痛—临床医生评分和S-LANSS评分：r=0.54聚合效度：神经病理性疼痛评分和IPD-Q量表[18]；膝关节OA：与PPT评分相关性差[61]	无已知数据；其主要目的是用于筛选神经病理性疼痛

英文缩写：ICC：组内相关系数；VAS：视觉模拟评分；MCID：最小临床重要差异；NRS：数字评定量表；OA：骨关节炎；WOMAC：西安大略和麦克马斯特大学骨关节炎指数；ES：效应量；SF-MPQ：简化McGill疼痛问卷表；MSK：肌肉骨骼；SRM：标准化反映均数；NSF：挪威简化表；95% CI：95%可信区间；SF-36 BPS：SF-36躯体疼痛评分分量表；RA：类风湿性和持续性骨关节炎；MDC：最小测变化值；ICOAP：同敏性和持续性骨关节炎疼痛的测量；KOOS：膝关节损伤与骨性关节炎评分；BPI-SF：简明疼痛评估量表；NP：神经病理性疼痛；PPT：压力痛阈值；CLBP：慢性腰背痛；S-LANSS：自我报告利兹版神经病理性症状和体征评估量表

表 7-2 心理测定方法：功能测定

测定方法	可靠性	效度	变化检测和可解释性
健康评估问卷-Ⅱ（HAQ-Ⅱ）	内部一致性 风湿性关节炎（RA）患者克朗巴哈系数法（Cronbach）α值=0.88[81]； Test-retest ICC=0.86–0.95[9, 69]	同时效度： 原始版健康评估问卷（r=0.92）、SF-36健康问卷（SF-36PFS）（r=-0.85）、EuroQol健康指数量表（r=-0.67）、风湿病危重指数（r=-0.61）、风湿病活性指数（r=0.65）、关节炎所致抑郁量表和焦虑量表（r值分别为0.44和0.38）[81] 预测效度： 与临床转归、疲乏、患者和医生对疾病严重程度的总体评估、28个关节疾病活动评分、红细胞沉降率、关节计数、医疗费用、关节置换和工作能力的丧失相关[81]	地板效应低于原始HAQ；无响应数据[81]
肩关节疼痛和功能障碍指数量表（SPADI）	内部一致性 克朗巴哈系数法（Cronbach）α值=0.86–0.98[3, 64]	与其他测量间的架构效度： DASH r=0.55～0.93[10, 73]； SF-36 PCS：0.63和0.67[10, 12]； 主动ROM：0.54～0.80和0.38[64, 78]； SF-36心理评分：0.08[10]； NPRS：r=0.49～0.67[63]	MCID：8～23.1点[32, 68, 69] 效应尺度（ES）和SRM总分值： 全肩关节成形术：ES 2.10，SRM1.72[7]； 粘连性关节囊炎（留类药物治疗）：ES 1.20–1.94，SRM 1.27–1.81[78] 肩关节痛（物理疗法）ES 1.26，SRM 1.38[47]

（续表）

测定方法	可靠性	效度	变化检测和可解释性
肩关节疼痛和功能障碍指数量表（SPADI）			肩袖手术：SRM 1.23[12]；职业病所致各种上肢痛（物理治疗）ES 0.80，SRM 0.67[69]；普通保守治疗 ES 0.34[80]
快速上肢功能受损程度问卷（Quick DASH）	内部一致性 克朗巴哈系数法（Cronbach）α值=0.90～0.94[14] Test-retest ICC=0.91～0.94[14, 60]	与 VAS 评分间所有问题的聚合效度 r=0.70；所有疼痛 r=0.73；功能能力 r=0.80；工作能力 r=0.76[13, 14, 67] 已知组平均得分：能够做所有需要的工作 vs. 部分工作受限=25.4 vs. 48.6；能工作的平均评分 vs. 不能工作（由于上肢问题所致）的平均评分=27.5 vs. 52.6[14]	MCID=8.0～15.91[38, 60] 全肩关节成形术：ES 1.26[8] 肩成手保守治疗 SRM 0.79[14] 各种上肢手术：SRM 0.63～1.1[44, 54]
西安大略和麦克马斯特大学骨关节炎指数评分量表（WOMAC）	内部一致性 膝关节 OA 克朗巴哈系数法（Cronbach）α值： 疼痛：0.62～0.96 关节僵硬：0.65～0.94 功能：0.61～0.98[53, 79] Test-retest ICC： 疼痛：0.62～0.98 关节僵硬：0.52～0.89 功能：0.61～0.97[82]	聚合效度——与髋关节 OA 和膝关节成形术其他类似的评估措施（如 NRS、SF-36 躯体分量表）间中到强相关[34, 41, 62, 72, 82]； 与髋关节 OA 和髋/膝成形术的其他行为评估方法（如行走、爬楼梯、从椅子上起身）中至强相关[2, 20, 37, 41] 分歧效度： 与不同测量间（如 SF-36 精神分量表）相关性差[82]	对全髋关节置换术后产生长达 2 年的大影响[27, 28] 全膝关节置换术后：功能 1.7 疼痛 1.2[27, 28] 全髋关节置换术后：功能 1.7 疼痛 2.6[27, 28] MCID（全膝关节置换术、长达 2 年）疼痛 22.9～36，关节僵硬 14.4～21.4，功能 19～33[33] 临床重要差异值（CDI） 全髋置换术后 1 年：疼痛 41，功能 34（100 个中）

(续表)

测定方法	可靠性	效度	变化检测和可解释性
西安大略和麦克马斯特大学骨关节炎指数评分量表（WOMAC）	内部一致性 克朗巴哈系数（Cronbach）α值=0.90～0.98 利克特量表α值=0.90～0.94； VAS评分α值=0.94～0.98 Test-retest ICCs： 利克特量表（Likert scale）=0.70～0.86 VAS=0.94～0.98[17]	架构效度： OA人群所测定的握力、捏力、疼痛、整体功能、医生评定的严重程度，手OA功能利克特量表和与利克特量表的相关性在0.33～0.82，与VAS间相关性在0.51～0.86[17]	NSAIDs治疗： SRM（功能）：髋关节OA 0.49；膝关节OA 0.64[62] 临床最小重要改善（MCII）：髋关节OA（功能）33.4；膝关节OA（功能）28.4[62]
澳大利亚—加拿大手骨关节炎指数量表（AUSCAN）			AUSCAN和FIHOA与利克特量表间的SRM为-0.74～-0.23，与VAS间的SRM为-0.84～-0.39[17] AUSCAN功能标准每增加1个单位，分别等于握力或捏力强度减少0.19 kg和1.13 kg，因此可对应于强度的变化[1]
美国骨科医师学会下肢结局评估—足与踝部（AAOS-FAM）	内部一致性 克朗巴哈系数（Cronbach）α值总分=0.93；	判别效度： 与医师评估和问卷中的疼痛（r=0.49）和功能相关（r=0.43）； 患者的反应与SF-36量表评分（r=0.65）和下肢核心评估（r=0.89）密切相关	无脚和踝关节整体数据报告；然而，总的下肢评分与医师评估的功能评分的变化相关（r=0.54），表明对改变具有应答性[4]

（续表）

测定方法	可 靠 性	效 度	变化检测和可解释性
美国骨科医师学会下肢结局评估—足与踝部（AAOS-FAM）	与疼痛、功能、关节僵直和步行能力评分的α值分别为0.91、0.83、0.61和0.88；Test-retest=0.79（总评分）疼痛、功能、关节僵直和步行能力评分分别为0.87、0.81、0.99和0.81		

英文缩写：VAS 视觉模拟评分；MCID 最小临床重要差异；NRS 数字评定量表；OA 骨关节炎；HAQ-Ⅱ 健康评估问卷-Ⅱ；AUSCAN 澳大利亚-加拿大手骨性关节炎指数量表；AAOS-FAM 美国骨科医师学会下肢结局评估—足与踝部；WOMAC 西安大略和麦克马斯特大学骨关节炎指数；DASH 上肢、肩和手功能障碍；NSAIDs 非甾体抗炎药；ES 效应量；TKR 全膝置换术；ICC 组内相关系数；SRM 标准化反映均数；NSF 挪威化表；CI 95%可信区间；SF-36 BPS SF-36 躯体疼痛评分简表；RA 类风湿关节炎；MDC 最小可测变化值；FIHOA 手骨关节炎功能指数；MCII 临床最小重要改善

众多人群的疼痛[57]。它是一个连续的单项量表，采用水平线或垂直线，通常长度为100 mm，两端有锚，每端有两个表示症状不同极端的语言描述符[50]。不推荐使用中间锚和描述符，以避免将评分聚集于在优选数附近。描述符的典型代表为没有疼痛（0分）和能想象得到的最剧烈的疼痛或最糟糕的疼痛（100分）[50]。回忆期各异，但最为普遍的是用于报告目前所存在的疼痛或过去24 h内的疼痛。

VAS在公共领域是免费的，并可以通过在线搜索找到。图形格式可以从斯科特（Scott）和赫斯基森（Huskisson）的文章中获得[70]。患者被要求在最能代表疼痛强度的点上放置一条垂直于VAS的线。然后通过使用尺子测量从无疼痛锚点到患者标记之间的距离来确定评分分数[50]。得分越高，疼痛的强度越大。已为各种手术后患者建立了以下评分标准：无痛，0～4 mm；轻度疼痛，5～44 mm；中度疼痛，45～74 mm；重度疼痛，75～100 mm[49]。慢性肌肉骨骼疼痛，10 mm刻度下VAS评分（MSK）：＜3.4 mm为轻度疼痛，3.5～7.4 mm为中度疼痛，＞7.5 mm为重度疼痛[22]。1 min内完成测量对受试者造成的负担最小；不过，该测定方法被限制于通过用纸和笔的方式进行，不允许口头、电话或电子形式进行测定。同样，要注意影印将会改变刻度的长度。因此，在这样做时要谨慎行事[50]。格式也会对评分产生影响，因为已有报道发现，与垂直线相比，使用水平线得分略低。由于这个原因，每个患者都应该使用相同的格式。为适应跨文化需求已有众多的译版。表7-1给出了心理测量学中所有的疼痛测量方法。

数字评定量表（Numeric Rating Scale，NRS）

数字评定量表（NRS）是适用于成人人群的另一单维疼痛强度测量方法[66]。最常用的版本是一由11个点组成的量表，患者从中选择0～10的等级来表示他们的疼痛强度。它常以水平线或条带的形式出现，具有类似于VAS的锚，表示疼痛的极端状态[66]。对于NRS，0通常代表没有疼痛，而10代表能想象得到的最剧烈的疼痛或最糟糕的疼痛。回忆期各异，但通常要求患者报告在过去24 h内的疼痛或平均疼痛强度[31]。

NRS是免费的，可以通过在线搜索或在http://partnersagainstpain.com/measuring-pain/assess-tool/#pain_intensity中找到它。它的实施可以图形化或口头化，从而允许在电话中使用[50]。要求患者在0～10指出最能代表其疼痛强度的数值，分数越高疼痛强度越强。记录患者所指出对应于其疼痛强度的数值，评估在1 min内完成时对受试者造成的负担最小。由于使用方便，翻译简便，其具有广泛的跨文化适用性。具体见表7-1心理测量信息。

疼痛性质：感觉与情感

简式麦吉尔疼痛问卷（Short-Form McGill Pain Questionnaire，SF-MPQ）

简式麦吉尔疼痛问卷（SF-MPQ）是麦吉尔疼痛问卷（MPQ）的简化版。它是一个多维的问卷，用于测定成人慢性疼痛中除疼痛强度之外还有疼痛的感觉和情感这两方面[58]。疼痛（等级）评定指数量表由11个词描述的感觉分量表和4个词描述的情感分量表组成。该问卷同时包含了目前疼痛强度这一测量项目和10-cm VAS对平均疼痛强度的测量[58]。回忆期是即刻的时间。该问卷通常用于区分不同类型的症候[58]。

SF-MPQ可以从开发者罗纳德·梅尔扎克（Ronald Melzack）处免费获得，也可在下列网址http://www.physio-pedia.com/Short-form_McGill_Pain_Que.naire上获取。在互联网上搜索发现，该问卷公布于几个临床网站。对于疼痛等级评定指数量表中的每个词，患者得分在0（无）～3（重度）分[58]。总疼痛等级评定指数是所有得分的总和，其可能得分范围为0～45分。目前疼痛评分和VAS评分分别为0～5分和0～10分。分数越高，疼痛越严重。没有明确的界定点。在2～5 min时完成测定并用大约1 min进行计分时所造成的负担最小。SF-MPQ已经被翻译成以下语言：英语、法语、阿姆哈拉语、汉语、捷克语、丹麦语、波斯语、希腊语、希伯来语、印地语、韩语、挪威语、瑞典语、泰国语和土耳其语[46]。具体见表7-1心理测量信息。

疼痛性质：间歇痛和持续痛

间歇性和持续性骨关节炎痛（Intermittent and Constant Osteoarthritis Pain，ICOAP）

间歇性和持续性骨性关节炎疼痛（ICOAP）量表被设计为多维测量，用于评估髋和膝关节OA患者的疼痛体验。每种人群都有其相应版本。该量表包括与疼痛强度和频率相关的项目，以及对情绪、睡眠和生活质量的影响，所有这些都与疼痛相关功能无关[45]。这是一个11项量表，评估两个内容，持续和间歇性疼痛[45]。此外，还有两个补充项目用于评估间歇性疼痛的可预测性[21]。所有项目都是以5分等级来构建的，对疼痛强度的评价范围为"完全不痛"到"极端疼痛"，对疼痛频率的评价范围从"从不"到"非常频繁"[45]。两个补充项目的评价范围从"从不"到"非常频繁"。回忆期为1周[21]。

ICOAP量表和用户指南可以在骨关节炎研究学会国际网站www.oarsi.org上免费获得。测量由面试官亲自或通过电话进行[45]。项目得分从0～4分，子量表的总分是单独产生的。指南还提供了如何处理丢失项目的规则。然后将评分标准化从0（无疼痛）～100分（极度疼痛）。两个补充项目没有评分指南。分数越高表明疼痛体验越严重。测量完成时间<10 min，易于管理。到目前为止，该量表已被译成多种语言，所有译本可在www.oarsi.org上获得。具体见表7-1心理测量信息。

神经病理性疼痛

疼痛检测量表（PainDETECT，PD-Q量表）

PD-Q量表是一种最初用于区分病理性和非病理性腰背痛的测量方法[39]。它也被用来识别外周关节疼痛的神经病理性成分[61]。问卷由9个问题组成。前7个问题与神经病理性疼痛的存在与否和严重程度有关。第8个问题是用于评估疼痛发作的模式。第9个问题是询问放射痛的存在与否[39]。自该量表发展以来，对于目前和过去4周内的疼痛，已经增加了4个附加问题来说明其严重程度，并且通过在人体模型上标记疼痛的分布范围来说明是否存在放射痛[56]。这些附加问题对疼痛评分不产生影响。回忆期为当前时段或最近4周[39]。

PD-Q量表可从相关研究文章中获取。它由患者通过纸和铅笔实施，并可5 min内即可完成。前7个问题（疼痛性质）计分为0（从不）～5分（非常强烈）。疼痛模式评分依赖于患者所选择的疼痛模式，计分为-1～2分，放射痛评分为2（是）或0（否）。总分可在-1～38，用于说明存在病理性神经痛的可能性。评分 < 12表示疼痛中神经病理性痛成分存在的可能性较小（ > 15%），而评分 > 19则表明存在神经病理性疼痛的可能性很高（ > 90%）[39]。评分介于12～19表示无法界定，但可能存有神经病理性痛成分。在PubMed上搜索发现，该量表已经被翻译成多种语言，包括日语、土耳其语、荷兰语和西班牙语。具体见表7-1心理测量信息。

自我报告版利兹神经病理性症状和体征评估量表（Self-Reported Version of the leeds assessment of Neuropathic Signs and Symptoms, S-LANSS）

利兹神经病理性症状和体征疼痛量表的自我报告版本（S-LANSS）是原始利兹神经病理性症状和体征疼痛量表（LANSS）为便于自我报告的修改版本[18]。通过使用得分界定的方法，被设计用于鉴别患有无神经病理性疼痛。除原始量表中的7个调查项目外，还附加了一个用于识别疼痛部位的体表图和用于询问患者"这一周内有多痛"的11点NRS评分量表[18]。项目调查的内容与神经病理性痛的感觉相关，如发麻、针刺样痛、电击痛和烧灼样痛。7个项目中有5个项目的回答是"是"或"不是"。剩下的两个项目，患者在两个选项中进行选择。对不同问题的所做出回答得分不同。回忆期为1周[18]。

该量表可从相关研究文章中获取。量表可以以纸和记录笔的形式完成，也可以通过临床医生问询的方式完成。7个项目加权分值分别为1分（其中1项）、2分（其中1项）、3分（其中2项）和5分（其中3项）。NRS评分范围为0（无痛）～10分（最为剧烈的疼痛）。7项得分之和为所得评分。用于识别疼痛部位的体表图和NRS评分不记在上述评分中。评分 > 12表示神经病理源性疼痛为疼痛的主要成分[18]。该评分量表使用方便，可在5 min内完成。在PubMed上进行搜索发现，该量表已经被翻译成希腊语、瑞典语、土耳其语、阿拉伯语、汉语和韩语。具体见心理测量信息表7-1。

功能测定方法

一般性和炎症性关节炎

健康评估问卷Ⅱ（Health assessment Questionnaire Ⅱ, HAQ-Ⅱ）

原始版健康评估问卷（HAQ）的修改版是为了评估成人关节炎的功能状态而开发的，该单维量表被设计以便于临床使用[81]。各项目得分按4点利克特量表进行评分，得分范围为0（无困难）～3分（无法做到）。该量表中有10个涉及各种活动的项目，包括从椅子上站起来、走路、上厕所、伸手（脚）、排队、开门、爬楼梯、户外家务、举重、移动重物。其中5个来自原始HAQ问卷，另外5个为新项目[81]。回忆期为1周。

问卷通常由受试者独立完成，但也可以由调查者完成。该问卷可从开发者处于网上免费获取：https://www.arthritis-research.org/sites/default/files/HAQII.pdf。使用方便快捷，可在5分钟内完成。得分为各项目（10项中至少完成8项）所得分数的平均分。得分范围在0～3分，得分越高意味着关节功能越差。分数是非线性的，这意味着1～2的分数变化所提示的功能改变不同于2～3分数变化所提示的功能变化[6]。HAQ-Ⅱ问卷也可以在荷兰获取。见心理测量信息表7-2。

躯体不同区域的评估

肩部

肩关节疼痛和功能障碍指数量表（Shoulder Pain and Disability Index, SPADI）

肩关节疼痛和功能障碍指数量表（SPADI）是为在门诊环境中测量肩部病理改变对疼痛和功能障碍所造成的影响而开发的[64]。其包含有13个项目，5个涉及疼痛，8个涉及功能。所有项目最初都建立在VAS

上评分基础之上，其范围从无疼痛/无功能障碍到能想象得到最剧烈的疼痛/需要帮助的功能障碍[64]。随后创建了一个NRS版本，以提高其易用性，每个项目的评分范围为0（最好）～10分（最差）[9]。回忆期为1周。

该量表可于https://www.tac.vic.gov.au/files-to-move/media/upload/spi.pdf中免费获取。量表简短，在2～3 min内即可完成。评分最初是通过汇总各项目得分总和来完成。要得到总评分，13个项目中至少要完成11个项目的评分。总评分是疼痛和功能评分的平均值[64]。随后，应用了2/3缺失规则，要求每个子量表至少完成5个疼痛中的3个评分项目和8个功能项目中的6个评分项目才算有效评分[9]。得分越高，疼痛越严重，功能越差。SPADI已经被翻译成多种语言，包括挪威语、德语、斯洛文尼亚语、汉语、印地语、巴西葡萄牙语、日语、土耳其语和加拿大法语[55]。见心理测量信息表7-2。

手臂、肩和手功能评估量表（Disabilities of the arm, Shoulder, and Hand, DASH）简化版快速手臂、肩和手功能评估量表（Shortened Version QuickDaSH, QuickDASH）

简化版快速手臂、肩和手功能评估量表（QuickDASH）是上肢功能异常自我报告的测量方法。该测定方法具有区域特异性，而无关节特异性。QuickDASH包含11个评估项目（3项用于症状，8项用于功能）以及两个可选模块，这两个可选模块包括4个项目，分别用来测量高行为能力的体育/音乐或工作[14]。可选模块主针对用于运动员，表演艺术家和工作中要求高水平身体行为能力的工人。所有项目都基于利克特量表进行评分[14]。测量项目的回忆期为1周。

该量表的所有权和版权归劳动卫生研究所，可免费获取于http://www.dash.iwh.on.ca/。评分相对容易。各项计分范围为1（无困难/症状）到5分［极度困难（无法做到）/症状］。对于功能障碍/症状子量表，11个项目中的至少要完成10个项目，其总分才有效（症状3项中的3个，功能8项中的7项）[14]。计算各项得分的平均分，所得数值范围在1～5。然后，将该所得数值减1再乘以25以转换为100以内的数值。得分越高，残疾越严重。如果一个以上项目为空白，则无法计算功能障碍/症状评分。可选模块评分同上，但必须回答所有4个问题来计算分数。在5 min内完成测量时受试者的负担最小[14]。量表中所有测量项目都很容易理解。QuickDASH目前有27个授权译本可获[48]。见心理测量信息表7-2。

髋关节和膝关节

西安大略和麦克马斯特大学骨关节炎指数5.0版（Western Ontario and McMaster Universities Osteoarthritis Index Version 5.0，WOMAC5.0）

西安大略和麦克马斯特大学骨关节炎指数（WOMAC）旨在评估髋关节或膝骨性关节炎患者的病程。其可获版本有很多种，包括5点利克特量表、100 mm VAS 和11点NRS。WOMAC是一个多维评分量表，由3个分量表组成：① 活动痛；② 僵硬；③ 功能障碍[16]。该量表共有24个项目，各分量表所含项目数分别为5，2和17。利克特量表版中每个问题对应有5个分值，分值范围为0（无）～4分（极端）。VAS 和 NRS版本允许答案选择在0～100 mm或0～10刻度，刻度的最左边表示"无"，最右边表示"极端"[5]。回忆期为48 h。

此量表可从作者尼古拉斯·贝利亚米（Nicholas Bellamy）教授处获得（电子邮件：n.bellamy@uq.edu.au）。临床使用的相关信息和授权许可可在www.womac.org中找到。该量表由患者自我评估，也可以以访谈的形式完成。几种评估模式已被验证，包括面对面评估、电话评估和电子评估[5]。对于利克特量表版，其总得分范围为0～96分，将患者对各分量表中每一问题回答所得分数进行相加来计算。各分量表中疼痛得分范围为0～20分，关节僵硬得分范围为0～8分，体力活动为0～68分。对于VAS版本，疼痛得分范围为0～500分，关节僵硬为0～200分，躯体功能为0～1 700分。当疼痛或关节僵硬分量表中2个或2个以上项目或躯体活动分量表中4个或4个以上项目被遗漏时，不应该对分量表进行求和而应视为无效，并且不应计入总分[15]。分数越高意味着与OA相关的疼痛、关节僵硬和躯体功能症状越严重。该测量方法大约可在10 min内完成，且容易计分。该量表已有超过100种语言译本[16]。WOMAC 的心理测量学得到了广泛的评价。由于证据体量大，总的研究结果见表7-2。

手

澳大利亚—加拿大手骨性关节炎指数量表（australia Canadian Hand Osteoarthritis Index，AUSCAN）

多维度澳大利亚—加拿大手骨性关节炎指数量表（AUSCAN）是被设计用于评估OA患者手部疼痛、关节僵硬和功能的自我报告测量方法[17]。类似于WOMAC，AUSCAN有3个子量表，包括疼痛（5项）、僵硬（1项）和功能（9项），共计15项。疼痛是在静止和活动时进行评估的，包括握、抬起、转动和挤压物体。关节僵硬是根据醒来时的感觉来评估的。功能项目所询问的是关于功能项目询问有关转动、收紧、放开、搬运、抓取和挤压各种物体的困难程度[17]。有3种作答版式：利克特量表版，VAS版和一个NRS版 http://auscan.org/auscan/index.htm。回忆期为48 h。

该量表可从贝利亚米医生（电子邮件：n.bellamy@uq.edu.au）处获得。量表受版权保护，成本未知。量表可由患者自我完成或由医师进行问卷调查，同时也可以通过电话进行测量。利克特量表回复范围为0（无）～4分（极值），VAS为0～100 mm，NRS为0～10分，较高的得分表示更极端的响应。总得分是通过对来自3个分量表中每个项目所得分值求和计算所得。没有处理缺失值的相关制度。总得分越高，病情状况越差。完成时间在5 min内时回答者负担最小。已有超过30种语言的译版和改编版 http://auscan.org/auscan/index.htm。见心理测量信息表7-2。

足

美国骨科医师学会下肢结局评估——足与踝部（american academy of Orthopedic Surgeons lower limb Outcomes assessment: Foot and ankle Module，AAOS-FA）

这种多维量表被设计用来评估患者对其足和足踝健康的感受。它共有25个问题和2个子量表。核心量表：疼痛（9个问题）、功能（6个问题）、僵硬和肿胀（2个问题）、打软腿（3个问题）和鞋舒适度子量表（5个问题）。回答前4个分量表所给出的数值范围为1～5，1～6或1～7。数值越小（1）表示结局越好，数值越高（5、6或7）结局越差。鞋舒适性分量表的回答是"是""否"或"不适用"[4]。各评估项目的回忆期为1周。

包含评分说明和计算分数所用电子表格在内的评分量表可以在美国骨科医师学会网站上免费获得，无须版权或注册，网址http://www.aaos.org/research/outcomes/outcomes_lower.asp。评分以百分法（0～100分）进行标准化，然后将其转换到一标准比例尺上。标准比例尺评分越低则预示着该人群足健康程度越差（2）。每个子量表的得分范围从0～100分不等，并将其置于基于普通人群−26～56标准比例尺上进行评价[51]。该量表未提供受测者负担。然而，在测量评分方面需要进行培训（网站上文档的自学）（网页地址：http://www.aaos.org/research/outcomes/outcomes_lower.asp）。见心理测量信息表7-2。

讨论

我们已对多种临床关节痛评估中疼痛和功能测量方法进行了综述。每个测量方法都有其优点和缺点，其中一些所达到临床测量需求的期望值（即，可靠性、有效性和检测变化的能力）比其他方法好。对于疼痛，VAS和NRS都是提供患者疼痛强度估计的单维单项量表。它们易于实施、完成和评分；然而，临床医生可能更喜欢NRS，因为它的评分稍简单。无论是急性痛、慢性痛还是神经病理性痛。这两种方法都不能对患者的疼痛进行综合评估。这些多维度的评估需要大量有效和可靠的问卷。SF-MPQ是一种通用的多维度疼痛测量手段，不仅可用于描述患者疼痛的程度，而且可用于描述疼痛性质。它的可靠性和有效性在风湿性和骨关节炎人群中已得到证实，并可用于检测OA和MSK人群康复后的变化。与原始版本相比，它更简单和更有效，因此更适合于临床应用。然而，完成SF-MPQ评分需要足够的经验，所以新手在完成期间需进行监督[43]。ICOAP是针对髋关节或膝关节OA患者的一种测量手段，它能捕捉到这些人群中持续和间歇性疼痛的独特本质，也能捕捉到疼痛对情绪、睡眠和生活质量的影响，单独于疼痛对功能的影响[45]。ICOAP意在与OA功能障碍评估手段联合使用。它是可靠和有效的，对变化的检测能力在髋关节或膝关节置换术人群中优于髋关节或膝关节OA患者[21, 27]。关节问题相关神经病理性疼痛评估的文献相对较少。在两种针对神经病理性疼痛的测量方法中，目前尚不清楚PainDETECT和S-LANSS在总体上谁更适合于关节疼痛患者的临床应用。PainDETECT始用于慢性腰背痛患者，其敏感性和特异性表明它不推荐用于颈部或上肢疼痛的患者[75]。然而，与S-LANSS相比，它在膝关节OA患者中的运用似乎更具优越性，因为它与压痛阈值有更好的相关性[61]。没有任何数据支持将S-LANSS用于检测疼痛的变化，而PainDETECT对于轻度、中度和重度疼痛具有效应尺度[24]。没有任何理想且可单独使用的疼痛测量方法，因为每一个测量方法都涵盖着疼痛的某一方面。此外，使用方式、负担和证据这些用于支撑每一种检测手段心理测量性质的变异性提示没有任何一个疼痛测量手段可适合推荐用于所有状况。更确切地说，每一位患者感兴趣的疼痛的测量方法应该指导临床医生的测量手段。

测量功能的措施包括设计用于风湿和骨关节炎人群的通用HAQ-Ⅱ量表。在最小化原始HAQ的地板效应之后[81]，它的临床应用有效且易于使用的，特别是对于风湿病患者。对于上肢，QuickDASH是针对上肢的综合性测量措施，因此不能提供具体关节的相关数据。尽管如此，它的心理测量学能力已经在多种状况和关节疾病中被评估过。因其使用容易，负担最小并具有可访问性而被强烈推荐。SPADI具有肩部特异性，与QuickDASH一样，它已经在多种状况下进行了测试，问卷简短、易于评分的且可以免费获取。虽其敏感度高（表7-2），但是由于只有一个项目可以评估这种功能类型，因此它可能在测量高空作业或过度使用肩部的测量中受到限制。WOMAC是最常用于测量髋关节和膝关节功能障碍的方法之一。虽然它易于使用，评分为单独分量表评分并进行总和，但需要获得使用许可和支付许可费给临床使用带来了障碍。功能分量表中的项目不包括工作需要更多的身体活动，这限制了它在身体活动度高的患者中的运用。在现有的足部和踝部测量方法中，AAOS-FAM是可靠的，但需要进一步验证。重要的是，它缺乏其检测变化的能力。AUSCAN主要在类风湿关节炎或OA患者中得到了评估，与性能指标相关。与WOMAC一样，它易于使用，且负担较低；但因它受版权保护，所以使用困难。由于临床使用容易，现今已有大量上肢和下肢关节功能测量的方法。它们对关节功能的综合测量、特异性测量和多关节测量的能力各不相同。临床医生应该结合测量性质考虑哪种方法对患者来说是首选的方法，以优化关节功能的准确评估。

（罗静　译；沈崟津　校）

参考文献

[1] Allen KD, Jordan JM, Renner JB, et al. Validity, factor structure, and clinical relevance of the AUSCAN Osteoarthritis Hand Index. Arthritis Rheum 2006; 54: 551–556.

[2] Allyson J, Voaklander D, Johnston D, et al. The effect of age on pain, function, and quality of life after total hip and knee arthroplasty. Arch Intern Med 2001; 161: 454–460.

[3] Alsanawi HA, Alghadir A, Anwer S, et al. Cross-cultural adaptation and psychometric properties of an Arabic version of the Shoulder Pain and Disability Index. Int J Rehabil Res 2015; 38: 270–275.

[4] American Academy of Orthopaedic Surgeons. Foot and ankle module, Vol. 2015. Rosemont, IL: American Academy of Orthopaedic Surgeons; 2015.

[5] American College of Rheumatology. Western Ontario and McMaster Universities Osteoarthritis Index, Vol. 2015. Atlanta, GA: American College of Rheumatology; 2015.

[6] Anderson J, Sayles H, Curtis JR, et al. Converting modified health assessment questionnaire (HAQ), multidimensional HAQ, and HAQII scores into original HAQ scores using models developed with a large cohort of rheumatoid arthritis patients. Arthritis Care Res (Hoboken) 2010; 62: 1481–1488.

[7] Angst F, Goldhahn J, Drerup S, et al. Responsiveness of six outcome assessment instruments in total shoulder arthroplasty. Arthritis Rheum 2008; 59: 391–398.

[8] Angst F, Goldhahn J, Drerup S, et al. How sharp is the short QuickDASH? A

refined content and validity analysis of the short form of the disabilities of the shoulder, arm and hand questionnaire in the strata of symptoms and function and specific joint conditions. Qual Life Res 2009; 18: 1043−1051.

[9] Angst F, Goldhahn J, Pap G, et al. Cross-cultural adaptation, reliability and validity of the German Shoulder Pain and Disability Index (SPADI). Rheumatology (Oxford) 2007; 46: 87−92.

[10] Angst F, Pap G, Mannion AF, et al. Comprehensive assessment of clinical outcome and quality of life after total shoulder arthroplasty: usefulness and validity of subjective outcome measures. Arthritis Rheum 2004; 51: 819−828.

[11] Basaran S, Guzel R, Seydaoglu G, et al. Validity, reliability, and comparison of the WOMAC osteoarthritis index and Lequesne algofunctional index in Turkish patients with hip or knee osteoarthritis. Clin Rheumatol 2010; 29: 749−756.

[12] Beaton D, Richards RR. Assessing the reliability and responsiveness of 5 shoulder questionnaires. J Shoulder Elbow Surg 1998; 7: 565−572.

[13] Beaton DE, Kennedy CA. Beyond return to work: testing a measure of at-work disability in workers with musculoskeletal pain. Qual Life Res 2005; 14: 1869−1879.

[14] Beaton DE, Wright JG, Katz JN. Development of the QuickDASH: comparison of three item-reduction approaches. J Bone Joint Surg Am 2005; 87: 1038−1046.

[15] Bellamy N. WOMAC Osteoarthritis Index User Guide IV; 2010.

[16] Bellamy N. WOMAC Osteoarthritis Index, 2014. Accessed September 3, 2015, at http://womac.org/womac/index.htm.

[17] Bellamy N, Campbell J, Haraoui B, et al. Dimensionality and clinical importance of pain and disability in hand osteoarthritis: development of the Australian/Canadian (AUSCAN) Osteoarthritis Hand Index. Osteoarthritis Cartilage 2002; 10: 855−862.

[18] Bennett MI, Smith BH, Torrance N, et al. The S-LANSS score for identifying pain of predominantly neuropathic origin: validation for use in clinical and postal research. J Pain 2005; 6: 149−158.

[19] Bijur PE, Silver W, Gallagher EJ. Reliability of the visual analog scale for measurement of acute pain. Acad Emerg Med 2001; 8: 1153−1157.

[20] Boardman DL, Dorey F, Thomas BJ, et al. The accuracy of assessing total hip arthroplasty outcomes: a prospective correlation study of walking ability and 2 validated measurement devices. J Arthroplasty 2000; 15: 200−204.

[21] Bond M, Davis A, Lohmander S, et al. Responsiveness of the OARSIOMERACT osteoarthritis pain and function measures. Osteoarthritis Cartilage 2012; 20: 541−547.

[22] Boonstra AM, Schiphorst Preuper HR, Balk GA, et al. Cut-off points for mild, moderate, and severe pain on the visual analogue scale for pain in patients with chronic musculoskeletal pain. Pain 2014; 155: 2545−2550.

[23] Burckhardt CS, Bjelle A. A Swedish version of the short-form McGill Pain Questionnaire. Scand J Rheumatol 1994; 23: 77−81.

[24] Cappelleri JC, Bienen EJ, Koduru V, et al. Measurement properties of painDETECT by average pain severity. Clinicoecon Outcomes Res 2014; 6: 497−504.

[25] Cappelleri JC, Koduru V, Bienen EJ, et al. A cross-sectional study examining the psychometric properties of the painDETECT measure in neuropathic pain. J Pain Res 2015; 8: 159−167.

[26] Collins SL, Moore RA, McQuay HJ. The visual analogue pain intensity scale: what is moderate pain in millimetres? Pain 1997; 72: 95−97.

[27] Davis AM, Lohmander LS, Wong R, et al. Evaluating the responsiveness of the ICOAP following hip or knee replacement. Osteoarthritis Cartilage 2010; 18: 1043−1045.

[28] Davis AM, Perruccio AV, Canizares M, et al. Comparative, validity and responsiveness of the HOOS-PS and KOOS-PS to the WOMAC physical function subscale in total joint replacement for osteoarthritis. Osteoarthritis Cartilage 2009; 17: 843−847.

[29] Davison MJ, Ioannidis G, Maly MR, et al. Intermittent and constant pain and physical function or performance in men and women with knee osteoarthritis: data from the osteoarthritis initiative. Clinical Rheumatol 2016; 35: 371−379.

[30] Downie WW, Leatham PA, Rhind VM, et al. Studies with pain rating scales. Ann Rheum Dis 1978; 37: 378−381.

[31] Dworkin RH, Turk DC, Farrar JT, et al. Core outcome measures for chronic pain clinical trials: IMMPACT recommendations. Pain 2005; 113: 9−19.

[32] Ekeberg OM, Bautz-Holter E, Keller A, et al. A questionnaire found disease-specific WORC index is not more responsive than SPADI and OSS in rotator cuff disease. J Clin Epidemiol 2010; 63: 575−584.

[33] Escobar A, Quintana JM, Bilbao A, et al. Responsiveness and clinically important differences for the WOMAC and SF-36 after total knee replacement. Osteoarthritis Cartilage 2007; 15: 273−280.

[34] Escobar A, Quintana JM, Bilbao A, et al. Validation of the Spanish version of the WOMAC questionnaire for patients with hip or knee osteoarthritis. Western Ontario and McMaster Universities Osteoarthritis Index. Clin Rheumatol 2002; 21: 466−471.

[35] Farrar JT, Young JP Jr, LaMoreaux L, et al. Clinical importance of changes in chronic pain intensity measured on an 11-point numerical pain rating scale. Pain 2001; 94: 149−158.

[36] Ferraz MB, Quaresma MR, Aquino LR, e al. Reliability of pain scales in the assessment of literate and illiterate patients with rheumatoid arthritis. J Rheumatol 1990; 17: 1022−1024.

[37] Finch E, Walsh M, Thomas SG, et al. Functional ability perceived by individuals following total knee arthroplasty compared to age-matched individuals without knee disability. J Orthop Sports Phys Ther 1998; 27: 255-263.

[38] Franchignoni F, Vercelli S, Giordano A, et al. Minimal clinically important difference of the disabilities of the arm, shoulder and hand outcome measure (DASH) and its shortened version (QuickDASH). J Orthop Sports Phys Ther 2014; 44: 30-39.

[39] Freynhagen R, Baron R, Gockel U, et al. painDETECT: a new screening questionnaire to identify neuropathic components in patients with back pain. Curr Med Res Opin 2006; 22: 1911-1920.

[40] Gandhi R, Tsvetkov D, Dhottar H, et al. Quantifying the pain experience in hip and knee osteoarthritis. Pain Res Manag 2010; 15: 224-228.

[41] Gill SD, de Morton NA, Mc Burney H. An investigation of the validity of six measures of physical function in people awaiting joint replacement surgery of the hip or knee. Clin Rehabil 2012; 26: 945-951.

[42] Goncalves RS, Meireles AC, Gil JN, et al. Responsiveness of intermittent and constant osteoarthritis pain (ICOAP) after physical therapy for knee osteoarthritis. Osteoarthritis Cartilage 2012; 20: 1116-1119.

[43] Grafton KV, Foster NE, Wright CC. Test-retest reliability of the Short-Form McGill Pain Questionnaire: assessment of intraclass correlation coefficients and limits of agreement in patients with osteoarthritis. Clin J Pain 2005; 21: 73-82.

[44] Gummesson C, Ward MM, Atroshi I. The shortened disabilities of the arm, shoulder and hand questionnaire (QuickDASH): validity and reliability based on responses within the full-length DASH. BMC Musculoskelet Disord 2006; 7: 44.

[45] Hawker G, Davis A, French M, et al. Development and preliminary psychometric testing of a new OA pain measure—an OARSI/OMERACT initiative. Osteoarthritis Cartilage 2008; 16: 409-414.

[46] Hawker GA, Mian S, Kendzerska T, et al. Measures of adult pain: Visual Analog Scale for Pain (VAS Pain), Numeric Rating Scale for Pain (NRS Pain), McGill Pain Questionnaire (MPQ), Short-Form McGill Pain Questionnaire (SF-MPQ), Chronic Pain Grade Scale (CPGS), Short Form-36 Bodily Pain Scale (SF-36 BPS), and Measure of Intermittent and Constant Osteoarthritis Pain (ICOAP). Arthritis Care Res (Hoboken) 2011; 63: S240-252.

[47] Heald SL, Riddle DL, Lamb RL. The shoulder pain and disability index: the construct validity and responsiveness of a region-specific disability measure. Phys Ther 1997; 77: 1079-1089.

[48] Institute for Work and Health. The DASH Outcome Measure. 2015. Accessed at http://dash.iwh.on.ca.

[49] Jensen MP, Chen C, Brugger AM. Interpretation of visual analog scale ratings and change scores: a reanalysis of two clinical trials of postoperative pain. J Pain 2003;

4: 407-414.
[50] Jensen MP, Karoly P, Braver S. The measurement of clinical pain intensity: a comparison of six methods. Pain 1986; 27: 117-126.
[51] Johanson NA, Liang MH, Daltroy L, et al. American Academy of Orthopaedic Surgeons lower limb outcomes assessment instruments. Reliability, validity, and sensitivity to change. J Bone Joint Surg Am 2004; 86-A: 902-909.
[52] Kessler S, Grammozis A, Gunther KP, et al. The intermittent and constant pain score (ICOAP)—a questionnaire to assess pain in patients with gonarthritis. Zeitschrift fur Orthopadie und Unfallchirurgie 2011; 149: 22-26.
[53] Konstantinidis GA, Aletras VH, Kanakari KA, et al. Comparative validation of the WOMAC osteoarthritis and Lequesne algofunctional indices in Greek patients with hip or knee osteoarthritis. Qual Life Res 2014; 23: 539-548.
[54] Macdermid JC, Khadilkar L, Birmingham TB, et al. Validity of the QuickDASH in patients with shoulder-related disorders undergoing surgery. J Orthop Sports Phys Ther 2015; 45: 25-36.
[55] Maska L, Anderson J, Michaud K. Measures of functional status and quality of life in rheumatoid arthritis: Health Assessment Questionnaire Disability Index (HAQ), Modified Health Assessment Questionnaire (MHAQ), Multidimensional Health Assessment Questionnaire (MDHAQ), Health Assessment Questionnaire II (HAQ-II), Improved Health Assessment Questionnaire (Improved HAQ), and Rheumatoid Arthritis Quality of Life (RAQoL). Arthritis Care Res (Hoboken) 2011; 63: S4-13.
[56] Mathieson S, Lin C. painDETECT questionnaire. J Physiother 2013; 59: 211.
[57] McCormack HM, Horne DJ, Sheather S. Clinical applications of visual analogue scales: a critical review. Psychol Med 1988; 18: 1007-1019.
[58] Melzack R. The short-form McGill Pain Questionnaire. Pain 1987; 30: 191-197.
[59] Michener LA, Snyder AR, Leggin BG. Responsiveness of the numeric pain rating scale in patients with shoulder pain and the effect of surgical status. J Sport Rehabil 2011; 20: 115-128.
[60] Mintken PE, Glynn P, Cleland JA. Psychometric properties of the shortened disabilities of the Arm, Shoulder, and Hand Questionnaire (QuickDASH) and Numeric Pain Rating Scale in patients with shoulder pain. J Shoulder Elbow Surg 2009; 18: 920-926.
[61] Moreton BJ, Tew V, das Nair R, et al. Pain phenotype in patients with knee osteoarthritis: classification and measurement properties of painDETECT and self-report Leeds assessment of neuropathic symptoms and signs scale in a cross-sectional study. Arthritis Care Res (Hoboken) 2015; 67: 519-528.
[62] Ornetti P, Dougados M, Paternotte S, et al. Validation of a numerical rating scale to assess functional impairment in hip and knee osteoarthritis: comparison with the WOMAC function scale. Ann Rheum Dis 2011; 70: 740-746.
[63] Riley SP, Cote MP, Swanson B, et al. The Shoulder Pain and Disability Index: is it

sensitive and responsive to immediate change? Man Ther 2015; 20: 494-498.
[64] Roach KE, Budiman-Mak E, Songsiridej N, et al. Development of a shoulder pain and disability index. Arthritis Care Res 1991; 4: 143-149.
[65] Robbins SM, Rastogi R, Howard J, et al. Comparison of measurement properties of the P4 pain scale and disease specific pain measures in patients with knee osteoarthritis. Osteoarthritis Cartilage 2014; 22: 805-812.
[66] Rodriguez CS. Pain measurement in the elderly: a review. Pain Manag Nurs 2001; 2: 38-46.
[67] Roy JS, MacDermid JC, Amick BC 3rd, et al. Validity and responsiveness of presenteeism scales in chronic work-related upper-extremity disorders. Phys Ther 2011; 91: 254-266.
[68] Roy JS, MacDermid JC, Woodhouse LJ. Measuring shoulder function: a systematic review of four questionnaires. Arthritis Rheum 2009; 61: 623-632.
[69] Schmitt JS, Di Fabio RP. Reliable change and minimum important difference (MID) proportions facilitated group responsiveness comparisons using individual threshold criteria. J Clin Epidemiol 2004; 57: 1008-1018.
[70] Scott J, Huskisson EC. Graphic representation of pain. Pain 1976; 2: 175-184.
[71] Singh JA, Luo R, Landon GC, et al. Reliability and clinically important improvement thresholds for osteoarthritis pain and function scales: a multicenter study. J Rheumatol 2014; 41: 509-515.
[72] Soderman P, Malchau H. Validity and reliability of Swedish WOMAC osteoarthritis index: a self-administered disease-specific questionnaire (WOMAC) versus generic instruments (SF-36 and NHP). Acta Orthop Scand 2000; 71: 39-46.
[73] Staples MP, Forbes A, Green S, et al. Shoulder-specific disability measures showed acceptable construct validity and responsiveness. J Clin Epidemiol 2010; 63: 163-170.
[74] Strand LI, Ljunggren AE, Bogen B, et al. The Short-Form McGill Pain Questionnaire as an outcome measure: test-retest reliability and responsiveness to change. Eur J Pain 2008; 12: 917-925.
[75] Tampin B, Briffa NK, Goucke R, et al. Identification of neuropathic pain in patients with neck/upper limb pain: application of a grading system and screening tools. Pain 2013; 154: 2813-2822.
[76] Tashjian RZ, Deloach J, Porucznik CA, et al. Minimal clinically important differences (MCID) and patient acceptable symptomatic state (PASS) for visual analog scales (VAS) measuring pain in patients treated for rotator cuff disease. J Shoulder Elbow Surg 2009; 18: 927-932.
[77] Tubach F, Ravaud P, Baron G, et al. Evaluation of clinically relevant changes in patient reported outcomes in knee and hip osteoarthritis: the minimal clinically important improvement. Ann Rheum Dis 2005; 64: 29-33.
[78] Tveita EK, Ekeberg OM, Juel NG, et al. Responsiveness of the shoulder pain and

disability index in patients with adhesive capsulitis. BMC Musculoskelet Disord 2008; 9: 161.
［79］ Wigler I, Neumann L, Yaron M. Validation study of a Hebrew version of WOMAC in patients with osteoarthritis of the knee. Clin Rheumatol 1999; 18: 402−405.
［80］ Williams JW Jr, Holleman DR Jr, Simel DL. Measuring shoulder function with the Shoulder Pain and Disability Index. J Rheumatol 1995; 22: 727−732.
［81］ Wolfe F, Michaud K, Pincus T. Development and validation of the health assessment questionnaire II: a revised version of the health assessment questionnaire. Arthritis Rheum 2004; 50: 3296−3305.
［82］ Wright JG, Young NL. A comparison of different indices of responsiveness. J Clin Epidemiol 1997; 50: 239−246.

第八章

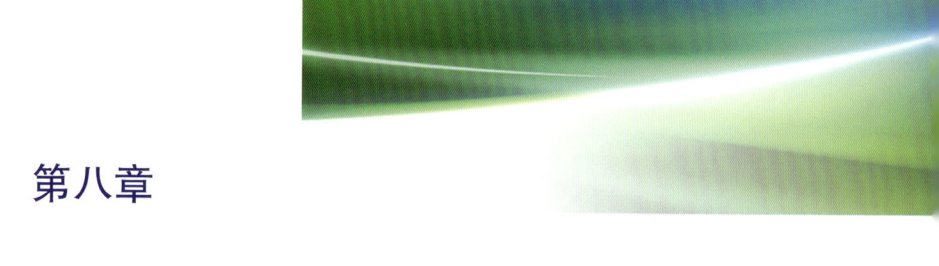

人类关节疼痛的实验室评估

拉斯·阿伦特-尼尔森，克里斯蒂安·凯·彼得森

在针对慢性关节疼痛［例如骨性关节炎（OA）］新的以及更好的药物和非药物治疗方法发展过程中，重要的是有可用的工具去评估外周和中枢疼痛的潜在机制。同样，出于个体化管理目的，为患者的分层和分组提供有用的诊断工具也很重要。

简单的疼痛分级和问卷调查不能够区分疼痛的不同机制，例如局部和全身痛觉过敏以及外周痛和中枢痛的机制。

在OA中，全身敏化程度越高则疼痛[7, 29]和功能障碍程度越高、生活质量越差[41]、痛觉敏化的范围越广[78]、全关节置换术的预后越差[59, 89]、促炎细胞因子浓度越高[55]。有可用的工具来量化OA疼痛的敏化程度并用于疼痛的管理（如预防疼痛迁延过程的进一步发展[17]）似乎十分重要。

在OA中，全身敏化的程度正相关于疼痛程度、功能障碍程度、痛觉敏化范围和致炎细胞因子浓度，而负相关于生活质量和全关节置换术的预后。

OA患者的疼痛强度与客观影像学所见[21, 36, 63, 79]及具体的OA亚型[3, 4, 29]间均无明显关联，这有力地表明疼痛促进或抑制机制都参与了OA的疼痛。目前还不完全明了为何在关节置换术后有些患者仍然持续存在慢性疼痛而另一些患者就没有疼痛了，但现有的证据提示中枢性疼痛机制参与了这些过程[14, 70, 71, 89]。

人类实验室量化疼痛评估工具（基于疼痛机制的生物标记物或定量

感觉测定，QST）为骨骼肌肉系统疼痛评估提供了技术平台，近年来得到了充分的发展。这些实验技术能为疼痛的敏感性和特定疼痛机制的功能增益以及功能丧失提供量化的信息。

过去所建立的实验技术手段主要应用于评估皮肤相关神经病理性疼痛，如触觉痛敏、毛刷诱发的异常性疼痛和热痛敏。在肌肉骨骼系统，尤其是关节疼痛中，直接和选择性地刺激受累部位并评估其敏感性则要复杂得多。

鉴于相关研究报道众多，本章将重点介绍为定量测定关节疼痛患者（尤其是OA）具体的疼痛反应或机制如何改变而开发的评估方法。这种基于机制的评估方法有助于将我们从动物研究中所获得的知识转化于临床，并能更好地了解关节疼痛对人类神经系统的影响。

人体实验室疼痛评估的概念

应用QST技术评估关节疼痛涉及各种疼痛刺激模式和评估方法，这些模式和方法提供了有关疼痛转导、传递和感知的不同信息。

诱发反应可以用心理物理学（例如，阈值、刺激—反应函数），电生理反应（诱发电位），或影像学［例如，功能磁共振成像（fMRI）］的方法进行评估。这些手段可与临床检查（例如，X线片，MRI），临床疼痛评估（疼痛强度、性质、持续时间、时间/空间分布），和/或血清、滑液或脑脊液中的生化标志物相关联。

显而易见的是，膝关节OA患者的异质性对治疗结果有影响[39,48]。

在52例OA患者的样本中，根据滑液中炎性浸润的情况，发现了3个不同的组群：其中43%没有炎性浸润，50%有低度炎性浸润，7%有高度炎性浸润[68]。在一项结合实验疼痛生物标记、临床评估和血清学标记的研究中，确认了3组不同的OA患者[24]。

关节疼痛的多维特性决定了其不能通过单一方法来进行详细的评估，而需要更全面的方法和多种方法相结合的方式来进行评估。将实验/临床疼痛测量方法与生化标记物相结合为建立患者个体化的画像分析提供了机会，这或许是将来个体化治疗和开展新治疗手段相关更高层次临床试验的基础[22, 24, 82]。此外，每个个体的心理状况也应被视为患者的个体化画像分析的一部分[18]。

实验室疼痛评估工具

心理物理学测定可分为刺激依赖法和反应依赖法。刺激依赖法基于刺激强度的调整，直到达到痛知觉阈或痛耐受阈。反应依赖法基于一系列固定刺激强度的疼痛强度评分和每个刺激的评分［例如，视觉模拟评分（VAS）］。刺激强度通常在痛知觉阈和痛耐受阈之间变化。

4种主要的刺激方式被证明可用于评估OA对疼痛敏感性的影响：压力疼痛阈值、热阈值、冷压诱发痛和针刺。在膝关节OA中，测试的部位通常在膝关节附近（髌骨、膝内侧和外侧部分），膝周围的肌肉（股四头肌和胫前肌）以及远离膝关节的部位（前臂、手指和大多角骨），用于评估局部和广泛性疼痛高敏。

一些研究已经检验了实验室疼痛评估手段用于OA的可靠性[85, 87]并发现其可靠性很好。

一般来说，与年龄匹配的对照组相比，OA患者对各种疼痛刺激更为敏感[55]，70%的膝关节OA患者至少有一项躯体感觉异常[86]。

最近发表的几篇荟萃分析[30, 80]和综述[9, 57]对用于OA研究中所有相关的感官测试进行了全面分析。

在有症状的膝关节OA中，女性相比于男性对各种实验性疼痛刺激似乎具有更高的敏感性（较低的热、冷、压力阈值/耐受、较高的疼痛时间总和）[12]。

压力刺激

已发表将关节内施压法用于人体疼痛测定的文章只有一篇[23]。许多研究中所使用的都是外部施压的方法，但值得讨论的是该方法无法判断是否存在关节内部结构的激活。因为全膝关节置换术后也可诱发出疼痛，提示关节外的结构（肌肉、韧带、皮肤）也参与了疼痛的发生。

压力疼痛被认为是评估OA疼痛敏感性的可靠技术[62, 87]，其与临床疼痛强度呈正相关[3, 51]。许多研究表明，在患侧膝关节周围进行评估时，OA的压力疼痛阈值较低[80]。

一般来说，压力疼痛的敏感性和症状严重程度之间有显著的相关性[34, 64]，但是斯科（Skou）等[77]发现压力痛和临床疼痛强度之间没有关系，最可能的原因是该研究无法调查两者之间的关系。

使用手持式气压计进行压力疼痛评估能提供可靠的疼痛应答反应[43]。最近，更先进的计算机控制压力刺激技术进一步提高了其可靠性，因为该方法可以消除实验者偏差和观察者之间的可变性。这一技术提供了一种可靠的方法来检测诱发的刺激—反应函数和压力痛的时间总和[65]。

如果在膝关节的不同位置确定其压力痛阈值，则可以构建出一个疼痛敏感地形图[7]。该方法同样适用于其他各种肌肉骨骼结构[15]和肌肉骨骼疾病[28]。

在OA中，压力疼痛敏感性地图对不同程度疼痛、关节损伤和滑膜炎患者的个体化分析提供了新的机会。不同个体压力敏感图示例见图8-1。

由于手持或计算机控制的压力测量仪只激活了部分组织，因此开发了计算机控制的袖带测量技术。该方法可以建立与应用于四肢周围止血带标准化充气（刺激—反应函数）相关的疼痛阈值或疼痛强度[44]。袖带压力痛觉测量不能直接应用于评估关节的局部痛觉过敏，而是用于评估四肢的广泛性痛觉超敏反应[3]，并已被证明是一种可靠的测量广泛性痛觉过敏和压力痛时间总和的方法[33]。其中，时间总和可用于预测膝关节置换术的预后[70]。

热刺激

尽管热刺激可激活皮肤的伤害感受器，但有研究表明OA的热敏感性发生了改变。大多数数据表明OA的热敏感性降低[27, 86]，这取决于评估的位置[51]。在其他研究中，热痛阈值没有发生显著的变化[35, 72]。

有四项研究比较了健康对照组和膝关节OA患者的热痛阈值[46, 55, 86, 88]。Lee等[55]发现OA患者对49°和51°热脉冲的疼痛反

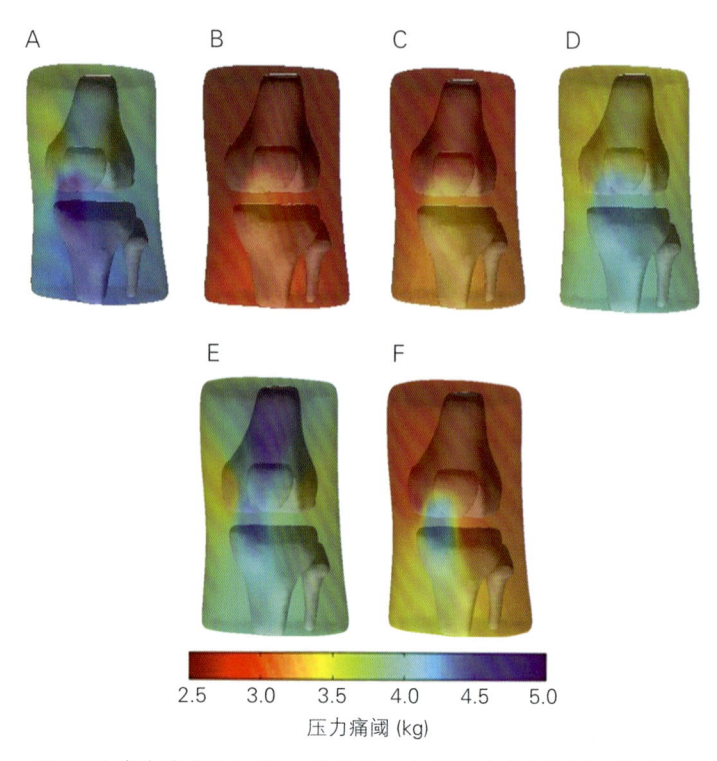

图8-1 不同OA疼痛患者和正常志愿者的压力疼痛敏感性地图。颜色表示压力痛阈值,压力单位为kPa,蓝色表示阈值高,红色表示阈值低(痛觉过敏)。基于膝关节周围10个单独评估的阈值以及单个阈值间的插值来构建该地图。在MRI扫描的基础上,从膝关节表面提取该图结构。A:正常志愿者,其阈值通常很高。B:临床疼痛强度高的OA患者。C:关节损伤最小但疼痛剧烈的OA患者(KL2)。D:关节严重损伤(KL4)但临床疼痛程度最小的OA患者。E:滑膜炎程度较低的OA患者。F:伴严重滑膜炎的OA患者

应增加。

一项荟萃分析显示膝关节局部无热敏感性变化,但在远离膝关节的部位可以检测到热痛敏[30]。菲南(Finan)等[29]发现,疼痛强度高、疾病严重程度低的特定膝关节骨性关节炎组对前臂热痛的反应比其他膝关节骨性关节炎组更强。

在OA中,对冷痛觉过敏的评估尚无定论[67],有研究发现冷检测阈值的感觉减退[37]。菲南等[29]发现OA的冷压疼痛反应无明显改变。

针刺刺激

研究显示OA患者触觉感知减退[38]。哈登（Harden）和同事[37]发现大多数OA患者有针刺感觉异常（41%为痛觉过敏，27%为感觉减退），而在其他研究中发现，与对照组相比，对于刺激强度增加，OA患者可出现针刺痛觉过敏[35]。该现象在其他研究中得到了证实[46]。

针刺痛觉过敏[72]与OA疼痛程度有关。

关节痛的机制评估

众所周知，从临床前OA模型的研究中发现，各种外周和中枢机制可能参与了疼痛的调控。研究者试图将这些发现转化到人类OA患者中，以获得更多与疼痛机制相关的信息[5]。然而，要获得来自人类背角神经元的记录是不可能的，所以在人类中不得不采用间接手段来进行痛觉敏化的测定[9]。一般来说，痛觉敏化最常见于疼痛最强[46]且疼痛持续时间最长[3]的OA患者中。在此将简要介绍3种机制。

局部性痛敏VS广泛性痛敏

从膝和远离膝的部位评估疼痛阈值可提供有关痛敏区域外传播的信息。不同的研究团队[7, 24, 34, 40, 50, 55, 86]已证明，痛敏传播是OA患者的一个特征，并很可能取决于临床疼痛强度和疼痛持续时间[9]。

最近有研究表明，术前广泛的痛觉过敏与全关节置换术后慢性疼痛的出现有关[70, 89]。

因此，很明显，人类的关节疼痛也对整个神经系统有重大影响，在管理关节疼痛和开发新疗法时应该考虑到这一点。

时间总和

时间总和是用于测量连续同等强度刺激诱发的中枢一体化机制的方法。时间总和模拟了动物研究中背角测量到"拧紧发条"过程的初始阶段。健康对照所感受到的第十次刺激稍痛于第一次刺激，而敏化的OA

患者所感受到的疼痛具有很大的差异[9]。术前时间总和可预测全膝关节置换术后慢性疼痛的发展[70]。

时间总和可以由各种刺激诱发，如触觉针刺、压力、热和电脉冲。

重复的机械点状疼痛刺激诱发时间总和是已用于OA的简单的床旁测试[5, 18, 29]，时间总和与疼痛的严重性而不是放射检查的严重性相关[64]。与其他组相比，膝关节疼痛严重而X线片分级低的OA组更容易出现点状疼痛刺激诱发的时间总和[29]。重复的点状刺激似乎是评估OA中枢整合易化的敏感模型。

有关使用重复热刺激的研究所得结论尚不明确，正如两项研究发现用前臂[29]和膝盖[18]进行评估存在组间差异。一项研究则没有显示出任何组间差异[46]。

使用计算机控制的痛觉测量法或袖带痛觉测量法行重复的压力刺激显示，从膝和上臂/腿评估，时间总和与疼痛的严重程度和持续时间有关，但与放射学检查结果的严重程度无关[3, 7, 77]。

与那些无疼痛的患者相比，全膝关节置换术后的疼痛患者容易出现时间总和[76]。此外，膝关节置换术后慢性疼痛的OA患者表现出比手术前更容易发生时间总和[78]。

条件性疼痛调节

近年来，人们越来越关注人类下传通路的功能。动物研究表明，下传促进和下传抑制都对整个神经轴有影响，这解释了广泛性痛觉过敏的其中一个方面。在人类中，我们只能评估这两条通路的下传动力的净总和，而普遍的发现是，在慢性疼痛患者中，疼痛抑制的效力受到损害[10, 56]，这在肌肉骨骼疾病患者中尤为明显[19]。

许多研究发现，在OA中有显著的疼痛条件性调节（conditioning pain modulation，CPM）障碍，这与疼痛强度和疼痛持续时间[3, 7, 24, 49]相关，膝关节置换术后CPM恢复的患者借此而无痛[34]。膝关节置换术后慢性疼痛的OA患者存在持续的下传控制损害[77]。

菲南等[29]发现在不同的OA亚群之间CPM没有差别。金（King）等[46]在OA患者和对照组之间发现CPM没有差别。

由于个体间和个体内变异较大，这对CPM评估的可靠性提出了质疑[66]，并且有研究进行了各种尝试来改进该技术[16]。最近，有研究应用了袖带测量技术，其中一个袖带提供条件刺激，另一个袖带提供测试刺激[33, 70]。

生物化学评估工具

由于关节的宏观变化与临床实验疼痛表现之间的联系较弱，因此尝试将生化标志物与疼痛生物标记物相互关联起来。已证实滑膜炎和骨重塑生物标志物在关节疼痛评估中的价值[42]。

滑膜由Ⅰ型和Ⅲ型胶原组成[26, 58]。在炎症过程中，滑膜纤维化，而Ⅰ型或Ⅲ型胶原转化率的标记可以反映滑膜炎的严重程度。几项研究表明，在类风湿性关节炎中，基质金属蛋白酶（matrix metallo proteinase，MMP）的衍生降解产物——Ⅰ型和Ⅲ型胶原（C1M和C3M）含量增加，而C1M含量在终末期OA患者中升高[74]。C1M并不是骨降解的生物标志，因为MMPS生成的碎片被组织蛋白酶K进一步降解，而组织蛋白酶K是骨内最丰富的蛋白酶。

滑膜上充满了痛觉纤维[25, 32]，炎症和变性可以改变关节的疼痛感知[69, 84]。一种MMP-衍生的Ⅱ型胶原，C2M，反映软骨退化，并在影像学确诊的OA患者中升高[13]。

炎症的生物标志物也是相关标记，C反应蛋白（c-reactive protein，CRP）在OA患者升高且其水平与压力疼痛阈值相关[55]，表明炎症可能在痛觉敏化中起作用。与早期阶段相比，高敏CRP（hsCRP）在OA的后期阶段升高[74]，它是急性和系统性炎症敏感生物标志物[53]，而MMP衍生的CRP片段（CRPM）似乎是局部组织炎症的敏感标志物[75]。

到目前为止，所发现的与疼痛反应相关联的关节生物标志物非常有限。一项全面的OA研究尝试将所有上述标志物与实验室疼痛生物标记相互联系起来，唯一一致的发现是CPM与时间总和hsCRP之间有相关性[4, 24]。同样的，李（Lee）等[55]发现CRP水平和非膝关节部位的压力疼痛阈值之间有关联。

除了与关节相关的生物标志物外,还尝试将神经炎性标志物与实验性疼痛生物标志物联系起来。

膝关节 OA 患者及配对对照的促炎 [IL-6、IL-8 与肿瘤坏死因子 α (TNF-α)] 和抗炎(IL-10)细胞因子与压力疼痛阈值的相关性研究中,仅 TNF-α 水平与其相关[40]。

仅有一项研究报告指出,OA 患者术前滑液中高水平的 TNF-α、MMP-13 和 IL-6 与全膝关节置换术 2 年后疼痛改善不佳有关[31]。

患者疼痛画像分析

对特定疼痛患者群体的画像分析最多出现在神经病理性疼痛领域,而在肌肉骨骼疼痛领域,尤其是关节疼痛方面,则较少应用。

不少实验性疼痛标记在 OA 患者中被忽视,然而它们反映了周围和中枢神经系统的疼痛变化过程,而这些变化取决于疼痛的严重程度和持续时间[9]。另外,可能有血清学标记物,如降解标记物 CTX-Ⅱ可以作为疾病状况和潜在疾病进展的标识[20]。选择的生物标志物组合包括通过压力疼痛阈值评估痛觉敏化的扩散、易发生的时间总和、受损的下传调节和 hsCRP,因为它们充分地体现了敏化指数[3, 24],这个组合可能是一个用于分析和分组关节疼痛患者的宝贵的工具。更全面的画像方法还应该包含最具相关性的临床疼痛参数(Western Ontario and McMaster Universities Osteoarthritis Index,PainDETECT)以及诸如疼痛灾难化等心理特征。

对关节痛患者的疼痛画像分析在这一领域的进一步发展应当① 专注于开发简单的用户独立的床边疼痛评估工具。② 定义正常范围和风险区/风险范围画像(图 8-2)。③ 将分析测评结果与管理和预防策略联系起来。

关节疼痛的画像分析有 3 个明显的应用如下所述。

个体化治疗的诊断目的

现今,尽管已经发布了各种治疗指南,但管理关节疼痛的治疗方案

敏化图

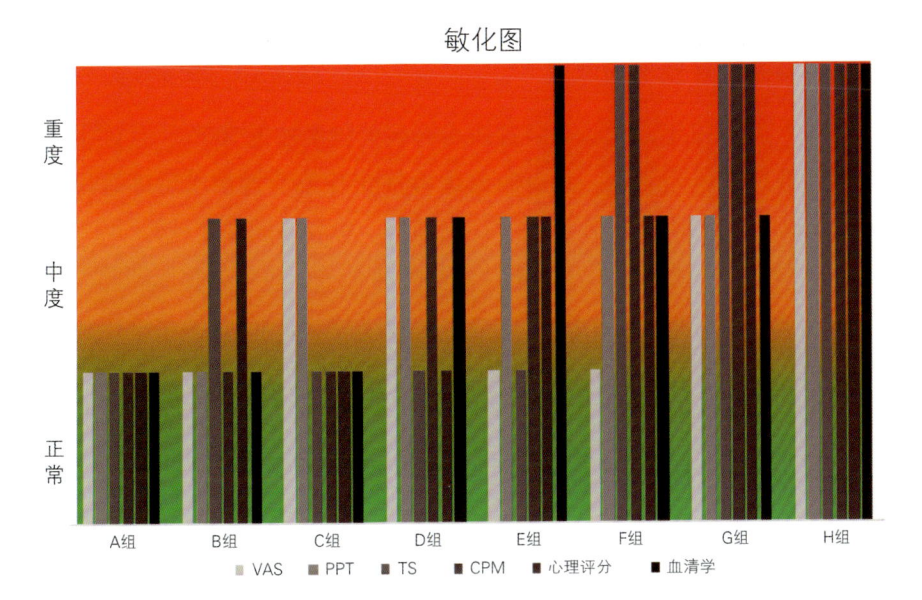

图8-2 该示意图显示的是8个不同组别的测量结果，从对照组（A组）到严重OA患者（H组），所有评估测量方法在各组中均具有很强的敏感性。条形图表示临床疼痛强度评分（VAS）、压力疼痛阈值（PPT）、时间总和（TS）、疼痛调节下降（CPM）、心理评分（如灾难性创伤）和血清学标记（如hsCRP）。作为一种单一的致敏标识，每一种测量方法的范围从绿色区域（正常）到橙色区域（中度疼痛）再到红色区域（重度疼痛）。显示强敏化的标识越多，遭受影响的疼痛体系越显著，因而该类患者的治疗需联合运用局部与中枢镇痛药物，且此类患者也更容易在关节手术后发生慢性疼痛

还远远没有个体化。这些指南显然不是基于疼痛机制而为其量身定制的治疗方法。未来研究的挑战始于将疼痛评估所得相关数据与药物效能联系起来。现今的治疗方案局限于局部用药，非甾体类抗炎药，COX-2抑制剂，对乙酰氨基酚+/-可待因和更严重的疼痛情况下用GABA衍生物，抗抑郁药，以及在罕见的情况下短期使用（因阿片类药物的边际效应被不良反应抵消）阿片类药物如羟考酮、曲马朵、他喷他多。增黏剂（如透明质酸）[73]、氨基葡萄糖和软骨素[83]等替代疗法在OA中的远期疗效没有得到证实。近年来，运动在OA中的作用已被证实，以被纳入许多指南中[54, 81]，但到目前为止，还没有研究表明哪类OA患者从运动计划中获益最大。

预测关节置换术的预后

预计到2030年，全膝关节置换术将在美国增加近700%，且该手术与不良事件的风险有关。约20%的患者接受膝关节置换术后疼痛仅略有改善或没有改善[14]，而膝关节疼痛越重，患者的满意度越低[1]。

膝关节置换或翻修术后的慢性术后疼痛是一个重要的临床问题，已知影响5%～85%的患者[45, 60, 71]。最近提出外周和全身敏化可作为预测关节置换或翻修术后慢性疼痛产生的预测因子[70, 77, 78]，未来更多的研究将确定哪些疼痛生物标记物是最好的预测因子。这个问题将在第十一章详细讨论。

药物治疗进展

鉴于开发新化合物成本的稳步上升，而获批的止痛药物数量非常少，使得用于治疗OA疼痛的新药开发面临重大挑战。此外，广泛存在的疼痛敏化成分很难在不产生不良反应的情况下进行管控，因此，药物发展方向是外周镇痛化合物，抑制外周驱动器，从而达到中枢效应[2]。因此，有必要对药物开发过程进行优化，基于转化机制的人类疼痛生物标志物的先进技术平台是这一优化过程中很有前途的工具[6, 8]。在过去镇痛药物开发的50年（1960～2009年）中，有39种药物是专门作为止痛剂开发的，同时有20种以非镇痛为目的开发的药物已证明对疼痛有效[47]。然而，尽管在各种动物OA模型中都有很好的镇痛作用，但许多合成药物在OA的临床前期实验中都失败了，这提示目前的动物模型不能模拟人类OA的疼痛机制[5]。总的来说，2期试验失败有51%的原因是由于疗效缺乏造成的[11]。

辉瑞公司研究人员的一篇综述总结了预测性生物标志物在药物开发中的益处[61]。研究人员对辉瑞公司44个项目的第2阶段决策数据进行了分析。大多数失败不仅是由于缺乏疗效造成的，在某些情况下（43%）还与不可能得出该机制是否经过了充分验证的结论有关。一项关键发现是，对作用部位暴露、靶向结合和功能药理活性表达的基本机制和药代动力学/药效学原理的综合理解确定了在第2阶段试验中候选药物存活的可能性，并提高了进入3期临床试验的机会。他们引用了一个例子，一种多巴胺D3受体激动剂在大鼠单钠碘乙酸盐（OA模型）模型中显示出积极作用。在OA患者中进行了一项随机、双盲、安慰剂和主动控制交叉研究，却没有显示任何有益的效果。

一种描述镇痛和抗痛觉过敏作用的机制药物分析方法不再局限用于对正在开发的新化合物的概念验证研究，而且还可以用于分析现有镇痛药的尚未完全了解的作用机制。基于机制的概念验证期1b或2a试验，如果阳性，可预测哪些OA患者亚组可能受益，因此，后期更大规模的临床试验可以得到丰富和优化。药物分析画像与通过疼痛生物标志物画像的患者综合分析相结合，似乎是优化未来关节疼痛镇痛药物开发的方法。

结论

受损关节内及其周围的痛觉感受器的状态无法直接测量，但已经开发了各种定量的实验性疼痛评估工具，以提供一些关于人体关节疼痛机制的信息。

局部和扩散的敏化、中枢时间整合和下行疼痛调节是可以评估和用于患者画像分析的特征。

显然存在关节疼痛患者的亚群，尤其是OA，定量疼痛评估工具可以帮助患者分层，从而优化管理。

实验室疼痛测量、临床疼痛测量、血清学生物标志物和心理特征的结合似乎可以将患者分组到不同的敏化级别。

这样的生物标记物平台足以用于诊断分析画像，预测手术预后和为正在开发中的新的镇痛化合物分析画像。

（刘睿　译；李晓龙　译图；唐珩　校）

参考文献

[1] Ali A, Sundberg M, Robertsson O, et al. Dissatisfied patients after total knee

arthroplasty. Acta Orthop 2014; 85: 229-233.
[2] Arendt-Nielsen L. Central sensitization in humans: assessment and pharmacology. Handb Exp Pharmacol 2015; 227: 79-102.
[3] Arendt-Nielsen L, Egsgaard LL, Petersen KK, et al. A mechanism-based pain sensitivity index to characterize knee osteoarthritis patients with different disease stages and pain levels. Eur J Pain 2015; 19: 1406-1417.
[4] Arendt-Nielsen L, Eskehave TN, Egsgaard LL, et al. Association between experimental pain biomarkers and serologic markers in patients with different degrees of painful knee osteoarthritis. Arthritis Rheumatol 2014; 66: 3317-3326.
[5] Arendt-Nielsen L, Graven-Nielsen T. Translational musculoskeletal pain research. Best Pract Res Clin Rheumatol 2011; 25: 209-226.
[6] Arendt-Nielsen L, Hoeck HC. Optimizing the early phase development of new analgesics by human pain biomarkers. Expert Rev Neurother 2011; 11: 1631-1651.
[7] Arendt-Nielsen L, Nie H, Laursen MB, et al. Sensitization in patients with painful knee osteoarthritis. Pain 2010; 149: 573-581.
[8] Arendt-Nielsen L, Nielsen TA, Gazerani P. Translational pain biomarkers in the early development of new neurotherapeutics for pain management. Expert Rev Neurother 2014; 14: 241-254.
[9] Arendt-Nielsen L, Skou ST, Nielsen TA, Petersen KK. Altered central sensitization and pain modulation in the CNS in chronic joint pain. Curr Osteoporos Rep 2015; 13: 225-234.
[10] Arendt-Nielsen L, Yarnitsky D. Experimental and clinical applications of quantitative sensory testing applied to skin, muscles and viscera. J Pain 2009; 10: 556-572.
[11] Arrowsmith J. Phase II failures: 2008-2010. Nat Rev Drug Discov 2011; 10: 1.
[12] Bartley EJ, King CD, Sibille KT, et al. Enhanced pain sensitivity among individuals with symptomatic knee osteoarthritis: potential sex differences in central sensitization. Arthritis Care Res (Hoboken) 2016; 68(4): 472-480.
[13] Bay-Jensen A, Liu Q, Byrjalsen I, et al. Enzyme-linked immunosorbent assay (ELISAs) for metalloproteinase derived type II collagen neoepitope, CIIM: increased serum CIIM in subjects with severe radiographic osteoarthritis. Clin Biochem 2011; 44: 423-429.
[14] Beswick AD, Wylde V, Gooberman-Hill R, et al. What proportion of patients report long-term pain after total hip or knee replacement for osteoarthritis? A systematic review of prospective studies in unselected patients. BMJ Open 2012; 2: e000435.
[15] Binderup AT, Arendt-Nielsen L, Madeleine P. Pressure pain sensitivity maps of the neck-shoulder and the low back regions in men and women. BMC Musculoskelet Disord 2010; 11: 234.
[16] Biurrun Manresa JA, Fritsche R, Vuilleumier PH, et al. Is the conditioned pain

modulation paradigm reliable? A test-retest assessment using the nociceptive withdrawal reflex. PLoS One 2014; 9: e100241.
[17] Buvanendran A, Kroin JS, Della Valle CJ, et al. Perioperative oral pregabalin reduces chronic pain after total knee arthroplasty: a prospective, randomized, controlled trial. Anesth Analg 2010; 110: 199-207.
[18] Cruz-Almeida Y, King CD, Goodin BR, et al. Psychological profiles and pain characteristics of older adults with knee osteoarthritis. Arthritis Care Res (Hoboken) 2013; 65: 1786-1794.
[19] Curatolo M, Arendt-Nielsen L. Central hypersensitivity in chronic musculoskeletal pain. Phys Med Rehabil Clin N Am 2015; 26: 175-184.
[20] Dam EB, Byrjalsen I, Arendt-Nielsen L, et al. Relationships between knee pain and osteoarthritis biomarkers based on systemic fluids and magnetic resonance imaging. J Musculoskelet Pain 2011; 19: 144-153.
[21] Davis MA, Ettinger WH, Neuhaus JM, et al. Correlates of knee pain among US adults with and without radiographic knee osteoarthritis. J Rheumatol 1992; 19: 1943-1949.
[22] Driban JB, Sitler MR, Barbe MF, et al. Is osteoarthritis a heterogeneous disease that can be stratified into subsets? Clin Rheumatol 2010; 29: 123-131.
[23] Dye SF, Vaupel GL, Dye CC. Conscious neurosensory mapping of the internal structures of the human knee without intraarticular anesthesia. Am J Sports Med 1998; 26: 773-777.
[24] Egsgaard LL, Eskehave TN, Bay-Jensen AC, et al. Identifying specific profiles in patients with different degrees of painful knee osteoarthritis based on serological biochemical and mechanistic pain biomarkers: a diagnostic approach based on cluster analysis. Pain 2015; 156: 96-107.
[25] Eitner A, Pester J, Nietzsche S, et al, Schaible HG. The innervation of synovium of human osteoarthritic joints in comparison with normal rat and sheep synovium. Osteoarthritis Cartilage 2013; 21: 1383-1391.
[26] Eyre DR, Muir H. Type III collagen: a major constituent of rheumatoid and normal human synovial membrane. Connect Tissue Res 1975; 4: 11-16.
[27] Farrell M, Gibson S, McMeeken J, et al. Pain and hyperalgesia in osteoarthritis of the hands. J Rheumatol 2000; 27: 441-447.
[28] Fernández-de-las-Peñas C, Madeleine P, Cuadrado ML, et al. Pressure pain sensitivity mapping of the temporalis muscle revealed bilateral pressure hyperalgesia in patients with strictly unilateral migraine. Cephalalgia 2009; 29: 670-676.
[29] Finan PH, Buenaver LF, Bounds SC, et al. Discordance between pain and radiographic severity in knee osteoarthritis: findings from quantitative sensory testing of central sensitization. Arthritis Rheum 2013; 65: 363-372.
[30] Fingleton C, Smart K, Moloney N, et al. Pain sensitization in people with knee

osteoarthritis: a systematic review and meta-analysis. Osteoarthritis Cartilage 2015; 23: 1043−1056.

[31] Gandhi R, Santone D, Takahashi M, et al. Inflammatory predictors of ongoing pain 2 years following knee replacement surgery. Knee 2013; 20: 316−318.

[32] Grässel SG. The role of peripheral nerve fibers and their neurotransmitters in cartilage and bone physiology and pathophysiology. Arthritis Res Ther 2014; 16: 485.

[33] Graven-Nielsen T, Vaegter HB, Finocchietti S, et al. Assessment of musculoskeletal pain sensitivity and temporal summation by cuff pressure algometry: a reliability study. Pain 2015; 156: 2193−2202.

[34] Graven-Nielsen T, Wodehouse T, Langford RM, et al. Normalization of widespread hyperesthesia and facilitated spatial summation of deep-tissue pain in knee osteoarthritis patients after knee replacement. Arthritis Rheum 2012; 64: 2907−2916.

[35] Gwilym SE, Keltner JR, Warnaby CE, et al. Psychophysical and functional imaging evidence supporting the presence of central sensitization in a cohort of osteoarthritis patients. Arthritis Rheum 2009; 61: 1226−1234.

[36] Hannan MT, Felson DT, Pincus T. Analysis of the discordance between radiographic changes and knee pain in osteoarthritis of the knee. J Rheumatol 2000; 27: 1513−1517.

[37] Harden RN, Wallach G, Gagnon CM, et al. The osteoarthritis knee model: psychophysical characteristics and putative outcomes. J Pain 2013; 14: 281−289.

[38] Hendiani JA, Westlund KN, Lawand N, et al. Mechanical sensation and pain thresholds in patients with chronic arthropathies. J Pain 2003; 4: 203−211.

[39] Hinman RS, Crossley KM. Patellofemoral joint osteoarthritis: an important subgroup of knee osteoarthritis. Rheumatology (Oxford) 2007; 46: 1057−1062.

[40] Imamura M, Ezquerro F, Marcon Alfieri F, et al. Serum levels of proinflammatory cytokines in painful knee osteoarthritis and sensitization. Int J Inflam 2015; 2015: 329792.

[41] Imamura M, Imamura ST, Kaziyama HH, et al. Impact of nervous system hyperalgesia on pain, disability, and quality of life in patients with knee osteoarthritis: a controlled analysis. Arthritis Rheum 2008; 59: 1424−1431.

[42] Ishijima M, Watari T, Naito K, et al. Relationships between biomarkers of cartilage, bone, synovial metabolism and knee pain provide insights into the origins of pain in early knee osteoarthritis. Arthritis Res Ther 2011; 13: R22.

[43] Jensen K, Andersen Hø, Olesen J, et al. Pressure-pain threshold in human temporal region. Evaluation of a new pressure algometer. Pain 1986; 25: 313−323.

[44] Jespersen A, Dreyer L, Kendall S, et al. Computerized cuff pressure algometry: a new method to assess deep-tissue hypersensitivity in fibromyalgia. Pain 2007; 131: 57−62.

[45] Kehlet H, Jensen TS, Woolf CJ. Persistent postsurgical pain: risk factors and prevention. Lancet 2006; 367: 1618−1625.
[46] King CD, Sibille KT, Goodin BR, et al. Experimental pain sensitivity differs as a function of clinical pain severity in symptomatic knee osteoarthritis. Osteoarthritis Cartilage 2013; 21: 1243−1252.
[47] Kissin I. The development of new analgesics over the past 50 years: a lack of real breakthrough drugs. Anesth Analg 2010; 110: 780−789.
[48] Knoop J, van der Leeden M, Thorstensson CA, et al. Identification of phenotypes with different clinical outcomes in knee osteoarthritis: data from the Osteoarthritis Initiative. Arthritis Care Res 2011; 63: 1535−1542.
[49] Kosek E, Ordeberg G. Lack of pressure pain modulation by heterotopic noxious conditioning stimulation in patients with painful osteoarthritis before, but not following, surgical pain relief. Pain 2000; 88: 69−78.
[50] Kosek E, Roos EM, Ageberg E, et al. Increased pain sensitivity but normal function of exercise induced analgesia in hip and knee osteoarthritis: treatment effects of neuromuscular exercise and total joint replacement. Osteoarthritis Cartilage 2013; 21: 1299−1307.
[51] Kuni B, Wang H, Rickert M, et al. Pain threshold correlates with functional scores in osteoarthritis patients. Acta Orthop 2015; 86: 215−219.
[52] Kurtz S, Ong K, Lau E, Mowat F, et al. Projections of primary and revision hip and knee arthroplasty in the United States from 2005 to 2030. J Bone Joint Surg Am 2007; 89: 780−785.
[53] Kushner I. C-reactive protein and the acute-phase response. Hosp Pract (Off Ed). 1990; 25: 13, 16, 21−28.
[54] Larmer PJ, Reay ND, Aubert ER, et al. Systematic review of guidelines for the physical management of osteoarthritis. Arch Phys Med Rehabil 2014; 95: 375−89.
[55] Lee YC, Lu B, Bathon JM, et al. Pain sensitivity and pain reactivity in osteoarthritis. Arthritis Care Res (Hoboken) 2011; 63: 320−327.
[56] Lewis GN, Rice DA, McNair PJ. Conditioned pain modulation in populations with chronic pain: a systematic review and meta-analysis. J Pain 2012; 13: 936−44.
[57] Lluch E, Torres R, Nijs J, et al. Evidence for central sensitization in patients with osteoarthritis pain: a systematic literature review. Eur J Pain 2014; 18: 1367−1375.
[58] Lovell C, Nicholls A, Jayson M, et al. Changes in the collagen of synovial membrane in rheumatoid arthritis and effect of D-penicillamine. Clin Sci 1978; 55: 31−40.
[59] Lundblad H, Kreicbergs A, Jansson KA. Prediction of persistent pain after total knee replacement for osteoarthritis. J Bone Joint Surg Br 2008; 90: 166−171.
[60] Macrae WA. Chronic post-surgical pain: 10 years on. Br J Anaesth 2008; 101: 77−86.
[61] Morgan P, Van Der Graaf PH, Arrowsmith J, et al. Can the flow of medicines be

improved? Fundamental pharmacokinetic and pharmacological principles toward improving Phase II survival. Drug Discov Today 2012; 17: 419−424.

[62] Mutlu EK, Ozdincler AR. Reliability and responsiveness of algometry for measuring pressure pain threshold in patients with knee osteoarthritis. J Phys Ther Sci 2015; 27: 1961−1965.

[63] Neogi T, Felson D, Niu J, et al. Association between radiographic features of knee osteoarthritis and pain: results from two cohort studies. BMJ 2009; 339: b2844.

[64] Neogi T, Frey-Law L, Scholz J, et al; Multicenter Osteoarthritis (MOST) Study. Sensitivity and sensitisation in relation to pain severity in knee osteoarthritis: trait or state? Ann Rheum Dis 2015; 74: 682−688.

[65] Nie H, Arendt-Nielsen L, Andersen H, et al. Temporal summation of pain evoked by mechanical stimulation in deep and superficial tissue. J Pain 2005; 6: 348−355.

[66] Oono Y, Nie H, Matos RVL, et al. The inter and intra-individual variance in descending pain modulation evoked by different conditioning stimuli in healthy men. Scand J Pain 2011; 2: 162−169.

[67] Osgood E, Trudeau JJ, Eaton TA, et al. Development of a bedside pain assessment kit for the classification of patients with osteoarthritis. Rheumatol Int 2015; 35: 1005−1013.

[68] Pearle AD, Scanzello CR, George S, et al. Elevated high-sensitivity C-reactive protein levels are associated with local inflammatory findings in patients with osteoarthritis. Osteoarthritis Cartilage 2007; 15: 516−523.

[69] Pelletier JP, Martel-Pelletier J, Abramson SB. Osteoarthritis, an inflammatory disease: potential implication for the selection of new therapeutic targets. Arthritis Rheum 2001; 44: 1237−1247.

[70] Petersen KK, Arendt-Nielsen L, Simonsen O, et al. Presurgical assessment of temporal summation of pain predicts the development of chronic postoperative pain 12 months after total knee replacement. Pain 2015; 156: 55−61.

[71] Petersen KK, Simonsen O, Laursen MB, et al. Chronic postoperative pain after primary and revision total knee arthroplasty. Clin J Pain 2015; 31: 1−6.

[72] Rakel B, Vance C, Zimmerman MB, et al. Mechanical hyperalgesia and reduced quality of life occur in people with mild knee osteoarthritis pain. Clin J Pain 2015; 31: 315−322.

[73] Rutjes AW, Jüni P, da Costa BR, et al. Viscosupplementation for osteoarthritis of the knee: a systematic review and meta-analysis. Ann Intern Med 2012; 157: 180−191.

[74] Siebuhr AS, Petersen KK, Arendt-Nielsen L, et al. Identification and characterisation of osteoarthritis patients with inflammation derived tissue turnover. Osteoarthritis Cartilage 2014; 22: 44−50.

[75] Skjøt-Arkil H, Schett G, Zhang C, et al. Investigation of two novel biochemical markers of inflammation, matrix metalloproteinase and cathepsin generated

fragments of C-reactive protein, in patients with ankylosing spondylitis. Clin Exp Rheumatol 2012; 30: 371−379.
[76] Skou ST, Graven-Nielsen T, Lengsoe L, et al. Relating clinical measures of pain with experimentally assessed pain mechanisms in patients with knee osteoarthritis. Scand J Pain 2013; 4: 111−117.
[77] Skou ST, Graven-Nielsen T, Rasmussen S, et al. Widespread sensitization in patients with chronic pain after revision total knee arthroplasty. Pain 2013; 154: 1588−1594.
[78] Skou ST, Graven-Nielsen T, Rasmussen S, et al. Facilitation of pain sensitization in knee osteoarthritis and persistent post-operative pain: a cross-sectional study. Eur J Pain 2014; 18: 1024−1031.
[79] Skou ST, Thomsen H, Simonsen OH. The value of routine radiography in patients with knee osteoarthritis consulting primary health care: a study of agreement. Eur J Gen Pract 2014; 20: 10−16.
[80] Suokas AK, Walsh DA, McWilliams DF, et al. Quantitative sensory testing in painful osteoarthritis: a systematic review and meta-analysis. Osteoarthritis Cartilage 2012; 20: 1075−1085.
[81] Uthman OA, van der Windt DA, Jordan JL, et al. Exercise for lower limb osteoarthritis: systematic review incorporating trial sequential analysis and network meta-analysis. BMJ 2013; 347: f5555.
[82] van der Esch M, Knoop J, van der Leeden M, et al. Clinical phenotypes in patients with knee osteoarthritis: a study in the Amsterdam osteoarthritis cohort. Osteoarthritis Cartilage 2015; 23: 544−549.
[83] Wandel S, Jüni P, Tendal B, Nüesch E, et al. Effects of glucosamine, chondroitin, or placebo in patients with osteoarthritis of hip or knee: network meta-analysis. BMJ 2010; 341: c4675.
[84] Wenham CY, Conaghan PG. The role of synovitis in osteoarthritis. Ther Adv Musculoskelet Dis 2010; 2: 349−359.
[85] Wessel J. The reliability and validity of pain threshold measurements in osteoarthritis of the knee. Scand J Rheumatol 1995; 24: 238−242.
[86] Wylde V, Palmer S, Learmonth ID, et al. Somatosensory abnormalities in knee OA. Rheumatology (Oxford) 2012; 51: 535−543.
[87] Wylde V, Palmer S, Learmonth ID, et al. Test-retest reliability of Quantitative Sensory Testing in knee osteoarthritis and healthy participants. Osteoarthritis Cartilage 2011; 19: 655−658.
[88] Wylde V, Palmer S, Learmonth ID, et al. The association between pre-operative pain sensitisation and chronic pain after knee replacement: an exploratory study. Osteoarthritis Cartilage 2013; 21: 1253−1256.
[89] Wylde V, Sayers A, Lenguerrand E, et al. Preoperative widespread pain sensitization and chronic pain after hip and knee replacement: a cohort analysis. Pain 2015; 156: 47−54.

第九章

骨关节炎疼痛：
从病理生理学到临床特征

瑟奇·佩罗特

在欧洲，20%的慢性疼痛是由骨关节炎（OA）引起的[45]，疼痛是OA的主要症状。此外，由OA引起的疼痛被认为是典型的慢性疼痛病症，并且在新型止痛药的开发中被看作是主要的临床研究案例。

公元前420年，古希腊医师希波克拉底提出了风湿理论，认为关节疼痛是人的大脑使然。当大脑向下半身输送了更多体液引起臀部疼痛，最终疼痛扩散至各个关节[23]。这一原理在21世纪神经科学中被重新提及，具体描述为神经系统在关节疾病中的影响。

疼痛是骨关节疾病普遍存在的一个病症[27]，在骨关节炎中更甚，甚至比关节僵硬、失调更加普遍。OA发病率逐年增加，大多数是与人的年龄和体重有关。出乎意料的是，与炎症和免疫系统研究相比，关节疼痛病理生理学在很长的一段时间内并没有被广泛研究。OA一度被看作典型的疼痛病症，临床医生期望疼痛成为一个身体预警信号，警示病患的关节退化强度[14]。针对OA，大多数研究者致力于研究关节的组织及退化强度，而不是把更多精力集中在研究疼痛上。但是我们会发现疼痛本身可能带有神经病理因素，并且疼痛并不是一个稳定的持续的病症[47]。

当前，OA病理生理学成为研究者的一个研究课题。我们会发现，在其他临床疼痛病症中OA病理生理学包含以下4个进程：

- 转换：特定感觉器官将由疼痛刺激引发的（机械的、热能的、化学的）能量转化为电能。

- 传播：通过特定的路径从神经末梢到神经中枢（脊髓到大脑）。
- 大脑皮质区域的感知。
- 大脑和脊柱组织通过抑制或者促进的方法进行调制，此现象尤为关键，既可以减少疼痛感知，又可以使慢性疼痛时间上得于改善。

我们可以发现OA是一个复杂的病症现象，包含了边缘以及中枢的系统，并受心理[18]和基因[56]等多个因素影响。近来关于神经成像的研究使这个系统认识得以改善，不久的将来也将会找到新的治疗控制方法。

实验性疼痛模型：骨关节炎疼痛有实验模型吗？

针对OA疼痛研究，或针对其他疼痛病症研究，研究者用动物作为研究模型，并且尽可能地使动物病症趋向于人体病症。事实上，大多数针对OA疼痛的研究是通过研究炎症病症模型（特别是关节炎），比照关节炎以及动物研究的数据来进行的。与OA疼痛相似，已经提出OA多个病症模型。这些病症模型起初不是用于分析动物的疼痛感知，而是用于分析结构性关节变化。目前，少数病症模型被用于十字韧带切断、半月板切除术以及单碘乙酸注射[39, 62]后疼痛的行为表现。然而，最常见的慢性关节疼痛动物病症模型是炎症模型，如弗氏佐剂注射[15]。

评估动物的疼痛表现的实验测试大多数以机械刺激为代表，如兰德尔和塞利托测试[49]，或热性刺激，如将动物的后爪浸到不同温度的水中。而其他测试则是通过观察自发性行为表现进行的：运动、扭动……所有动物研究都是有局限的，不能与人相提并论，很多动物研究发现也不能完全运用在人身上。

关节的神经解剖学和骨关节炎疼痛的外周机制

关节疼痛的起源很长一段时间不为人所知。1945年，大卫发表了

第一篇有关关节疼痛实验的研究，指出滑膜对压力不敏感，但是滑膜针穿会引起弥漫性关节内疼痛[16]。1950年，克里格林和萨默尔[34]对一些膝盖里面穿针疼痛患者进行研究，研究显示滑膜对针刺不敏感，但滑膜和韧带对疼痛很敏感。

免疫染色证实了关节神经分布的种类[38]。滑膜、韧带、半月板、骨膜和软骨下骨主要由髓鞘和无髓鞘纤维组成的密集网状神经支配。滑膜主要由无髓鞘纤维支配，尽管软骨没有神经支配[22]。

关节中有4种受体[38]。Ⅰ型和Ⅱ型受体是微粒器官（帕奇尼受体、高尔基体、鲁菲尼受体），它们位于人的滑膜、韧带、半月板位置，而滑膜不存在此受体。有一种机械感觉器官，它们对压力和牵引敏感，通过髓鞘纤维传递信息。Ⅲ型感受器，它们由小的A髓鞘纤维组成，位于韧带表面，并且充当高阈值的机械感受器，回应强烈的机械刺激，并在较低程度上回应热刺激。

Ⅳ型受体也称为多模受体，它由无髓鞘C纤维的自由终端组成，是所有关节组织中最重要的感受器，但是，它在软骨中不存在。它们通常处未激活状态，因而被称为多模受体。在病理状态下（如炎症状态）此类受体会被机械能、热能、化学刺激激活。Ⅲ型受体和Ⅳ型受体与关节病变产生的疼痛有关。在关节内压力增强以及化学局部变化时，它们会变得敏感。

转导：骨关节炎的外周刺激及受体

关节中超过80%的纤维是无髓鞘纤维，它们均匀地分布在C纤维和交感神经纤维之间[9, 38]。

机械刺激引起关节疼痛

机械疼痛是OA一个重要的组成部分。就正常的关节而言，关节内的压强介于2～10 mmHg[37]。当有炎症或者关节病变时，压强会上升至20 mmHg。软骨损伤可能会导致软骨下骨高压[55]。在关节中存在特定的会被机械激活的受体[29]。

炎症刺激导致骨关节炎

在关节中，特别在OA中，炎症伴随着磷脂酶、环加氧酶、白三烯、自由基和一氧化碳[33]的释放会导致机械疼痛。

关节受体及疼痛介质

在关节中，C纤维也被称为肽能，具体表现为NGF（神经元生长因子）TrKA受体，三磷酸腺苷P2X3受体，以及GDNF受体（神经胶质衍生神经营养因子）。这些介质是P物质、降钙素基因肽、神经肽Y，以及除软骨以外的其他关节组织中的VIP[41]。NGF是C纤维的一个重要组成部分，在关节疼痛中扮演着重要角色[3, 57]，目前被确定为新生物治疗的目标。

近期，在针对关节的研究中发现受体在神经疼痛中扮演着重要的角色：TRPV受体存在于许多关节组织中，并且被确定为降低抑制机制的目标。

抛开疼痛受体不说，其他关节受体可能会存在于关节疼痛机制中，并且可以作为镇痛治疗的假定目标：阿片受体以大麻素的形式存在于关节中[43]并随着炎症的加重而增加。这一点使吗啡运用于治疗关节疼痛成为可能。

疼痛的传输：从外周到大脑

疼痛有一套复杂的病理特征。在OA中，最新研究证明了中央机制的重要性。中央机制的疼痛感官作用被一次次证明。当给前胫骨肌注射生理盐水后，膝关节炎患者明显感觉到疼痛加重并且扩散[4]。

事实上，可能存在不同阶段的外周和中央机制：外周机制在早期，而中央机制在稍晚时期的慢性阶段[2]。外周和中央系统的相互作用提示在OA疼痛需要存在一般可塑性疼痛系统。而这种可塑性由不同因素决定（如情绪因素）。

骨关节炎疼痛中的大脑激活

近期的研究表明不同种类的疼痛可能与大脑区域中一些激活有关：

自发性疼痛可能主要与情绪状态有关的大脑中前期边缘皮质有关。反过来，系统性疼痛可能与体感疼痛处理区域有关。

大脑敏化以及更改

在最近 OA 方面的研究证明了 OA 慢性疼痛患者的大脑存在激活以及大脑的容积更改。一些研究探究了大脑的激活并证实了 OA 疼痛，作为最慢性的疼痛病症，它与中枢敏化有关。临床上，与关节疼痛相关的中枢敏化会引发刺激疼痛，但是当前刺激物不会引发大面积的疼痛激活以及长时间的疼痛（触痛）[2]。骨关节炎的中枢敏化已经被定量感官检查（QST）以及磁共振成像（MRI）所证实[24]。更多最近的研究分析了大脑容量，尤其在一些区域，发现了一些脑灰质的更改：因为在某种慢性疼痛的状态下，OA 与脑灰质的减少息息相关[50, 52]，但是这种减少可能不会是永久性的，因为脑灰质在有效的臀部以及膝盖手术之后的 6~9 个月会再生。

骨关节炎痛感与关节损害的关系

无论是对于患者，还是对于医生来说，关于 OA 一个经久不衰的问题就是疼痛和关节退化之间的关联性。许多患者和他们的医生认为疼痛是由于关节退化引起的，痛感越强烈说明关节病变程度越高。

队列研究证实了骨关节炎中疼痛剧烈程度和关节病变程度之间的关系很小。在一个包含两个队列的研究中（MOST 和 Framingham 队列，Neogi 等人[44]）显示比起疼痛和骨赘的关联性来说，疼痛与关节间隙缩小的关联性更强。研究也发现只有高程度的关节损伤会造导致高程度的疼痛。一项更精确的研究，通过对磁共振成像手段对所有的关节组织进行研究，旨在探究哪一个组织变化与 OA 有直接联系[59]。作者证实了滑膜炎和骨髓浮肿是导致疼痛最主要的组织变化，而骨赘、骨囊肿、半月板变化、韧带撕裂与骨关节炎疼痛无关。总之，从个人角度来说，针对这个问题的答案是关节损伤与疼痛没有关系。

第九章　骨关节炎疼痛：从病理生理学到临床特征　　**127**

骨关节炎疼痛的临床表现

极少的文献有描述过骨关节炎的疼痛范畴，并对于这种范畴共识之处也少之又少[5]。OA中的疼痛强度目前被数据和视觉模拟评分所评估，以此来评估出它的强度[25]。麦吉尔疼痛问卷有两种不同分量表——知觉上的和情感上的，这可能适用于区分这两种元素，并且被患有臀部以及膝盖骨关节炎的患者所证实[19]。

一些作者针对膝盖OA[60]以及患者对膝盖骨关节炎的看法[31]所分析出9种疼痛感。国际骨关节炎研究会以及风湿病治疗措施针对OA疼痛方面调查出几种程度，并且提出了一种新的调查问卷ICOAP，其中包括疼痛强度、疼痛频率，以及对心情、睡眠和生活质量的影响[26]。此项研究是通过对患有臀部以及膝关节炎的患者优先关注，从而对如疼痛典型特征的变化进行研究。这类研究的作者定义了两种特别的OA的疼痛状况，这与伴随着间歇性的强度疼痛并对生活质量有着最大影响的OA进程相关。尽管在这一章节提到并描述了几种疼痛，但是这些描述并不是专门用来定义OA疼痛表型的，因为它们已经被用来定义神经性疼痛。针对这种情况，我们已经研发出一种骨关节炎疼痛的定性分析新的调查问卷（OASIS），用来描绘骨关节炎的疼痛性质，未来也会帮助我们去定义不同的OA疼痛表型。

骨关节炎疼痛的神经病理特征及敏化

最近，研究人员通过不同的问卷（如疼痛检测和利兹评估神经病征及症状）对OA疼痛的神经病理特征进行研究。大多数研究得出的结论是，在1/3的OA疼痛患者中发现了神经病理成分[17]。有的学者还发现它可能与中枢敏化有关[42]。这些神经病理特征与高强度评分有关，并且是降低生活质量的重要因素。其他作者发现神经病理特征与半月板病变有关[51]。通过研究实验证明，在一些患者中，OA是一种神经病理疼痛。事实上，神经性疼痛被归类为由躯体感觉神经系统的病变而引起的疼痛。通过关节内的外周神经损伤直接神经病痛会导致OA膝关节疼痛，但目前还没有测试可以确定关节疼痛路径的神经病性病痛。在OA特征的一个横断面研究中，作者发现它与膝关节手术和神经性症状的既往病史有关，研究表明一些NP样症状可能是由神经损伤引起的。尽管有几种症状可能提示神经病理机制，但仍然不确定哪种问卷或哪种截止值在确定OA中的神经病理性疼痛机制方面最为准确。在所有病例中，在骨关节疼痛中观察到的中枢处理机制可能增加疼痛严重程度并导致与神经损伤或关节损伤相关的重叠疼痛程度。

最近，疼痛评估已经整合出了更全面的测量方法（如QST）。在骨关节炎中，一些研究分析了疼痛阈值和不同刺激的疼痛感官[54]，并确认了中枢敏化的作用[61]。

骨关节炎疼痛的影响因素

OA疼痛一个主要的特征就是在患有OA疼痛时的活动量。运动会加重疼痛，但是锻炼又是OA的非药物学治疗方法。因此，运动类型需要慎重考虑[32]。

疼痛是一种根据OA[48]的疼痛点有着多种应对策略的主观体验。比起其他疼痛，OA患者所遭受的疼痛更多。根据年龄、性别和国别的不同[58]，气候条件会影响OA的疼痛敏感程度。

如更年期，激素变化可能会导致疼痛的增加[10]。维生素D缺乏症被认为是疼痛发作的假定因素，但并未在前瞻性研究[40]中得到证实。遗传因素，以及膝关治疗膝关节炎时用于止痛时的吗啡用量都会影响疼痛程度。

最后，在患者管理中[20]，OA是一种疼痛和情绪困扰交互影响的疾病，这一点在患者管理中应得到重视。

总结

骨关节疼痛存在着一套复杂的病理生理学，和骨关节炎相关又有区别。在这种病理现象中，关节与大脑同其他调节系统一样重要。最近，疼痛医生和风湿病学家分享了他们的研究，以便更好地理解OA的主要症状。这使得多重机制得到更好地描述。在治疗OA时，为了更好地对患者进行管理，所有机制都要考虑到位，在特定镇痛治疗的研究中也要纳入考虑范围。

公开声明

近5年，作者从Pfizer、Lilly、Grunenthal、Astellas、Sanofi、BMS以及Roche获得咨询费。

（唐顺松　译；沈荞津　校）

参考文献

[1] Ahmed M, Bjurholm A, Schultzberg M, et al. Increasedlevels of substance P and calcitonin gene-related peptide in rat adjuvant arthri-tis: a combined immunohistochemical and radioimmunoassay analysis. ArthritisRheum 1995; 38: 699-709.

[2] Arendt-Nielsen L, Nie H, Laursen MB, et al. Sensitization in patients with painful knee osteoarthritis. Pain2010; 149: 573-581.

[3] Ashraf S, Mapp PI, Burston J, et al. Augmentedpain behavioural responses to intra-articular injection of nerve growth factor in two animal models of osteoarthritis. Ann Rheum Dis 2013; 73: 1710-1718.doi: 10.1136/annrheumdis-2013-203416.

[4] Bajaj P, Bajaj P, Graven-Nielsen T, et al. Osteoarthritis and its association with muscle hyperalgesia: an experimental controlled study. Pain 2001; 93: 107-114.

[5] Bellamy N, Sothern RB, Campbell J. Rhythmic variations in pain perception inosteoarthritis of the knee. J Rheumatol 1990; 17: 364-372.

[6] Burckhardt C. The use of the McGill Pain Questionnaire in assessing arthritispain. Pain 1984; 19: 305-314.

[7] Calvino B, Crepon-Bernard MO, Le Bars D. Parallel clinical and behavioural studies of adjuvant-induced arthritis in the rat: possible relationship with "chronicpain." Behav Brain Res 1987; 24: 11-29.

[8] Casey KL, Dubner R. Animal models of chronic pain, scientific and ethical issues. Pain 1989; 38: 249-252.

[9] Catre MG, Salo PT. Quantitative analysis of the sympathetic innervation of therat

knee joint. J Anat 1999; 194: 233-239.
[10] Cauley JA, Kwoh CK, Egeland G, et al. Serum sex hormones and severity of osteoarthritis of the hand. J Rheumatol 1993; 20: 1170-1175.
[11] Cedraschi C, Delézay S, Marty M, et al. "Let's talk about OA pain": a qualitative analysis of the perceptions of people suffering from OA. Towards the development of a specific painOA-related questionnaire, the Osteoarthritis Symptom Inventory Scale (OASIS).PLoS One 2013; 8: e79988.
[12] Chou W, Yang L, Lu H. Association of mu-opioid receptor gene polymorphism(A118G) with variations in morphine consumption for analgesia after total kneearthroplasty. Acta Anaesthesiol Scand 2006; 50: 787-792.
[13] Chu KL, Chandran P, Joshi SK, et al. TRPV1-relatedmodulation of spinal neuronal activity and behavior in a rat model of osteoarthritic pain. Brain Res 2011; 1369: 158-166.
[14] Claessens AAMC, Schouten JSAG, Van den Ouweland FA, et al. Doclinical findings associate with radiographic osteoarthritis of the knee? AnnRheum Dis 1990; 49: 771-774.
[15] Coderre TJ, Wall PD. Ankle joint urate arthritis (AJUA) in rats. An alternative animal model of arthritis to that proposed by Freund's adjuvant. Pain 1987: 379-393.
[16] Davies DV. Anatomy and physiology of diarthrodial joints. Ann Rheum Dis1945; 5: 29-35.
[17] Dimitroulas T, Duarte RV, Behura A, et al. Neuropathic pain inosteoarthritis: a review of pathophysiological mechanisms and implications fortreatment. Semin Arthritis Rheum 2014; 44: 145-154.
[18] Edwards RR, Bingham CO III, Bathon J, et al. Catastrophizing and pain in arthritis, fibromyalgia, and other rheumatic diseases. ArthritisRheum 2006; 55: 325-332.
[19] Gandhi R, Tsvetkov D, Dhottar H, et al. Quantifying the pain experience in hip and knee osteoarthritis. Pain Res Manag 2010; 15: 224-228.
[20] Goldenberg D. The interface of pain and mood disturbances in the rheumaticdiseases. Semin Arthritis Rheum 2012; 40: 15-31.
[21] Graven Nielsen T, Arendt Nielsen L. Peripheral and central sensitisation in musculoskeletal pain disorders: an experimental approach. Curr Rheumatol Rep 2002; 4: 313-321.
[22] Grigg P. Properties of sensory neurons innervating synovial joints. Cells Tissues Organs 2001; 169: 218-225.
[23] Grossman BJ. Rheumatoid arthritis from prehistory to Hippocrates. Proc InstMed Chic 1966; 26: 114-115.
[24] Gwilym SE, Keltner JR, Warnaby CE, et al. Psychophysical and functional imaging evidence supporting the presence of central sensitization in a cohort of

osteoarthritis patients. Arthritis Rheum2009; 61: 1226−1234.
[25] Hawker G, Mian S, Kendzerska T. Measures of adult pain. Arthritis Care Res2011; 63: S240−252.
[26] Hawker GA, Davis AM, French MR, et al. Development and preliminary psychometric testing of anew OA pain measure: an OARSI/OMERACT initiative. Osteoarthritis Cartilage2008; 16: 409−414.
[27] Hawley DJ, Wolfe F. Pain, disability and pain/disability relationships in sevenrheumatic disorders: a study of 1,522 patients. J Rheumatol 1991; 18: 1552−1527.
[28] Hefti FF, Rosenthal A, Walicka PA, et al. Novel class of pain drug based on antagonism of NGF. Trends Pharmacol Sci2005; 27: 85−91.
[29] Heppelmann B, McDougall JJ. Inhibitory effect of amiloride and gadolinium onfine afferent nerves in the rat knee: evidence of mechanogated ion channels injoints. Exp Brain Res 2005; 167: 114−118.
[30] Imamura M, Imamura ST, Kaziyama HH, et al. Impact of nervous system hyperalgesia onpain, disability, and quality of life in patients with knee osteoarthritis: a controlledanalysis. Arthritis Rheum 2008; 59: 1424−1431.
[31] Jinks C, Ong BN, O'Neill T. "Well, it's nobody's responsibility but my own." Aqualitative study to explore views about the determinants of health and prevention of knee pain in older adults. BMC Public Health 2010; 10: 148.
[32] Juhl C, Christensen R, Roos EM, et al. Impact of exercise typeand dose on pain and disability in knee osteoarthritis: a systematic review andmeta-regression analysis of randomized controlled trials. Arthritis Rheumatol 2014; 66: 622−636.
[33] Karsdal MA, Woodworth T, Henriksen K, et al. Biochemicalmarkers of ongoing joint damage in rheumatoid arthritis—current and futureapplications, limitations and opportunities. Arthritis Res Ther 2011; 13: 215.
[34] Kellgren JH, Samuel EP. The sensitivity and innervation of the articular capsule.J Bone Joint Surg (Br) 1950; 32: 84−92.
[35] Lam FY, Ferrel WR. Inhibition of carageenan induced inflammation in the ratknee joint by substance P antagonist. Ann Rheum Dis 1989; 48: 928−932.
[36] La Porta C, Bura SA, Aracil-Fernández A, et al. Role of CB1 and CB2 cannabinoid receptors in the development of joint pain induced bymonosodium iodoacetate. Pain 2013; 154: 160−174.
[37] Levick JR. An investigation into the validity of subatmospheric pressure recordings from synovial fluid and their dependence on joint angle. J Physiol1979; 289: 55−67.
[38] Mapp PI. Innervation of the synovium. Ann Rheum Dis 1995; 54: 398−403.
[39] Mapp PI, Sagar DR, Ashraf S, et al. Differences in structural and pain phenotypes in the sodium monoiodoacetateand meniscal transection models of osteoarthritis. Osteoarthritis Cartilage2013; 21: 1336−1345.

[40] McAlindon T, LaValley M, Schneider E, et al. Effect of vitamine D supplementation on progression of kneepain and cartilage volume loss in patients with symptomatic osteoarthritis: a randomized controlled trial. JAMA 2013; 9: 155-162.

[41] McDougall JJ, Watkins L, Li Z. Vasoactive intestinal peptide (VIP) is a modulatorof joint pain in a rat model of osteoarthritis. Pain 2006; 123: 98-105.

[42] Moreton BJ, Tew V, das Nair R, et al. Painphenotype in patients with knee osteoarthritis: classification and measurement properties of painDETECT and self-report Leeds assessment of neuropathic symptoms and signs scale in a cross-sectional study. Arthritis Care Res(Hoboken) 2015; 67: 519-528.

[43] Mousa SA, Straub RH, Schäfer M, et al. Beta-endorphin, Met-enkephalin andcorresponding opioid receptors within synovium of patients with joint trauma,osteoarthritis and rheumatoid arthritis. Ann Rheum Dis 2007; 66: 871-879.

[44] Neogi T, Felson D, Niu J, et al. Association between radiographic features of knee osteoarthritis andpain: results from two cohort studies. BMJ 2009; 339: b2844.

[45] O'Brien T, Breivik H. The impact of chronic pain: European patient's perspectiveover 12 months. Scand J Pain 2012; 3: 23-29.

[46] Parks EL, Geha PY, Baliki MN, et al. Brain activity for chronic knee osteoarthritis: dissociating evoked pain from spontaneous pain.Eur J Pain 2011; 15: 843.

[47] Peat G, McCarney R, Croft P. Knee pain and osteoarthritis in older adults: a review of community burden and current use of primary health care. Ann RheumDis 2001; 60: 91-97.

[48] Perrot S, Poiraudeau S, Kabir-Ahmadi M, et al. Correlates of pain intensity in men and women with hip and knee osteoarthritis. Results of a national survey: The French ARTHRIX study. Clin J Pain 2009; 25: 767-772.

[49] Randall LO, Selitto JJ. A method for measurement of analgesic activity on inflamed tissue. Arch Int Pharmacodyn Ther 1957; 111: 409-419.

[50] Rodriguez-Raecke R, Niemeier A, Ihle K, et al. Brain gray matterdecrease in chronic pain is the consequence and not the cause of pain. J Neurosci 2009; 29: 13746-13750.

[51] Roubille C, Raynauld JP, Abram F, et al. The presence of meniscal lesionsis a strong predictor of neuropathic pain in symptomatic knee osteoarthritis: across-sectional pilot study. Arthritis Res Ther 2014; 16: 507.

[52] Ruscheweyh R, Deppe M, Lohmann H, et al. Pain is associated with regional grey matter reduction in the generalpopulation. Pain 2011; 152: 904-911.

[53] Stein C, Comisel K, Haimerl E, et al. Analgesic effect of intraarticular morphine after arthroscopic knee surgery.N Engl J Med 1991; 325: 1123-1126.

[54] Suokas AK, Walsh DA, McWilliams DF, et al. QST in painful osteoarthritis: a systematic reviewand meta-analysis. Osteoarthritis Cartilage 2012; 20: 1075-1085.

[55] Taljanovic MS, Graham AR, Benjamin JB, et al. Bone marrow edema pattern

in advanced hip osteoarthritis: quantitative assessment with magnetic resonance imaging and correlation with clinical examination, radiographic findings, and histopathology.Skeletal Radiol. 2008; 37: 423-431.
[56] Thakur M, Dawes JM, McMahon SB. Genomics of pain in osteoarthritis. Osteoarthritis Cartilage. 2013; 21: 1374-1382.
[57] Thompson SWN, Dray A, McCarson KE, et al. Nerve growthfactor induces mechanical allodynia associated with novel A fibre-evoked spinal reflex activity and enhanced neurokinin-1 receptor activation in the rat. Pain1995; 62: 219-232.
[58] Timmermans EJ, van der Pas S, Schaap LA, et al.Self-perceived weather sensitivity and joint pain in older people with osteoarthritis in six European countries: results from the European Project on OSteo Arthritis (EPOSA). BMC Musculoskelet Disord 2014; 15: 66.
[59] Torres L, Dunlop DD, Peterfy C, et al. The relationship between specifictissue lesions and pain severity in persons with knee osteoarthritis. OsteoarthritisCartilage 2006; 14: 1033-1040.
[60] Woolhead G, Gooberman-Hill R, Dieppe P, et al. Night pain in hip and kneeosteoarthritis: a focus group study. Arthritis Care Res (Hoboken) 2010; 62: 944-949.
[61] Wylde V, Palmer S, Learmonth I, et al. Test-retest reliability of quantitative sensory testing in knee osteoarthritis and healthy participants. OsteoarthritisCartilage 2011; 19: 655-658.
[62] Zhang RX, Ren K, Dubner R. Osteoarthritis pain mechanisms: basic studies inanimal models. Osteoarthritis Cartilage 2013; 21: 1308-1315.

第十章

运动疗法：
膝骨关节炎疼痛的一种重要缓解方法

瑟伦·T.斯科，拉斯·阿伦特-尼尔森，埃娃·M.鲁斯

膝关节疼痛的常见原因之一就是骨关节炎（OA），也是世界范围内功能性残疾的重要致病原因之一。在过去20年中，女性的膝骨关节疼痛的患病率增加1倍，在男性中增加2倍[9]，预计今后还会大幅度增加。由于目前还没有治愈膝骨关节炎的方法，目前治疗重点是改善症状和防止疾病的进一步发展。

国际骨关节炎研究协会（OARSI）[7]等国际组织的建议反映出，根据过去25年的研究成果，该疾病的管理正在向早期治疗和预防方向转变。OARSI建议为所有膝骨关节炎患者提供一线治疗，包括教育、运动疗法和减肥（如果需要的话），而如果一线治疗不能充分地缓解疼痛[7]，则可以加入其他非手术治疗（二线治疗），如护膝支撑和止痛药。只有在剂量和疗程足够的综合性非手术治疗之后，才应考虑外科治疗（三线治疗；图10-1）[10]。

本章介绍了治疗膝骨关节炎疼痛和残疾的运动疗法，重点介绍运动疗法在膝骨关节炎严重程度的各个阶段减轻疼痛和改善功能的作用。此外，本章将涵盖对成功缓解疼痛和从运动治疗中改善功能的重要问题，以及导致膝骨关节炎患者疼痛减轻的潜在机制。最后，本章将讨论运动疗法与其他非手术治疗相结合的效果，以及在临床实践中实施治疗建议时面临的挑战和可能的解决方案。

第十章　运动疗法：膝骨关节炎疼痛的一种重要缓解方法　　**135**

关节疼痛

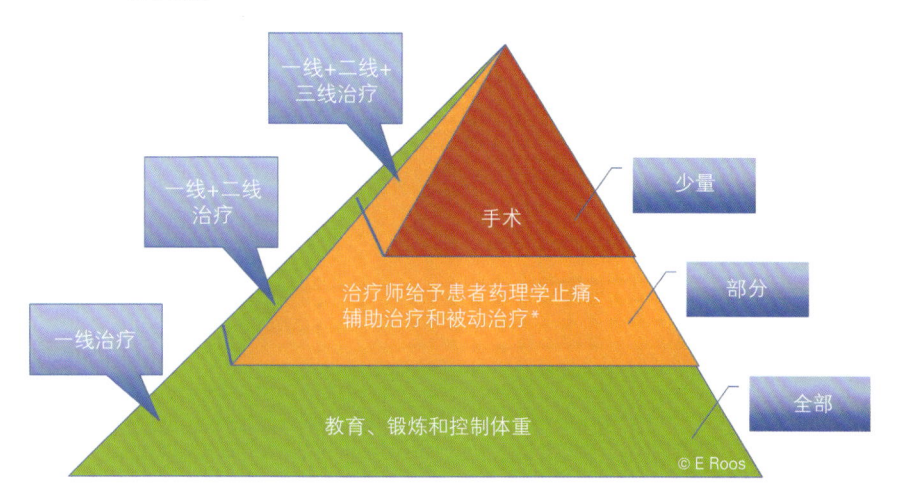

一线+二线+三线治疗

一线+二线治疗

一线治疗

手术

治疗师给予患者药理学止痛、辅助治疗和被动治疗*

教育、锻炼和控制体重

少量

部分

全部

© E Roos

图 10-1　骨关节炎治疗金字塔。所有患者均应该接受一线治疗，而只有一些患者需要二线治疗，而更小比例的患者需要三线治疗。*被动治疗是指由治疗师提供的不需要患者积极努力的手动治疗、针灸治疗和其他治疗。只有一线治疗不足以控制或减轻症状，才应考虑二线治疗以及之后的三线治疗（来自鲁斯和尤勒[10]）

运动疗法对疼痛和功能的影响

与其他几种慢性疾病一样，有充分证据证明运动疗法对患者症状缓解有益。根据在过去25年中进行的大约50项随机对照试验（RCT）积累的证据，今后的试验不太可能改变关于运动疗法能有效减轻膝骨关节炎患者疼痛和改善功能的结论[6]。图10-2给出了一些最常用的一线和二线治疗的随机对照试验[6,7]改善疼痛和功能的Meta分析的效应值。尽管已经采用了不同的控制疗法，但运动疗法似乎是所有非手术治疗中减轻疼痛和改善功能最有效的方法[6,7]。与最常见的止痛药对乙酰氨基酚（扑热息痛）和非甾体抗炎药（NSAID）相比，运动疗法在减轻疼痛方面的效果要高出2～3倍[6,7]。同时，对乙酰氨基酚和非甾体抗炎药都会增加发生严重不良反应的风险[7]，而与运动疗法有关的不良反应，如迟发性肌肉酸痛、疼痛和肿胀，即使在重度膝骨关节炎[1,20]患者中也是罕见的、轻微的和暂时性的。这突出了运动疗法治疗膝骨关节炎的

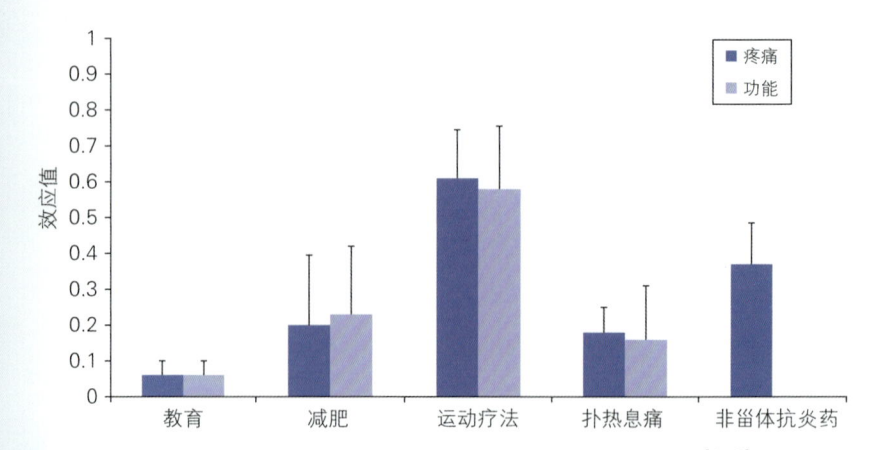

图 10-2 治疗膝骨关节炎的效应值[基于随机对照试验（RCT）[6, 7]的 Meta 分析]。较大的效应值[标准化平均差（SMD）]表明更大的效应。SMD 的临床解释为：≥0.2 为效应小，≥0.5 为效应中等，≥0.8 为效应大。误差限表示 95%CI 上限

可行性和重要性。

疾病严重程度与运动疗法

症状（疼痛）和 X 线片显示的骨关节炎严重程度之间的差异在人群样本中得到了很好的证实和最大的证明。以前的研究已经证明，通过 X 线片来评估骨关节炎的严重程度时，运动疗法[6]和其他非手术疗法[12]的止痛效果都是相似的。同样，运动疗法对于可进行全膝关节置换术（TKR）的中、重度症状性膝骨关节炎患者的疼痛缓解也是可行和有效的[16, 19]，并且基础膝关节疼痛与运动疗法的缓解程度无关[6]。最近一项对符合 TKR 标准的膝骨关节炎患者进行的高质量随机对照试验表明，与非手术治疗（神经肌肉锻炼、教育、饮食、鞋垫和止痛药）相结合，TKR 在改善疼痛和功能方面更有效，但与非手术治疗相比有更严重的不良反应[16]。然而，随机接受非手术治疗的患者有临床相关的疼痛缓解，74%的患者在 1 年内未接受 TKR 治疗[16]。这些发现突出了非手术治疗包括运动疗法在治疗膝骨关节炎患者在疾病严重程度的所有阶段的潜能。由于膝骨关节炎可以从临床标准诊断，而且由于只有

0.5%的膝关节X线片显示治疗改变的病理[17]，无论X线片和症状性骨关节炎显示的严重程度如何，临床医生都可以自信地推荐患者进行运动疗法。

运动疗法的获益与患者特点和运动类型的关系

已发布的关于膝骨关节炎运动治疗的大约50个随机对照试验中，运动治疗方案已经被广泛应用[6]。一般来说，这些运动治疗方案可分为三大类：有氧训练（着重于改善心肺健康）、抗阻训练（着重于提高肌肉力量）和能力训练（着重于提高特定活动的能力）。这些总体类型的运动疗法显示出相似的效应值［标准化平均差（SMD）］，分别为有氧训练0.67和0.56、抗阻训练0.62和0.60、能力训练0.48和0.56，以改善疼痛和功能。重要的是要认识到，这并不意味着在治疗单个患者时，运动类型的选择不那么重要，因为有几项研究已经确定了膝骨关节炎患者的亚组从一种运动疗法中受益比另一种更多。其中一个例子来自最近的一项随机对照试验的探索性分析，其结果显示，可明显观察到内翻延伸（在步态阶段膝关节内翻畸形的动态恶化或突然发作）和非肥胖患者在神经肌肉训练中的疼痛改善更多，该训练的目的是改善关节的功能稳定性而不是加强股四头肌。另一方面，肥胖患者更多地受益于股四头肌训练[3]。识别更有可能受益于特定治疗的患者亚组是当前骨关节炎研究的一个主要焦点，其目的是根据患者的具体特点开展个体化治疗，从而进一步提高个体化治疗效果。

虽然每周3次或3次以上的运动治疗对改善疼痛（而非功能）比每周少于2次更有效，但运动治疗的强度和持续时间似乎对膝骨关节炎患者的治疗效果影响不大[6]。然而，我们可以合理认为，足够的运动量（由频率、强度和持续时间来定义）和随着时间推移而增加的进展水平对于运动疗法的最佳效果是非常重要的。

监督运动治疗的次数对结果很重要。一项Meta分析的结果表明，12次或更多的监督治疗在改善疼痛（SMD：0.46 vs. 0.28）和功能（SMD：0.45 vs. 0.23）[4]方面几乎是少于12次治疗的2倍[4]。最近，另一项 Meta 分析证实了这一点：通过更多监督的运动疗法，可以提高疼痛减轻的效果[6]。持续的监督和反馈是很重要的，这不仅是因为患者在更多的监督期内取得了更大的进步，而且也是因为与物理治疗师的互动中包含了教育因素。

坚持运动疗法：长期改善疼痛和功能的关键因素

由于膝骨关节炎疼痛患者的运动量—反应关系，坚持被强调为运动疗法治疗成功的最重要的组成部分之一[20]。同时，运动疗法的有益效果是短暂的，只有在患者继续运动的情况下才能持续。因此，对患者进行适当的教育是非常重要的。尽管效应值很小（图10-2）[7]，可以通过测量疼痛和功能来解释（测量疼痛和功能，而不是坚持治疗、焦虑、自我效能等方面的教育效果），但教育是治疗的一个重要方面，因为患者在治疗膝骨关节炎疼痛和残疾方面起着关键作用。只有当患者承诺积极参与治疗时，运动疗法（以及其他要求患者积极主动的治疗）才会有益处。因此，同时教育患者有关膝骨关节炎的症状和危险因素、疼痛机制和病因、自助工具，以及慢性病如骨关节炎需要终生持续治疗的重要性，对于坚持和长期缓解疼痛和改善功能至关重要。

让患者参与一个共享的决策过程是至关重要的。为了确保高度遵守，在运动治疗计划的启动阶段，应该确定和解决潜在障碍和促进患者锻炼。此外，为了提高长期坚持性，应将锻炼纳入患者的日常生活，同时进行监督运动治疗，以便进行监测运动的进展，以及管理任何与锻炼和身体活动有关的担心。

最近，基于网络的应用程序已经被开发，使运动疗法能够自我监督，甚至由智能计算机系统或物理治疗师输入根据患者或来自患者的特定特征或使用视频会议进行调整。基于网络的应用程序很可能在未来会越来越受欢迎，其作为定期面对面监督运动疗法的补充，可以提高对运动的坚持性，有着很好的前景。然而，研究基于网络的运动疗法，并与面对面监督进行直接比较，以阐明网络运动疗法在膝骨关节炎治疗中的。

为什么运动疗法能减轻膝骨关节炎的疼痛?

虽然有很强的证据证明运动疗法对膝骨关节炎患者减轻疼痛和改善功能的作用[18],但关于运动疗法减轻疼痛的原因却知之甚少[11]。在该领域的论文的导言或讨论部分中经常会给出可能的解释,但很少有实际的证据来支持这些解释。图10-3描述了一些之前提出的影响膝骨关节炎患者运动疗法减轻疼痛的机制。最近的一项系统回顾试图根据个人研究中测量到的与疼痛和功能相关的生理机制找出运动疗法改善疼痛和功能的可能媒介因素[11]。根据大量的研究表明,与无变化或无结论性改变相比,上肢肌肉力量增加、伸展损伤减少和本体感觉改善是改善疼痛和功能的可能媒介因素[11]。

运动疗法与其他非手术治疗相结合,不仅可以减轻膝骨关节炎患者的膝关节疼痛,还可以减轻其他身体部位的疼痛。一项来自随机对照试

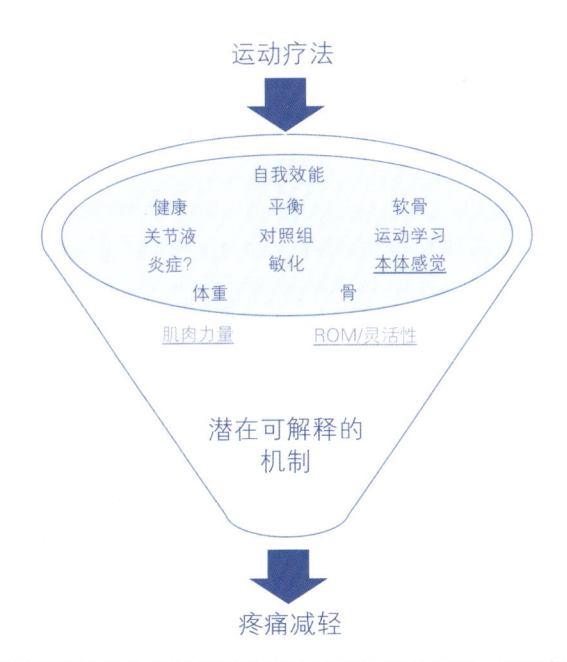

图10-3 可以解释膝骨关节炎患者运动疗法减轻疼痛的机制。其所描述的机制并不是详尽无遗的,但可以被认为是单独或结合其他机制来解释运动疗法减轻疼痛的潜在机制。有下划线的机制已被确定为运动疗法改善疼痛的可能媒介因素[11]。ROM:范围

验的预定义辅助分析表明，一组不符合全膝关节置换术资格的膝骨关节炎患者非手术治疗后导致疼痛的体位减少，非手术治疗后的疼痛程度比单独接受治疗的一组患者更轻[13]。这可能与运动疗法的全身抗炎作用和/或幸福感和其他社会心理机制的改善有关。在同一项研究中，作者研究了非手术治疗对致敏的影响，这是膝骨关节炎的一个重要的疼痛机制。在非手术治疗组，弥漫性膝关节疼痛的比例降低，同时膝关节疼痛强度比单纯接受信息组减轻得多。这种疼痛和致敏的同时改善表明，致敏可能是运动疗法改善疼痛的另一个解释机制。然而，这两组研究在其他措施方面都有所改进，反映了局部致敏［外周致敏：膝关节压力痛阈值（PPTs）]和中枢致敏（小腿和前臂PPTs），各组间无差异[13]。这使得致敏作为运动疗法对疼痛疗效的一种潜在的解释机制，需要进一步的研究。重要的是，由于非手术治疗还包括其他治疗方法，如患者教育、向患者传授疼痛机制以及如何处理疼痛，因此不能得出结论认为，这项研究的疗效仅仅基于运动疗法[13]。

最后，重要的是要认识到运动疗法对疼痛的改善可能不是由单一机制引起的，而应该被视为生理和社会心理机制之间的一种复杂的相互作用。同时，这些机制很可能在个别患者之间有所不同，再次强调运动疗法应根据患者的特点（例如，运动类型、强度和困难程度）个体化，例如在关于运动的一节中所描述的特征和与上述运动疗法的有益效果有关的患者特征。

运动疗法与其他非手术治疗对疼痛和功能的联合疗效

将运动疗法与其他推荐的非手术治疗相结合，可以进一步改善对疼痛和功能的疗效。虽然前两个随机对照试验已经调查了两种推荐疗法的长期疗效，并与膝骨关节炎患者的常规治疗相比较[5, 8]，但最近的随机对照试验结合了神经肌肉锻炼、教育、饮食、鞋垫和止痛药（从图10-1开始为推荐的一线和二线治疗），针对膝骨关节炎疼痛患者的需要和特点（如平卧膝关节运动、体重和疼痛强度）进行个体化治疗[14]。在治疗组中应用关节炎、饮食和活动促进试验联合运动疗法和减肥，其疼痛和功能改善分别为30%和24%[8]，而联合一线和二线治疗的研究发现，在长期随访（12个月）中治疗组在疼痛（36%）和功能（37%）方面有较大的改善[14]。通过联合运动疗法和教育的运动试验，对关节炎性膝关节疼痛的自我管理和应对进行了研究，结果发现，尽管干预后治疗组在疼痛和功能方面得到了明显改善，但这些改善在长期随访中并未持续[5]。调整后，在长期随访中，各组在功能上的平均差值在0～100分量表上约为5分[5]。联合一线和二线治疗的研究表明，在长期随访中疼痛和功能方面的疗效是持续的，各治疗组之间的功能差异可达2倍（调整后的差异在0～100分量表上为11.2分）[14]。作者建议，联合一线和二线治疗的这项研究的更大改善可以归因于在研究中给予的干预措施的差异，特别是足够运动量和时长的更集中的神经肌肉运动方案，以及运动疗法、教育和必要时以个性化方式提供的饮食、鞋垫和止痛药的结合。

在临床实践中实施运动疗法改善患者的疼痛和功能

尽管有强有力的证据支持运动疗法的疗效以及国际建议强调运动疗法作为一线治疗应用于疼痛性膝骨关节炎患者，但在临床实践中采用运动疗法的情况仍然不理想。一项系统回顾和Meta分析对使用质量指标评估骨关节炎护理质量的多项研究总结了根据指南接受适当护理的患者的百分比[2]，发现对于膝骨关节炎的非药物治疗只占36.1%（95%CI，27.8%～44.7%）。接受适当护理的患者人数如此之少，突出表明在临床实践中实施基于证据的膝骨关节炎治疗指南的举措对于促进人群中膝骨关节炎患者的高质量护理十分重要。然而，在临床实践中实施临床指南是现代卫生保健的一个主要问题，需要解决一系列障碍以确保成功实施。文献强调，要在临床实践中成功地开展研究，就需要一种适合具体目标群体和环境的综合方法。

丹麦于2013年制定了一项倡议，其目的是实施将膝关节和髋关节骨关节炎治疗纳入临床护理的临床指南[15]。这项倡议名为"为丹麦骨关节炎患者创造美好生活"（GLA：D），由3个部分组成：

1. 为期2天的物理治疗师课程,教导他们按照临床指南提供骨关节炎护理。
2. 对膝关节和/或髋关节骨关节炎症状患者进行8周的患者教育(共3次,每次90 min)和神经肌肉锻炼(12次监督运动治疗)。
3. 国家GLA:D登记册在基线、3个月和12个月的数据收集和评估结果(包括客观测量、治疗师报告和患者报告的结果)。

到目前为止,已有12 000多名膝关节和/或髋关节骨关节炎患者接受了GLA:D的教育和运动治疗。2015年的年度报告提供了到2015年12月31日为止登记的9 827名患者的结果,其中5 846名患者接受了3个月的随访,2 149名患者接受了12个月的随访[14]。与进行GLA:D之前相比,治疗3个月后,膝骨关节炎患者疼痛减轻28%,12个月后疼痛减轻28%。在此之前,56%的人因膝盖疼痛而使用止痛药(对乙酰氨基酚、非甾体抗炎药或类阿片),而治疗后只有37%的人在3个月后使用止痛药。此外,与劳动力市场有关的患者因膝盖或臀部疼痛而休病假的比例从进行GLA:D之前的30%降至进行GLA:D12个月后的20%[15]。虽然必须认识到数据来自登记处且没有对照组和严格的随机对照试验研究背景,但临床实践的结果是令人鼓舞的,并且具有很好的前景,该方案可以很容易地复制到其他国家,以提高疼痛性膝骨关节炎患者的护理质量。

结论

运动疗法是所有疼痛性膝骨关节炎的非手术治疗中最有效的治疗方法,无论其严重程度是否由关节退行性变和疼痛来评估。在教育的同时,应尽早为所有疼痛性膝骨关节炎患者提供运动疗法,以防止症状恶化。运动疗法应根据患者的特点(如体重、疼痛强度和膝关节平直运动）量身定做，并应实施提高长期坚持性的策略，以确保终生运动的继续。在临床实践中实施以证据为基础的运动疗法是未来卫生保健提高人群保健质量的关键挑战。通过采取适合具体目标群体和环境的综合办法，在全国范围内提供教育和锻炼举措，不但可以克服障碍，并成功地实施治疗膝骨关节炎的临床指导方针。

（崔玥 译；李晓龙 译图；沈翕津 校）

参考文献

[1] Ageberg E, Link A, Roos EM. Feasibility of neuromuscular training in patientswith severe hip or knee OA: the individualized goal-based NEMEX-TJR training program. BMC Musculoskelet Disord 2010; 11: 126.

[2] Basedow M, Esterman A. Assessing appropriateness of osteoarthritis care using quality indicators: a systematic review. J Eval Clin Pract 2015; 21: 782−789.

[3] Bennell KL, Dobson F, Roos EM, et al. The influence of biomechanical characteristics on pain and function outcomes from exercise in medial knee osteoarthritis and varus malalignment: exploratory analyses from a randomised controlled trial. Arthritis Care Res (Hoboken) 2015; 67: 1281−1288.

[4] Fransen M, McConnell S. Exercise for osteoarthritis of the knee. Cochrane Database Syst Rev 2008; CD004376.

[5] Hurley MV, Walsh NE, Mitchell H, et al. Long-term outcomes and costs of an integrated rehabilitation program for chronic knee pain: a pragmatic, cluster randomized, controlled trial. Arthritis Care Res (Hoboken) 2012; 64: 238−247.

[6] Juhl C, Christensen R, Roos EM, et al. Impact of exercise type and dose on pain and disability in knee osteoarthritis: a systematic review and meta-regression analysis of randomized controlled trials. Arthritis Rheumatol 2014; 66: 622−636. doi: 10 1002/art 38290.

[7] McAlindon TE, Bannuru RR, Sullivan MC, et al. OARSI guidelines for the non-surgical management of knee osteoarthritis. Osteoarthritis Cartilage 2014; 22: 363−388.

[8] Messier SP, Loeser RF, Miller GD, et al. Exercise and dietary weight loss in overweight and obese older adults with knee osteoarthritis: the Arthritis, Diet, and Activity Promotion Trial. Arthritis Rheum 2004; 50: 1501−1510.

[9] Nguyen US, Zhang Y, Zhu Y, et al. Increasing prevalence of knee pain and symptomatic knee osteoarthritis: survey and cohort data. Ann Intern Med 2011; 155: 725−732.

[10] Roos EM, Juhl CB. Osteoarthritis 2012 year in review: rehabilitation and outcomes. Osteoarthritis Cartilage 2012; 20: 1477−1483.

[11] Runhaar J, Luijsterburg P, Dekker J, et al. Identifying potential working mechanisms behind the positive effects of exercise therapy on pain and function in osteoarthritis; a systematic review. Osteoarthritis Cartilage 2015; 23: 1071−1082.

[12] Skou ST, Derosche CA, Andersen MM, et al. Nonoperative treatment improves pain irrespective of radiographic severity—a cohort study of 1,414 patients with knee osteoarthritis. Acta Orthop 2015; 86: 1−6.

[13] Skou ST, Rasmussen S, Laursen MB, et al. The efficacy of non-surgical treatment on pain and sensitization in patients with knee osteoarthritis: a pre-defined ancillary analysis from a randomized controlled trial. Osteoarthritis Cartilage 2016; 24: 108−116.

[14] Skou ST, Rasmussen S, Laursen MB, et al. The efficacy of 12 weeks non-surgical treatment for patients not eligible for total knee replacement: a randomized controlled trial with 1-year follow-up. Osteoarthritis Cartilage 2015; 23: 1465−1475.

[15] Skou ST, Roos EM. GLA: D Annual Report 2015. 2016; 3.

[16] Skou ST, Roos EM, Laursen MB, et al. A randomized controlled trial of total knee replacement. N Engl J Med 2015; 373: 1597−1606.

[17] Skou ST, Thomsen H, Simonsen OH. The value of routine radiography in patients with knee osteoarthritis consulting primary health care: a study of agreement. Eur J Gen Pract 2014; 20: 10−16.

[18] Uthman OA, van der Windt DA, Jordan JL, et al. Exercise for lower limb osteoarthritis: systematic review incorporating trial sequential analysis and network meta-analysis. BMJ 2013; 347: f5555.

[19] Villadsen A, Overgaard S, Holsgaard-Larsen A, et al. Immediate efficacy of neuromuscular exercise in patients with severe osteoarthritis of the hip or knee: a secondary analysis from a randomized controlled trial. J Rheumatol 2014; 41: 1385−1394.

[20] Wang SY, Olson-Kellogg B, Shamliyan TA, et al. Physical therapy interventions for knee pain secondary to osteoarthritis: a systematic review. Ann Intern Med 2012; 157: 632−644.

第十一章

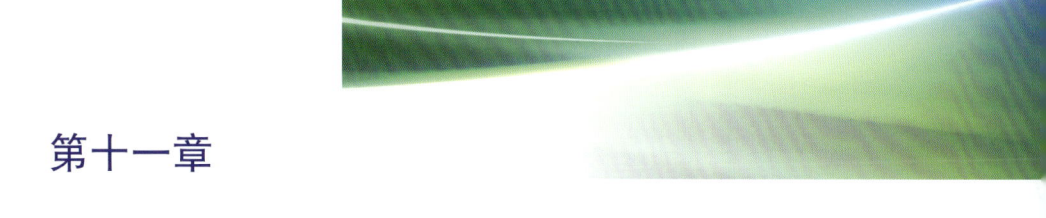

术后慢性疼痛

克里斯蒂安·凯·彼得森，拉斯·阿伦特-尼尔森

在美国，每年因慢性疼痛而损失的劳动经济价值估计在5.5～6.35万亿美元，其中一部分是由关节置换术后的慢性疼痛导致的。很多患者因工作能力的丧失或下降最终只能依靠社会保险维持生计。对预防和治疗疼痛更加有效且安全的药物及适用的医疗设备的巨大需求在不断地推进着疼痛管理市场。

国际疼痛学会将术后慢性疼痛定义为术后超过6个月的持续性疼痛。全髋、全膝置换是目前主要的两种关节置换手术，本章节主要讲解因膝、髋骨关节炎行全膝关节置换术（TKR）、全髋关节置换术（THR）导致慢性疼痛的患病率以及出现慢性术后疼痛的潜在术前危险因素（图11-1）。

慢性术后疼痛

一个关于全膝、全髋关节置换术后慢性疼痛发病率的争论正在进行。贝斯威克（Beswick）等[5]报道了一个基于meta分析的结论是全膝、全髋关节的术后慢性疼痛发病率分别是20%和10%。目前，对于为什么一些患者出现术后慢性疼痛而另一部分患者无痛恢复还没有一个明确的说明。

翻修手术的术后疼痛

80%～90%的全膝关节置换、全髋关节置换术后的翻修手术是因

术前危险因素：滑膜炎、疼痛灾难化、系统性炎症、遗传、术前疼痛强度糟糕的处理措施、神经生长因子、中枢敏化

?

慢性术后疼痛

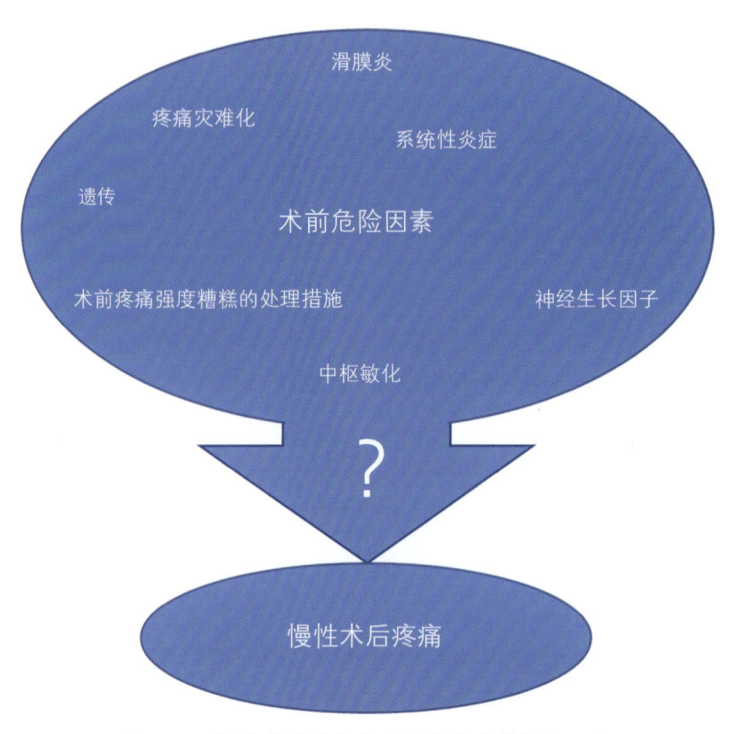

图 11-1 慢性术后疼痛发生的潜在术前危险因素

为疼痛、无菌性假体松动、感染、不稳定和关节强直而进行的。近 50% 的患者在再次行全膝关节置换术仍有慢性术后疼痛[22]，而全膝关节置换翻修手术往往伴随着多次手术的高风险[7]。

骨关节炎的治疗

许多药物和非药物的治疗指南对骨关节炎来说均适用。越来越多的证据表明运动及减低体重指数可以缓解关节疼痛患者的症状。然而，一个最新的研究表明对于存在严重膝关节骨性关节炎的患者而言，尽管运动疗法可以延缓手术，但关节置换术仍较运动疗法优越[29]。目前对于严重的膝关节骨性关节炎、髋关节骨性关节炎的终末期治疗分别是全膝关节置换和全髋关节置换。在美国[17]，预计 2030 年全髋关节置换手术数量将到增加至目前的 200%，而全膝关节置换将达到近 700%。

全膝、全髋置换手术的技术失误率较低，但仍有 20% 的全膝关节

置换手术及10%的全髋关节置换手术的患者出现术后疼痛[5]。很少有人尝试将骨关节炎患者进行分组；然而，那些个亚组表现出了不同的关节退变，不同的痛感[8]，全关节置换术后不同的结果[21, 33]。随着可治愈患者数量以及出现慢性术后疼痛风险的升高，行业、研究者和卫生保健部门应该制定新的针对个性化治疗的术前预测方案来应对这个日益严重的问题。

慢性术后疼痛的骨关节炎模型

术前疼痛强度[15, 21]、并发症[15]、敏化作用[2, 21, 33]、遗传因素[10]、感染[9]和心理状况均是与手术结果相关的因素。

骨关节炎是一种被认为可累积所有关节的疾病，但大部分的骨关节炎疼痛机制都是未知的。膝关节骨关节炎的诊断是基于症状性疼痛、关节僵硬以及影像学评估，例如评估软骨丢失的KL评分来联合得出的。有趣的是，在个别病例里，膝关节骨关节炎患者的疼痛程度与KL评分并无相关性，提示着除了软骨破坏意外还存在着其他因素。研究表明伴随着重度疼痛但影像学表现不甚严重的特殊骨关节炎患者人群有着更高的痛觉敏感[1, 8]，较低全膝关节置换术前的影像学严重性关联着术后的低功能水平。

术前疼痛强度已经被表明是出现慢性疼痛的临床预测因素，畸形术后疼痛与慢性术后疼痛的发生相关[15]。除此之外，在急性疼痛期给予的较高强度的镇痛处理也是危险因素[15]。

近年来，滑膜及滑膜炎在发生骨关节炎疾病中的作用也备受关注。从2011年[35]以后的系统性回顾可以总结出滑膜炎与膝关节骨性关节炎的疼痛相关。有趣的是，例如在全膝关节置换术中，尽管存在的持续性的滑膜炎，滑膜并没有完全被切除，这也是关节置换术后持续疼痛的一个原因。然而，需要进一步研究来进行评估。

神经生长因子

当神经被切断时，在损伤区域的施万细胞以及其他细胞会产生神经生长因子（NGF）[31]。神经生长因子（NGF）对正常神经元的形成很关键，降低神经生长因子水平或封闭其受体可导致疼痛敏感性下降。从癌痛诱发动物骨痛模型可以看到，神经生长因子的释放可使神经生长，亦会增加伤害性神经纤维的生成[13]。假设神经生长因子释放增加是因为手术创伤导致的神经生长，这反过来也会引起慢性术后疼痛。

已经证实使用单克隆抗体抑制神经生长因子可以缓解疼痛，改善有疼痛症状的骨关节炎患者的关节功能，提高生活满意度。这种反应的强度为证明抑制神经生长因子介导的过程是抑制疼痛的有效手段提供了证据。然而，包括可逆的周围神经敏感性异常在内的副作用阻碍了抗HGF药物的发展[26]。

近十年来，通过关注健康组织与骨关节炎受累组织的比较使伤害性神经纤维的痛敏作用被广泛认知，而最近通过使用QST（定量感觉测试）进行术前筛选的预后信息也说明了这个概念。

神经系统的敏化

QST是一种检测、诊断患者疼痛进程及变化的工具。它被广泛地用于肌肉骨骼疼痛患者外周、中枢疼痛敏化的研究[2]。QTS的概念是使用标准化的、明确的标准条件下刺激，在经验性疼痛的基础上来评估该刺激。通过使用包含不同强度或一个逐渐强化的延长刺激的多重刺激形式，使建立刺激反应关系成为可能，这种关系具备疼痛敏感性特点。痛觉过敏可以通过刺激反应曲线的左移与健康对照组的对比被客观量化。

QST旨在深入疼痛机制比较，例如，通过简易的视觉模拟评分（VAS）。然而，QST比较耗时，而且需要对疼痛刺激评估的可靠性、精确性进行培训。这个不同刺激技术来对神经系统状况进行更加彻底的量化[2]。

骨关节炎疼痛症状的强度及持续时间长短被发现与痛觉敏化的程度相关[2]。使用普瑞巴林进行术前或术后急性治疗可抑制关节置换术后的神经痛性疼痛[6]，这意味着痛觉敏化在关节置换手术预后中的关键作用。一个近期的回顾性分析总结出增长的疼痛持续时间与更高程度的中枢痛觉敏化相关，而中枢痛觉敏化在骨关节炎疼痛高度相关[2]。

骨关节炎患者与无痛关节置换术后的对照组比较，与局部及广泛地痛觉过敏关系甚密。普遍的过敏程度越高（膝关节周围），疼痛[2]、残疾、生活质量低下的程度也就越高[12]，关节置换术后的预后也就越差[20]。术前广泛地痛觉过敏与全髋关节置换术后的慢性术后疼痛密切相关[33]。

增加的易化时间总和，作为衡量由疼痛产生逐渐增加的一系列相同程度的刺激所引发的中枢综合机制的方法，已经在骨关节炎患者与对照组比较的研究中记录下来[2]。近来，术前的时间总和被表明可以预测TKR术后慢性疼痛的发生[21]。

内源性疼痛抑制功能的障碍，被判断是疼痛调节系统（CPM）的损害，已经在骨关节炎患者中记录，这种损害可在无痛关节置换术后恢复[2]。术前受损的CPM与开胸手术后的慢性术后疼痛[34]和腹部手术[32]有关，但在接受全关节置换术的患者中没有关联。

无痛恢复的患者在对比术前及术后的QST数值可发现其痛敏是正常的[2]。然而，例如在首次全膝关节置换术后持续性疼痛的患者可以进行TKA翻修手术，但翻修手术往往伴随着预后差的高风险。膝关节置换翻修术后疼痛的患者往往存在广泛地痛觉过敏、易化时间总和，以及与翻修术后无痛患者比较更低的CPM[27]。与患有膝骨关节病但未行首次关节置换术的患者相比，易化时间总和在行膝关节置换翻修术后出现广泛痛觉敏感的患者身上起更加主导的作用[28]。这意味着持续性的疼痛驱化，尽管受累关节已被切除，这进一步说明了痛敏对术后慢性疼痛出现的关键作用。这也提示了在进行膝关节置换翻修手术以前应该充分考虑痛觉敏感的问题。

有限的证据表明了与健康对照组相比，骨关节炎患者的热敏感性在改变[16]。

在最近的研究假设中，将不同的感觉线图放在了（图11-2）中，可以看到一个术前较低痛敏的患者在术后急性期出现了痛敏增强，但在术后无痛恢复期以后痛敏又恢复到了较低的状态。同样的，在图11-2中可以看到，术前痛敏较高的患者，在术后急性期同样出现了痛敏增强的情况，在此之后，依然存在着术后痛敏增强，这与慢性术后疼痛相

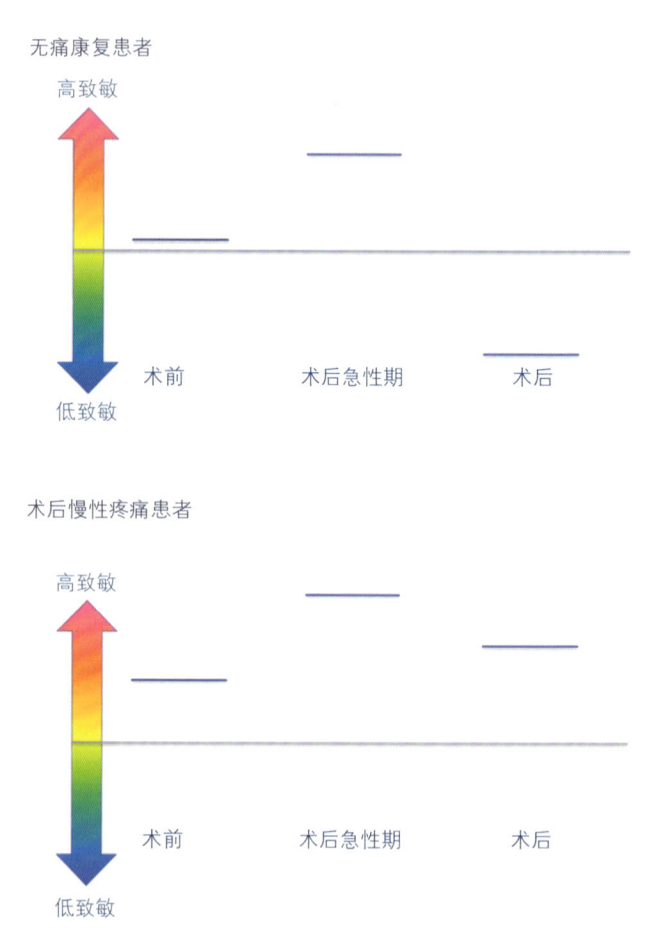

图11-2 两名进行全关节置换患者术前、急性术后、术后阶段的痛敏图形

关[2, 21, 33]。对这种术后急性期和术后慢性期之间的过程不是完全清楚。

遗传与关节疼痛

遗传流行病学是研究遗传因素对群体疾病动态影响的学科。研究已经表明遗传因素会影响骨关节炎的发病风险以及疾病不同阶段时期的进展。肥胖、性别、年龄、骨骼形态以及骨量皆是相关的遗传因素，可以影响骨关节炎疾病的进展。低龄可出现强烈的肿瘤反应，在疼痛调节方面也存在着性别差异，因此，他们被归为关节置换术后疼痛的危险因素。在诊断患有骨关节炎的患者中，女性居多[30]，一般而言，女性术后疼痛的发生也较男性多[15]。

除了需要手术主要处理的主要问题以外，其他未经治疗的并发症以及其他疼痛也应该被诊断、治疗。尽可能将术后慢性疼痛的发生风险降到最低[15]。

在遗传学因素会从遗传学层面增强痛敏或对例如白介素进行基因编码的问题上还知之甚少。已经表明COMT基因与髋关节骨性关节炎患者的髋部疼痛有关，这个基因编码的白介素6与全髋关节置换术后患者的骨溶解明确相关[10]。其他的遗传学因素例如SCN9A基因（编码特异钠离子通道）的单核苷酸多态性如果在骨关节炎患者身上表达，会使痛阈发生改变，导致疼痛加重[24]。

关节疼痛的炎症

我们都知道细胞因子不仅会导致关节的退变，同样与疼痛的发生相关。例如，在正常情况下，促炎性因子与抗炎性因子之间彼此平衡，可以保持软骨的稳定状态而不受到疼痛的侵。骨关节炎的病例中，在病理生理学方面表现出了两种细胞因子的失衡，但总的来说，在骨关节炎生物标记的研究的方面还较少。值得一提的是，IL10和IL4具有抑制滑膜组织炎症的作用。10年的随访发现膝骨关节炎患者关节内IL2的水平要比正常人高[18]。此外，在早期和晚期OA患者中检测到了IL-2、IL-4和IL-10的血清学水平[4]。

最近，有报道称术前更高的滑膜夜内肿瘤坏死因子α（TNF-α）、基质金属蛋白酶-13（MMP-13）和IL-16的水平与TKR术后2年疼痛的轻度改善有关[9]。

精神因素

在最近的10年间，抑郁和焦虑被认为是关节炎患者疼痛的潜在机制。研究了一些关于疼痛的特殊课程，例如自我效能（认为人可以控制自己的疼痛）、疼痛灾难化（认为疼痛会越来越糟，无法控制）、运动恐惧（认为运动会产生疼痛，带来额外损伤）。最近的一项综述得出结论，术前的灾难性思想和糟糕的应对策略更严重的术后疼痛，术前的运动恐惧与术后的疼痛并无关系，关于术前抑郁、焦虑预示着TKR术后疼痛的证据仍存在争议。

未来的展望

多种慢性疼痛的危险因素已经明确。本章节将讨论目前学术的局限性，未来研究将致力于减少关节置换术后出现慢性疼痛的危险因素。

术前敏化

许多研究提示骨关节炎的患者术前出现敏化，而术后又恢复正常。越来越多的证据表明，对患者进行细分会产生具有不同感觉特征的亚群，这将在全关节置换手术后产生不同的结果[22, 33]。

如前所述，抑制N-甲基-D-天冬氨酸受体的药物可以降低易化时间总和，促进5-羟色胺和去甲肾上腺素再摄取的药物被证实可以增强下行疼痛的抑制，缓解膝骨关节病患者的疼痛。尽管这些药物都是有效的，但目前药物的选择仍有局限性，这也解释了为什么中枢敏化疼痛综合征难以治愈。药物管理局可根据术前QST筛查而针对不同的患者群体进行管理。

疼痛灾难化和处理策略

一项新的综述总结了术前存在的灾难化思想和糟糕的处理策略导致更加严重的术后疼痛，术前运动恐惧和术后疼痛并无关联，而术前抑郁、焦虑是否预示着TKR术后疼痛的证据仍存在争议。目前正致力于研究术前疼痛灾难化的治疗和处理策略。

滑膜炎

尤苏菲特（Yusufet）等人[35]，认为炎性滑膜给骨关节炎患者造成了疼痛。目前，在进行全关节置换时滑膜没有被完全切除，因此，持续性的滑膜炎可以解释为什么一些患者出现术后慢性疼痛。关于术后滑膜炎的研究很少。所以关于该问题的进一步研究很有必要。

总结

术前疼痛强度可以成为术后慢性疼痛发生的临床预测指标，急性术后疼痛也与慢性术后疼痛的发生有关。除此之外，更强的手术急性期镇痛处理也是一个危险因素。女性出现术后慢性疼痛的风险较高，低龄和慢性疼痛之间的关系也被证实。

术前的中枢作用疼痛机制可以预测TKR、THR患者发生慢性术后疼痛。此外，疼痛剧烈但有着轻度影像学表现患者存在着高度敏化，轻度影像学表现的骨关节炎与术后的功能低下有关。

一个独立的研究表明了使用加巴喷丁进行术前和术后治疗可以抑制TKR术后慢性神经性疼痛的发生。这进一步说明了术前神经系统的敏化与术后慢性疼痛的关联。

疼痛灾难化被认为是由焦虑和抑郁症（对未来事物的悲观预想）带来的一种不适应性的认知方式，而术前疼痛灾难化也被认为是引起TKR术后慢性疼痛的危险因素。

炎症可以使神经纤维致敏，术后特殊细胞因子的失衡与关节置换术后慢性疼痛的发生有关。

（徐飞　译；陈韵如　校）

参考文献

[1] Arendt-Nielsen L, Eskehave TN, Egsgaard LL, et al. Association between experimental pain biomarkers and serologic markers in patients with different degrees of painful knee osteoarthritis. Arthritis Rheum 2014; 66: 3317−3326.

[2] Arendt-Nielsen L, Skou ST, Nielsen TA, et al. Altered central sensitization and pain modulation in the CNS in chronic joint pain. Curr Osteoporos Rep 2015: 1−10.

[3] Baert IA, Lluch E, Mulder T, et al. Does pre-surgical central modulation of pain influence outcome after total knee replacement? A systematic review. Osteoarthritis Cartilage 2015; 24: 213−223.

[4] Barker T, Rogers VE, Henriksen VT, et al. Serum cytokines are increased and

circulating micronutrients are not altered in subjects with early compared to advanced knee osteoarthritis. Cytokine 2014; 68: 133−136.

[5] Beswick AD, Wylde V, Gooberman-Hill R, et al. What proportion of patients report long-term pain after total hip or knee replacement for osteoarthritis? A systematic review of prospective studies in unselected patients. BMJ Open 2012; 2: e000435.

[6] Buvanendran A, Kroin JS, Della Valle CJ, et al. Perioperative oral pregabalin reduces chronic pain after total knee arthroplasty: a prospective, randomized, controlled trial. Anesth Analg 2010; 110: 199−207.

[7] Davidson D, de Steiger R, Graves S, et al. Australian orthopaedic association national joint replacement rigister; hip and knee arthroplasty: annual report 2010. Annual report. Adelaide: Australian Orthopaedic Association; 2010.

[8] Finan PH, Buenaver LF, Bounds SC, et al. Discordance between pain and radiographic severity in knee osteoarthritis: findings from quantitative sensory testing of central sensitization. Arthritis Rheum 2013; 65: 363−372.

[9] Gandhi R, Santone D, Takahashi M, et al. Inflammatory predictors of ongoing pain 2 years following knee replacement surgery. Knee 2013; 20: 316−318.

[10] Gordon A, Kiss-Toth E, Stockley I, et al. Polymorphisms in the interleukin-1 receptor antagonist and interleukin-6 genes affect risk of osteolysis in patients with total hip arthroplasty. Arthritis Rheum 2008; 58: 3157−3165.

[11] Heuts PH, Vlaeyen JW, Roelofs J, et al. Pain-related fear and daily functioning in patients with osteoarthritis. Pain 2004; 110: 228−235.

[12] Imamura M, Imamura ST, Kaziyama HHS, et al. Impact of nervous system hyperalgesia on pain, disability, and quality of life in patients with knee osteoarthritis: a controlled analysis. Arthritis Rheum 2008; 59: 1424−1431.

[13] Jimenez-Andrade JM, Bloom AP, Stake JI, et al. Pathological sprouting of adult nociceptors in chronic prostate cancer-induced bone pain. J Neurosci 2010; 30: 14649−14656.

[14] Keefe FJ, Smith SJ, Buffington AL, et al. Recent advances and future directions in the biopsychosocial assessment and treatment of arthritis. J Consult Clin Psychol 2002; 70: 640.

[15] Kehlet H, Jensen TS, Woolf CJ. Persistent postsurgical pain: risk factors and prevention. Lancet 2006; 367: 1618−1625.

[16] Kosek E, Ordeberg G. Abnormalities of somatosensory perception in patients with painful osteoarthritis normalize following successful treatment. Eur J Pain 2000; 4: 229−238.

[17] Kurtz S, Ong K, Lau E, et al. Projections of primary and revision hip and knee arthroplasty in the United States from 2005 to 2030. J Bone Joint Surg Am 2007; 89: 780−785.

[18] Ling SM, Patel DD, Garnero P, et al. Serum protein signatures detect early radiographic osteoarthritis. Osteoarthritis Cartilage 2009; 17: 43−48.

[19] Lorig K, González VM, Laurent DD, et al. Arthritis self-management program variations: three studies. Arthritis Rheum 1998; 11: 448−454.

[20] Lundblad H, Kreicbergs A, Jansson KA. Prediction of persistent pain after total knee replacement for osteoarthritis. J Bone Joint Surg Br 2008; 90: 166−171.

[21] Petersen KK, Arendt-Nielsen L, Simonsen O, et al. Presurgical assessment of temporal summation of pain predicts the development of chronic postoperative pain 12 months after total knee replacement. Pain 2015; 156: 55−61.

[22] Petersen KK, Simonsen O, Laursen MB, et al. Chronic postoperative pain after primary and revision total knee arthroplasty. Clin J Pain 2015; 31: 1−6.

[23] Phillips K, Clauw DJ. Central pain mechanisms in chronic pain states—maybe it is all in their head. Best Pract Res Clin Rheumatol 2011; 25: 141−154.

[24] Reimann F, Cox JJ, Belfer I, et al. Pain perception is altered by a nucleotide polymorphism in SCN9A. Proc Natl Acad Sci USA 2010; 107: 5148−5153.

[25] Riis A, Rathleff MS, Jensen MB, et al. Low grading of the severity of knee osteoarthritis pre-operatively is associated with a lower functional level after total knee replacement: a prospective cohort study with 12 months' follow-up. Bone Joint J 2014; 96-B: 1498−1502.

[26] Schnitzer T, Marks J. A systematic review of the efficacy and general safety of antibodies to NGF in the treatment of OA of the hip or knee. Osteoarthritis Cartilage 2015; 23: S8−17.

[27] Skou ST, Graven-Nielsen T, Rasmussen S, et al. Widespread sensitization in patients with chronic pain after revision total knee arthroplasty. Pain 2013; 154: 1588−1594.

[28] Skou ST, Graven-Nielsen T, Rasmussen S, et al. Facilitation of pain sensitization in knee osteoarthritis and persistent post-operative pain: a cross-sectional study. Eur J Pain 2014; 18: 1024−1031.

[29] Skou ST, Roos EM, Laursen MB, et al. A randomized, controlled trial of total knee replacement. N Engl J Med 2015; 373: 1597−1606.

[30] Suokas A, Walsh D, McWilliams D, et al. Quantitative sensory testing in painful osteoarthritis: a systematic review and meta-analysis. Osteoarthritis Cartilage 2012; 20: 1075−1085.

[31] Theodosiou M, Rush RA, Zhou X, et al. Hyperalgesia due to nerve damage: role of nerve growth factor. Pain 1999; 81: 245−255.

[32] Wilder-Smith OH, Schreyer T, Scheffer GJ, et al. Patients with chronic pain after abdominal surgery show less preoperative endogenous pain inhibition and more postoperative hyperalgesia: a pilot study. J Pain Palliat Care Pharmacother 2010; 24: 119−128.

[33] Wylde V, Sayers A, Lenguerrand E, et al. Preoperative widespread pain sensitization and chronic pain after hip and knee replacement: a cohort analysis. Pain 2015; 156: 47.

[34] Yarnitsky D, Crispel Y, Eisenberg E, et al. Prediction of chronic post-operative pain: pre-operative DNIC testing identifies patients at risk. Pain 2008; 138: 22−28.
[35] Yusuf E, Kortekaas MC, Watt I, et al. Do knee abnormalities visualised on MRI explain knee pain in knee osteoarthritis? A systematic review. Ann Rheum Dis 2011; 70: 60−67.

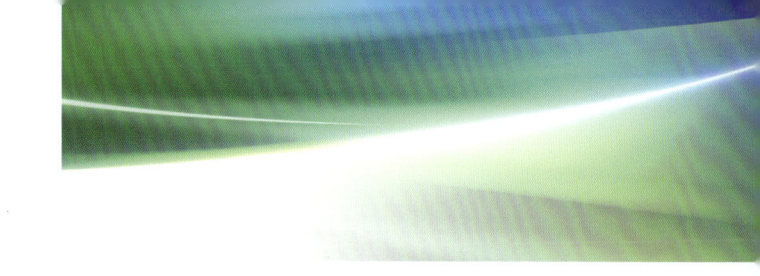

第十二章

新的治疗机会

戴维·A.沃尔什

随着世界人口老龄化，骨骼肌肉疼痛带来的痛苦和残疾日益增加。最常见的关节炎是骨关节炎（OA），而腰痛仍然是劳动力残疾的最主要肌肉源性原因。类风湿关节炎（rheamatoid arthritis，RA）或纤维肌痛症（fibromyalgia，FM）引起的疼痛，分别是周围和中枢性疼痛的代表。关节炎疼痛是由关节病变，神经元处理和心理因素之间复杂的相互作用引起的。目前的治疗只能部分缓解，并且通常需要联合治疗。这种复杂性既对患者和健康专业人员构成挑战，但也为新疗法提供了机会，并且更好地利用现有治疗方法的好处。

现行的治疗指南

已发表的指南和报道总结了目前各种治疗方法的好处[4, 10, 15, 18]，尽管许多很少使用，有的甚至根本不使用。应积极鼓励患者参与治疗，运动、系统药物镇痛、心理治疗和多学科治疗都可以使OA、RA、腰痛或FM患者受益。此外，矫正装置、局部用药、关节疼痛或关节置换手术使OA或RA患者受益，而那些患有腰痛的患者则可从制动、射频神经消融术或融合术中受益。在随机对照试验（randomized controlled trials，RCT）中，更多的治疗方法疗效并不确定。与安慰剂相比，差异很小，并且试验持续时间通常比骨骼肌肉疼痛病程的时间短。随机对照试验不能统计主要不良反应。

对乙酰氨基酚尽管被广泛使用，但在RCT中却几乎没有详细数据。非甾体类抗炎药（NSAIDs）对OA、RA及腰痛患者有益，阿片类药物对OA患者有益，但耐受性、不良反应和依赖性限制了其使用。有多重药代动力学机制的新阿片类药物显示出其优势。三环类抗抑郁药或加巴喷丁可能会改善FM的疼痛[4]，尽管在OA、RA和腰痛患者中的证据不足以使人信服。5-羟色胺去甲肾上腺素再摄取抑制剂（SNRIs），如度洛西汀或米拉西坦，在减轻OA或FM疼痛方面比安慰剂仅有较小的优势。局部糖皮质激素注射可减轻OA和RA患者的疼痛，但在腰痛患者中，疗效仅较安慰剂稍有优势且持效短。外用NSAID或辣椒素可以减轻与OA相关的手或膝关节疼痛，并较口服NSAID严重不良反应更少。

治疗的实施和分层

关节疼痛的异质性经历揭示了其多重机制，没有一种治疗能够对每个人的所有症状都有效。关节疼痛可有不同的特征，例如疼痛或灼热，钝痛或锐痛，某些伴随炎性疼痛或神经性疼痛。关节疼痛可表现为间歇性的，并由机械因素引发或加重。有时可为表现为连续性、自发性的。患者常常尝试许多干预措施，直到他们最终找到缓解疼痛最有效的干预措施。每一种疗法都有其自身的风险，如果治疗失败，则建议退出，同时仍有发生不良反应的风险。尽早开始并维持对个人最有效的干预措施可以改善预后。

治疗的开始和维持不仅取决于疼痛的程度，还取决于患者的信念、便利、成本和其他社会因素[14]。觉得OA是随年龄增长不可避免、不可改变的，以及觉得全科医生态度消极导致初级保健会诊率下降。不同的人对治疗的益处和风险的评估不同，他们对严重医疗不良反应（如心脏病发作、卒中或胃出血）的接纳度也各不相同[13]。

有重要证据支持选择与潜在疼痛机制相匹配的治疗方法，尽管是有限的。糖皮质激素局部注射对RA及部分OA患者显著有效。然而，滑膜炎的超声下影像尚未证实膝骨关节炎患者从注射中获益[6]。可能是由于滑膜炎中调节疼痛和对糖皮质激素有反应的成分是超声不能观察到的。安慰剂效应可能不只是炎性疼痛机制所特有。神经生长因子（nerve growth factor，NGF）阻断可减少外周敏化，并且对OA比对神经病理性疼痛更有效，而普瑞巴林作用于中枢性疼痛，在神经性疼痛、FM中比在OA中更有效。

患者对自身关节疼痛的理解可能与治疗师制订治疗方法的机制基础有差异。如果心理干预对患者的症状无效，则可能会受到抵制。了解和承认患者先前的治疗和预期，结合有效的患者教育和解释现行治疗利弊的风险评估，是最大限度地从任何治疗中获益的关键因素。患者（和医生）可能不愿意用镇痛药来掩盖疼痛，如果患者认为锻炼会加重关节损伤，他们就不会锻炼。这种认知常因运动期间疼痛的暂时加重而得到强化，有时也会被疾病诊断性解释如磨损或退化所强化。持续锻炼和活动对大多数的慢性骨骼肌疼痛的患者是有益的，而正常的活动通常不会损伤关节。通过对疾病正确的认识可减少对活动致残的恐惧。对治疗的恐惧是有效控制疼痛的障碍。

在阴性RCT内选择患者亚组，可节约治疗成本。患者分层可改善腰痛的治疗效果[5]。将患有OA或FM的人进行分组的标准需要在广泛实施之前有效评估。预后不良的人从治疗中获益，特别是那些针对降低危险因素有效的治疗。神经病变或中枢性敏化可能仅在一部分OA患者中占主导地位，并且疼痛表现的改善可能决定了现有治疗对其有更大的益处的患者群体。无反应者的早期治疗中断减少了不良反应的不必要风险。高体重指数或低情绪可能会比关节成形术的平均结果更差，但这些结果可能仍然值得。目前尚不确定术前减肥策略或心理干预是否提供临床上重要的益处。

新的药理靶点

通过对关节疼痛机制的不断了解以确定新的药理靶点。为其他适应证研发的药物用于关节炎患者可能潜在有益。针对潜在疾病机制的治疗也应该减少疼痛，这在RA的传统和生物疾病调节因子证明的那样。然而，即使在RA中，疼痛仍然是许多患者最重要的问题，尽管炎症能够缓解，疼痛的改善仍是不完全的。在诸如OA、背痛、FM等患者，基本的疾病机制尚未完全了解，疾病改良的终极目标尚未实现。在OA和背痛患者中疼痛与关节结构之间的联系往往不多，诊断分类的病理特征与介导疼痛的病理特征之间存在差异。疼痛矫形的宗旨应在长期缓解或防止症状的进展，而不一定要保持关节的正常外观。

药物干预旨在减少关节病变，直接改变外周或中枢神经功能，或优化内源性递质调节中枢性疼痛。在关节内，滑膜炎症可导致疼痛。外周靶向治疗的机制不仅可以缓解疼痛，还可以延缓结构损伤。尝试通过减缓X线片上关节间隙变窄的进展来治疗OA很大程度上是不成功的，偶尔还会引起加重疼痛[9]。与关节间隙狭窄相比，结构改变对OA疼痛的影响可能更大，包括全厚度软骨缺损和骨软骨血管生成相关的骨软骨完整性丧失，以及由不含感觉神经新神经支配，例如未钙化的关节软骨和膝关节半月板的内2/3。感觉神经可能暴露于生物力学或化学刺激，导致直接神经元激活或增强敏化。中枢敏化的变化可能是由持续的伤害性感受传递所驱动，并且还受到与遗传背景、并发症、炎症和神经心理过程（包括情绪和睡眠障碍）相关的局部或系统因素的影响。

关节滑膜为局部给药提供了理想的间隙，无论是局部给药或通过关节内注射。例如，糖皮质激素注射在膝骨关节炎中的镇痛作用可以延长，并且非甾体抗炎药使用可以有效缓解手部或膝骨关节炎的疼痛。药动学或物理性质不允许全身给药的药物适合局部注射[12]，中枢神经系统渗透性低的药物（例如单克隆抗体）可减少如嗜睡和恶心等不良反应。然而，注入滑膜腔的药物并不可用于所有关节腔。在OA早期，由于关节骨软骨交界处无渗透性，软骨下骨与滑膜腔分离。在部分患者，中枢机制占主导地位，例如，在FM中，其外周抗炎药几乎显无用。局部治疗可能通过消除中枢致敏作用或直接通过安慰剂效应改变中枢疼痛机制。

炎症

在RA中，特异性靶向肿瘤坏死因子α（TNF-α）、IL-1、IL-6或B细胞的生物制剂均能改善活动性炎症患者的疼痛，而传统的抗风湿药物也能改善RA的炎症和疼痛[18]。在OA中，滑膜炎也会导致关节疼痛，局部或全身给药环氧化酶抑制剂和局部糖皮质激素注射，均能缓解OA疼痛。然而，TNF-α阻断抗体对OA的镇痛作用不大[1]，可见在OA和RA中不同的介质可能导致炎症性疼痛。RCTs正在进行羟基氯喹的OA治疗，这是另一种对RA有帮助的药物[7]。

炎症可能通过激活关节伤害感受器，以及通过改变外周和中枢痛觉处理以促进疼痛。全身炎症反应也参与了肌肉骨骼疼痛与高体重指数、代谢综合征或其他并发症之间的调节。靶向神经免疫间质、小胶质细胞、星形胶质细胞及其产物与药物的跨越血脑屏障可能降低中枢敏化。

软骨下骨转换

在横断面研究和前瞻性研究中，磁共振成像（MRI）检测到的软骨下骨髓病变（BMLs）与OA疼痛有关，也可能在严重软骨损伤之前发生。BMLs与骨转换增加有关，软骨下破骨细胞活性增加是人和其他动物的OA的特征。减少破骨细胞活化可减轻OA患者的疼痛，并可延缓结构损伤。双膦酸盐唑来膦酸可减轻大鼠OA模型的疼痛和结构损伤。一项试验性RCT显示，在单次唑来膦酸输注后，OA患者的疼痛和骨髓抑制减少。人们急切地等待着正在进行的最后的RCT的确认。同样，骨保护素和组织蛋白酶K抑制剂均能抑制软骨下破骨细胞活性，并减少临床前模型中疼痛行为或致敏的电生理学证据。这些药物所观察到的镇痛程度与减轻软骨损伤或骨赘形成减少不成比例，这表明破骨细胞激活对疼痛的作用可能比传统的结构参数更为重要。

机械转导

在关节运动或负荷过程中经历的间歇性疼痛强调关节疼痛的生物力学成分。正常的生物力学刺激可以通过神经元敏化引发疼痛。间歇性关节疼痛通常非常严重，影响关节正常活动，并且对传统镇痛药具有抗药性，除非服药剂量达到可引起不能承受的不良反应。抑制动力传导可缓解肌肉骨骼疼痛。通过运动、矫形或手术方法纠正生物力学异常仍然是现代治疗的基础。动力传导还取决于关节内感觉神经末梢的定位和特定的机械敏感离子通道,以及神经与其细胞和基质环境之间的相互作用[19]。药敏神经通常受到特定细胞基质相互作用的抑制,它们在关节炎中的活性增加可能不仅是由于表达或磷酸化增加引起,还是由正常抑制的释放引起的。动力传导对包括听觉和心血管调节在内的非疼痛生理学,而疼痛的特异性通路为新的镇痛靶点提供了希望。

外周敏化

最近NGF阻断抗体在临床试验[16]中的镇痛作用支持外周敏化在OA疼痛中的重要性。几个临床开发项目在食品和药物管理局发布后重新启动,并在2015年初举行了有关NGF阻断抗体的临床试验。同时,已开发出酪氨酸激酶抑制剂,可阻断NGF的TrkA受体。由于局部关节内给药[12],或与TrkB、TrkC及其他酪氨酸激酶相比,选择性地发展TrkA的变构抑制剂,部分避免了由于选择性有限而产生的非靶点效应[11]。来自临床前OA模型的证据支持与NGF阻断抗体相当的镇痛效果。然而,对用于NGF阻断抗体观察到的快速进展性OA罕见不良事件的不完全理解,建议对潜在毒性进行谨慎和全面的评估。降钙素基因相关肽(calcitonin gene-related peptide,CGRP)阻断抗体也可能减少外周敏化,并且在偏头痛的临床试验中显示出有良好的迹象。然而,与安慰剂或塞来昔布治疗OA相比,LY2951742用于治疗OA疼痛随机对照试验在2015年中期分析后终止,因为CGRP阻断抗体缺乏疗效,塞来昔布则认为在治疗OA过程中会带来好处[3]。对这些试验数据的进一步分析可能会确定具有CGRP介导的疼痛增加的OA患者的反应性亚组。

中枢敏化

中枢敏化对慢性肌肉骨骼疼痛的重要作用日益被人们所认识,尽管其精确的生物分子和细胞机制以及临床相关性仍未完全被了解。在实验性关节炎的发展过程中,脊髓疼痛通路发生变化,放大了关节的伤害性信号。同时,大脑内的情绪、认知和感觉通路之间的相互作用不仅加剧了疼痛体验,而且还调节了下行易化或抑制性影响脊髓疼痛的传递。一些FM和OA疼痛的神经病理性质可能表明肌肉骨骼疼痛和神经病理性疼痛之间有共同的机制。关节手术后可能会出现神经损伤，这解释了为什么在膝关节置换术后会有一些持续的疼痛，尽管神经病理学与神经可塑性相反，但在关节炎的进展过程中并没有得到一致的证实。

神经病理性疼痛的治疗建议，包括三环类抗抑郁药、加巴喷丁，或SNRIs都可能对肌肉骨骼痛有益，如与中枢敏化有关的FM。增强中枢疼痛处理在OA和RA中也有好处，但可能只在少数患者中占主导地位。随机对照实验显示，一些微弱的证据表明抗神经病理性疼痛治疗对OA疼痛有益[2]。未被选择的患者组的异质性可能掩盖了中枢机制对其疼痛起更大作用的亚组的更大益处。正在进行的临床试验集中在神经病理性疼痛问卷得分较高的患者亚组。疼痛、情感障碍、睡眠障碍和疲劳之间的联系可能是由共同的中枢机制介导的，而针对共同机制的治疗可能对生活质量产生更大的影响。然而，这些关联背后的机制仍不完全清楚，目前需要使用联合方法来处理多种症状。

物理疗法

运动治法仍然是大多数肌肉骨骼疼痛治疗的基础。疼痛对生活质量的影响不仅是其本身的症状，而且也阻止人们参与有价值活动。运动可能通过改变关节生物力学，促进内源性镇痛途径和抑制疼痛增强而直接导致疼痛的改善，并通过增加身体和有氧能力以及改善心理健康来间接减少疼痛的影响。

物理治疗可以分为几类，包括针对特定关节区域的操作/调动、强化、伸展或移动练习，旨在提高一般有氧健身和功能的治疗，以及针对姿势、步态、运动恐惧症或活动循环的行为干预。物理治疗的基础是一系列假设的疼痛机制，尽管面对面的随机对通常没有显示出一种方法优于另一种方法。例如，在腰痛中，通过一系列的操作/动员、强化/伸展/体位和一般的有氧方法也观察到类似的好处。现代理疗实践通常采用个性化的方法来满足个人需求和反应。

心理干预

情绪因素是疼痛体验的关键组成部分，改善心理结果是治疗慢性疼痛干预的基本属性。心理因素可能不仅会影响疼痛的情绪反应和影响，而且通过大脑内的神经元通路，还会驱动敏化和下行疼痛调节。焦虑和情绪低落等不良心理因素可预测腰痛、OA、RA和FM患者的肌肉骨骼疼痛发作和疼痛恶化。心理因素也能预测一系列治疗方式的反应，从通常的保守治疗到外科手术。因此，心理干预不仅可以改善疼痛的情绪成分和改善应对能力，也有可能消除康复的障碍，提高利用和促进对其他治疗的反应，并直接减轻疼痛的感觉成分。

认知行为疗法（cognitive behavioral therapy，CBT）可能对OA、腰痛或FM有帮助，但由于患者和专业信念因诊断而异，认知干预的具体内容应适应个人。害怕痛苦和害怕活动在常见的这些疾病中也许至少会引起短期的症状恶化，尽管可能害怕受伤或损伤尤其会与生物物理因素所致的诊断有关，例如OA和腰痛。低强度或短时认知行为疗法可以有效地减少患者对FM疼痛或活动的恐惧，患者适当选择可促进腰痛的恢复。其他心理学方法显示有可能改善关节疼痛及其影响，无论是单独治疗还是作为认知行为治疗的辅助手段。动机访谈已经证明了对FM的治疗有好处，在FM中，高水平的疲劳可能特别影响积极治疗的参与[4]。接受和承诺治疗以及正念疗法致力于追求生命价值，尽管存在痛苦，而不是追求可能永远无法实现的目标。

联合治疗

当几种治疗方法都显示出疗效时，联合治疗是很有吸引力的，但是没有一种单独的治疗方法能治愈关节疼痛。针对疼痛通路不同部位的不同机制可能比单一机制更有效。可能需要对医疗条款进行更改，以便能够协调一致地提供医疗、身体和心理干预。综合治疗需要经验证据，但复杂干预的临床试验费用昂贵和难以进行的。当有治疗协同作用或干预措施处理不同的患者结果时，联合治疗可能是最成功的，虽然从每个额外的治疗组成部分获得的增量收益可能仍然很小。综合治疗通常作为一个护理方案进行测试，例如，一个多学科的疼痛管理方案，认识到身体、心理和医疗组成部分之间的相互依赖。不能完全定义每个组成部分的具体好处。不同的方法可能会得到相似的结果。在确定临床疗效时，可接受性、可用性、患者和治疗师之间的一致信念以及与同时进行治疗的兼容性可能比具体内容更重要。

联合疗法有风险增加或意外毒性。在对NGF阻断的抗体接触后迅速进展的OA在回顾性分析中与NSAID的使用有关，与非处方药物制剂的相互作用可能难以确保患者充分了解潜在风险时，会引起特别的监管关注。

将减轻体重的策略与心理或物理治疗相结合，可以进一步改善膝关节OA疼痛[17]，从而改善功能和心理结果。尽管可以增加对物理疗法的反应，但单独的认知行为疗法可能在FM或腰痛中具有相当适度的长期益处。消除对活动的恐惧或缺乏动力的心理方法可能有助于坚持锻炼建议[4]。多学科治疗方法通常同时解决多个问题，不仅包括疼痛，而且还包括疲劳、情绪障碍和残疾。

结论

近几年来，关节疼痛的治疗发生了阶段性的变化。关节炎疼痛的理论框架已经从对关节损伤和炎症的独特关注转变为对中枢和外周机制之间相互作用的更复杂的理解。针对关节的治疗仍然是改善患者预后的关键，但不能单独为所有患者提供满意的缓解。对中枢疼痛机制起作用的治疗方法正从中枢止痛药（如可能抑制任何疼痛但与重要不良事件相关的阿片类药物）转向选择性地针对痛觉通路的关键点的机制。更多地了解疼痛经历和疼痛机制之间的联系，导致针对疼痛关键方面的干预措施，对疼痛方面的更复杂评估，这些方面显示出临床上对特定治疗的重要改善，以及针对那些最有可能从中受益的人的治疗。与单一疗法相比，这种多模式疼痛管理方法提出了治疗组合的好处和风险等重要问题。在某些方面，所有的镇痛干预都是复杂的，并且反应取决于传播的背景[20]。遗传结构、并发症、特定的关节病理学、神经系统内的可塑性以及心理和社会因素都会导致疼痛和治疗反应。改善我们如何提供治疗关节炎疼痛的方法，为今后更好地减轻痛苦提供了很大的希望。

致谢

作者声明不为本文的编写提供资金支持。2015年，他曾为葛兰素史克（GSK）旗下的诺华消费者健康公司（Novartis Consumer Health SA）提供付费咨询服务，并在辉瑞有限公司（pfizer Ltd.）资助的一项由调查人员牵头的研究项目中担任首席研究员。这两个商业实体都没有对这份手稿的编写做出贡献。

（吴江萍　译；陈韵如　校）

参考文献

[1] Chevalier X, Ravaud P, Maheu E, et al. Adalimumab in patients with hand osteoarthritis refractory to analgesics and NSAIDs: a randomised, multicentre, double-blind, placebo-controlled trial. Ann Rheum Dis 2015; 74: 1697–1705.

[2] Citrome L, Weiss-Citrome A. A systematic review of duloxetine for osteoarthritic pain: what is the number needed to treat, number needed to harm, and likelihood to be helped or harmed? Postgrad Med 2012; 124: 83–93.

[3] Ely Lilly and Company. A study of LY2951742 in participants with mild to moderate osteoarthritis knee pain 2015 [cited November 21, 2015]. Accessed at https://clinicaltrials.gov/ct2/show/NCT02192190.

[4] Fitzcharles MA, Ste-Marie PA, Goldenberg DL, et al. 2012 Canadian Guidelines for the diagnosis and management of fibromyalgia syndrome: executive summary. Pain Res Manag 2013; 18: 119–126.

[5] Hill JC, Whitehurst DG, Lewis M, et al. Comparison of stratified primary care management for low back pain with current best practice (STarT Back): a randomised controlled trial. Lancet 2011; 378: 1560–1571.

[6] Hirsch G, Kitas G, Klocke R. Intra-articular corticosteroid injection in osteoarthritis of the knee and hip: factors predicting pain relief: a systematic review. Semin Arthritis Rheum 2013; 42: 451–473.

[7] Kingsbury SR, Tharmanathan P, Adamson J, et al. Hydroxychloroquine effectiveness in reducing symptoms of hand osteoarthritis (HERO): study protocol for a randomized controlled trial. Trials 2013; 14: 64.

[8] Laslett LL, Dore DA, Quinn SJ, et al. Zoledronic acid reduces knee pain and bone marrow lesions over 1 year: a randomised controlled trial. Ann Rheum Dis 2012; 71: 1322−1328.

[9] Lohmander LS, Hellot S, Dreher D, et al. Intraarticular sprifermin (recombinant human fibroblast growth factor 18) in knee osteoarthritis: a randomized, double-blind, placebo-controlled trial. Arthritis Rheum 2014; 66: 1820−1831.

[10] McAlindon TE, Bannuru RR, Sullivan MC, et al. OARSI guidelines for the non-surgical management of knee osteoarthritis. Osteoarthritis Cartilage 2014; 22: 363−388.

[11] Nwosu LN, Mapp PI, Chapman V, et al. Blocking the tropomyosin receptor kinase A (TrkA) receptor inhibits pain behaviour in two rat models of osteoarthritis. Ann Rheum Dis. doi: 10.1136/annrheumdis-2014-207203.

[12] ONO Pharmaceutical Co. Ltd. A study to evaluate safety, tolerability, pharmacokinetics and pharmacology of ONO-4474 in healthy volunteers 2015 [cited October 21, 2015] . Accessed at https://clinicaltrials.gov/ct2/show/NCT02454387.

[13] Richardson CG, Chalmers A, Llewellyn-Thomas HA, et al. Pain relief in osteoarthritis: patients' willingness to risk medication-induced gastrointestinal, cardiovascular, and cerebrovascular complications. J Rheumatol 2007; 34: 1569−1575.

[14] Rosemann T, Joos S, Szecsenyi J, et al. Health service utilization patterns of primary care patients with osteoarthritis. BMC Health Serv Res 2007; 7: 169.

[15] Savigny P, Watson P, Underwood M, et al. Early management of persistent non-specific low back pain: summary of NICE guidance. BMJ 2009; 338: b1805.

[16] Schnitzer TJ, Marks JA. A systematic review of the efficacy and general safety of antibodies to NGF in the treatment of OA of the hip or knee. Osteoarthritis Cartilage 2015; 23: S8−17.

[17] Somers TJ, Blumenthal JA, Guilak F, et al. Pain coping skills training and lifestyle behavioral weight management in patients with knee osteoarthritis: a randomized controlled study. Pain 2012; 153: 1199−1209.

[18] Walsh DA, McWilliams DF. Mechanisms, impact and management of pain in rheumatoid arthritis. Nat Rev Rheumatol 2014; 10: 581−592.

[19] Wood JN, Eijkelkamp N. Noxious mechanosensation: molecules and circuits. CurrOpinPharmacol 2012; 12: 4−8.

[20] Zhang W, Robertson J, Jones AC, et al. The placebo effect and its determinants in osteoarthritis: meta-analysis of randomised controlled trials. Ann Rheumat Dis 2008; 67: 1716−1723.

第十三章

骨关节炎的替代治疗方案
——氨基葡萄糖和软骨素：事实和循证

斯特凡·赖兴巴赫

骨关节炎（OA）是最常见的关节功能障碍，是关节炎中的一种病变，可引起整个关节，包括软骨、骨质、关节腔液及肌肉的病理性改变。手、膝及髋关节是最常见的发病部位，患者可出现关节痛、关节僵硬以及以关节功能丧失为主[3,7]。骨关节炎是一种导致全世界数百万人生活质量下降，使人衰弱的充满痛苦的疾病。

由于定义不同，OA的患病率很难确定，美国和欧洲用X线片实测显示45岁以上人群膝关节OA患病率大概为24%，80岁以上的约为44%。荷兰的一项研究发现55岁及55岁以上人群出现膝关节OA症状的约为12%～15%。由于OA会随着时间恶化，而且到目前为止，还没有证实有能修复损害了的软骨基础结构的治疗方法，尚未出现症状的患者可能会在稍后出现症状[3,7]。随着人口老龄化，OA的患病率将更高，健康保障体系的负担也更重。

氨基葡萄糖和软骨素

因为仍然没有以证据为基础的治疗方法来停止或逆转疾病的进展，医生和患者通常关注减少骨关节炎的症状。医生经常开止痛药和非甾体类抗炎药来治疗患者的疼痛以及增加患者的活动能力，但是这些药具有严重的胃肠道和心血管不良反应[17,20]。因为没有可靠的治疗方法解决OA的根本问题，患者和医生可能会转向给人以希望的补充替代品上。所有的机构都欢迎那些可以保护现存软骨或帮助软骨再生的方法，并且一些制造商在市场上向OA患者出售添加了氨基葡萄糖和软骨素的食物，声称这些补充品将对关节软骨起稳定和再生作用并减轻疼痛。这些补充品在欧洲及亚洲可用处方获得，在美国和澳大利亚可在药店购买[8]。

氨基葡萄糖是一种存在于骨质、真菌类及贝壳的氨基酸糖。它是软骨结构的部分结构单元，称为黏多糖。氨基葡萄糖常常以药丸的形式出现，有时是针剂。可以以盐酸化物或硫酸化物的形式单独使用，也可和其他补充品如软骨素联合使用。软骨素是一种高亲水性、高分子多聚糖凝胶，能够增强软骨的抗压性，可从牛、猪或鲨鱼的软骨中提取，以硫酸软骨素的形式服用[13]。2008年，在美国，人们使用氨基葡萄糖比其他非矿物质补充品要多得多[1]。

研究结果

检测氨基葡萄糖和软骨素效果的随机实验产生了矛盾性的结论，其从明显有效[5]到根本无效[4]。第一个有关氨基葡萄糖和软骨素的系统评价和Meta分析结论也是相矛盾的[22]。然而科学家们以审慎的态度对待这一不确定的结果，补充品市场就靠他们蓬勃发展，宣传肯定的研究而忽略否定的结论。例如，许多出售这些补充品的网站列出随机对照实验和Meta分析的清单似乎支持他们的声明。

麦卡林登（McAlindon）等人[11]于2000年在JAMA杂志上发表了一篇有影响力的有关氨基葡萄糖和软骨素效果系统质量评价和Meta分析的文章。虽然麦卡林登的团队发现研究显示这些补充品具有中到大的有益的效果，但他们认为需要谨慎解释他们的结论，因为大部分的研究质量低劣或由制造商赞助。总的来说，有发表不同意见的迹象。当时麦卡林登等[11]只考虑到高质量和大样本研究，好处也减少了。里奇（Richey）等人[14]对于他们发表的15项研究或1980年及2002年之间的实验中的2003例的Meta分析则没有显示出这种审慎的态度。当他们对氨基葡萄糖或软骨素对膝关节或髋关节骨性软骨炎的口头有效性进行评估时，他们描述了实验的一致性并明确支持他们的肯定的结论。

托希德（Towheed）等人[19]在2005年写出了第一篇氨基葡萄糖治疗骨关节炎的Cochrane综述。他们的研究分析了20例随机对照实验，发现氨基葡萄糖减轻关节痛效果显著。但是，当时他们巧妙地隐藏了氨基葡萄糖对减轻疼痛不再提供有益效果的8例研究，并限制对这8例研究进行分析。同年，麦卡林登和比吉（Biggee）[10]基于非企业赞助的临床实验的无效性，对氨基葡萄糖和软骨素的有效性提出质疑。当托希德等人[19]于2009年更新了综述，包括25例随机对照实验，结论还是一样。

当时大样本、高质量随机对照实验仍旧缺乏，直到2006年美国国家补充与整合健康运动中心的研究结论在新英格兰医学杂志上发表[4]。这项研究是高质量的、大样本的（1 583例患者）、随机的，以及安慰剂对照的。这项研究试图明确氨基葡萄糖和/或软骨素是否减轻膝关节骨关节炎的疼痛。通过4年、对16个地区研究显示，总体来说，补充品（单独或一起）使用没有明显减轻疼痛。然而，对其中一个亚组分析显示，复合治疗可能有益于膝关节中重度疼痛的患者[4]。

随着时间的推移，一个趋势很快变得明显起来：更多的病例，高质量的随机对照实验显示氨基葡萄糖和软骨素的研究结论从明显有效到普遍无效。

2007年，赖兴巴赫（Reichenbach）等人[13]对现有的随机对照试验发表了一篇系统性回顾研究及Meta分析的文章，以了解软骨素是会否影响疼痛，以及找出随机对照实验所报道的有益效果能否通过存在于个体实验中的偏差或出版物偏差来解释。我们所考虑的20项实验分配给总数为4 056例的患者，大部分是膝关节骨关节炎，有软骨素组、安慰剂组或非干预对照组。所有实验中只有1项实验报道了它是随机的，只有1项实验充分生成分配序列，以及只有2项实验充分隐瞒了分配。只有3项实验有安慰剂对照组，并且只有3项实验基于治疗意向做出分析。大部分实验中如何处理缺失的数据是不明确的，并且有8项实验通过对最后观察的展开来估算。更新的实验比早期实验数据更大，结构更好，低级别骨关节炎患者的比例更低[13]。

赖兴巴赫等人[13]发现软骨素的效应值巨大，[-0.75；95%可信区间（CI），-0.99～-0.50]，但前提是包括所有的实验。因为这些实验是多样化的，很难解释他们的结论。三种方法论特征似乎解释了多样性：隐藏分配、治疗意向做出分析以及样本大小。当Meta分析中含有低质量实验时，夸大了软骨素的好处，增加了实验之间的异质性。但是，当只包括大样本和意向治疗分析（占随机分配的患者占40%）的实验时，效果大小几乎下降到0。软骨素的好处没有临床意义。而且，新发表的论文比以前的论文显示软骨素的效果更小，软骨素的好处每年降低0.08个效应值（CI，0.04～0.12；$P < 0.001$）。最终，使用相似止痛剂有限干预措施的试验组和对照组的实验显示比使用更多止痛剂对照组或不提供使用镇痛剂信息的实验的好处更低。效应值与随访期、最大量治疗时间的长短或软骨素的剂量无关[13]。

赖兴巴赫等人[13]指出他们的研究结果与麦卡林登的无矛盾性。相反，他们提出了一个随时间变化的趋势：当收集到高质量证据时，效应值已经下降了。赖兴巴赫的团队也以一种更保守的方法计算效应值，用汇总标准差而不是用对照组标准差来区分组间差异。赖兴巴赫等人也指出更高质量、更新的实验中有一很小部分分级程度低的患者，这组患者从软骨素治疗中或许有好处是可能的：高质量的实验只包括骨关节炎分级低的患者，可能可以用来回答这个问题。

在2007年弗拉德（Vlad）等人[21]也分析了15项用安慰剂对比氨基葡萄糖的实验，并发现氨基葡萄糖汇总效应大小是-0.35（95%CI，-0.56～-0.14），再次指出研究间的异质性。研究设计的唯一特征似乎解释了这种异质性，那就是分配的隐蔽性。当弗拉德等人[21]将他们的实验分析局限于充分隐蔽分配、没有厂家赞助、评估盐酸氨基葡萄糖的实验，他们发现氨基葡萄糖有较小有益效果。与早期的研究者[2]一样，他们发现与厂家有关的实验显示出一致的较高的效应值。弗拉德等人[21]得出结论：盐酸氨基葡萄糖不是有作用的，但承认硫酸氨基葡萄糖或许有临床相关效果是可能的。2008年发表了辅助氨基葡萄糖或软骨素干预实验（GAIT）研究成果[15]。这项实验从2006年开始，有572人参与，以双盲、24个月、安慰剂对照的研究再次发现治疗组之间的差异无统计学意义，然而有一个2期骨关节炎患者改善的趋势。当萨维茨克（Sawitzke）等人[16]在2010年中期发表了2年GAIT的研究成果，结果基本一致。这些补充品对减轻疼痛或增强功能没有明显好处，但是对那些服用氨基葡萄糖的人有一个不重要的有益趋势。这项GAIT研究和其他研究使国际骨关节炎研究会确信，硫酸氨基葡萄糖和软骨素的有效性的证据比他们原先认为的更单薄，而且这些补充剂没有明显效果，这改变了他们对骨关节炎治疗指南的建议[23, 24]。

在2010年，汪戴尔（Wandel）等人[22]对髋或膝关节骨关节炎患者使用氨基葡萄糖、软骨素或安慰剂的效果实施了Bayesian网络Meta分析。这项研究实测了绝对疼痛强度的结果和关节腔宽度的变化。与前期Meta分析不同，汪戴尔等人[22]实施包括GAIT实验和限定参加实验的每个单元膝、髋关节骨关节炎患者平均至少100例，以避免小样本偏差[12]。汪戴尔等人[22]与前期弗拉德等人[21]和赖兴巴赫等人[13]的研究有一个显著的不同就是汪戴尔的团队选择了一项技术，这项技术允许他们分析记录于随机对照实验不同的时间点的数据，并且可以用安慰剂对比氨基葡萄糖和软骨素，并进行相互之间的对比。他们选择这种方法处理前期实验中的关注点，这些关注点是：对时间依赖性的效果、质量控制的准备，以及组间氨基葡萄糖配方的差异。汪戴尔研究包括在网络Meta分析的12篇描述10项实验的报道之中。联合实验随机包括3 803例患者，将这些患者分配到一个组或其他干预实验组或安慰剂组。6项实验完全隐匿了分组，9项实验患者完全不知情，7项实验执行治疗意向分析。补充品生产商资助了3个实验以外的所有实验。8项实验建立了确保氨基葡萄糖和软骨素浓度的质量控制。总之，以基于所有时间点的总结，对照安慰剂组疼痛强度的差异，氨基葡萄糖是10 cm视觉模拟评分尺的-0.4 cm（95%可信区间，-0.7～-0.1 cm），软骨素是-0.3 cm（-0.7～0.0 cm），以及联合应用氨基葡萄糖和软骨素是-0.5cm（-0.9～0.0 cm）。氨基葡萄糖的相关效应值是-0.17（-0.28～-0.05），软骨素的是-0.13（-0.27～0.0），以及联合用药的是-0.19（-0.37～0.00）（图13-1）[22]。

汪戴尔等人[22]得出结论，时间依赖效应和低质控制不能说明氨基

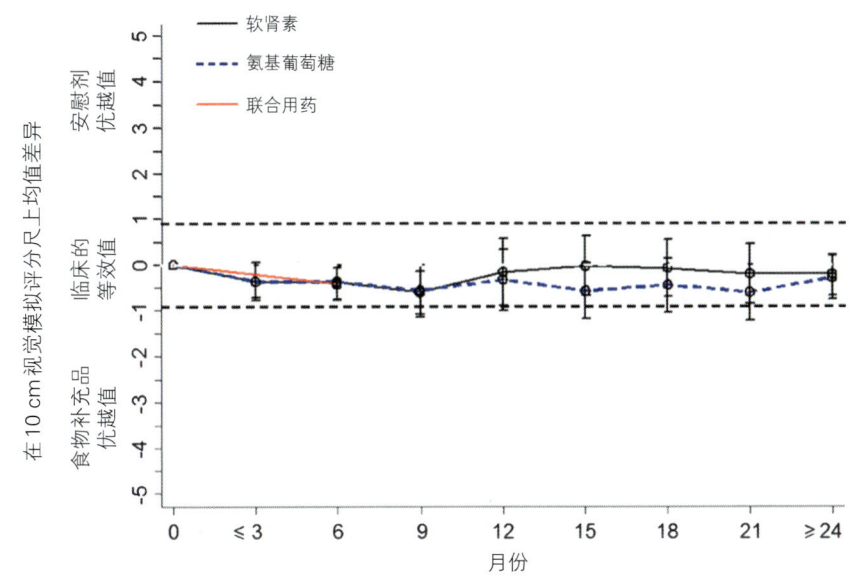

图13-1 用视觉模拟评分测量随时间推移实验干预组和安慰剂组间疼痛程度的差异。-0.9 cm 和 +0.9 cm 之间加黑的阴影部分代表临床等效区域。负值提示实验干预组与安慰组相比对患者的益处。-0.9 cm 疼痛减少区域或更多被视为临床相关，更小的差异性是不存在的（源自 Wandel et al.[22]）

葡萄糖和软骨素等补充品产生临床相关效应失败的原因。汪戴尔等人的[22]网络 Meta 分析显示既不是软骨素，也不是氨基葡萄糖，也不是它们联合应用有任何关于患者感觉关节痛的临床相关效应。他们也发现硫酸氨基葡萄糖没有临床相关效果。

弗朗桑（Fransen）等人[8]在2015的一篇论文中详细描述了长期评估硫酸软骨素（LEGS）的研究，一家澳大利亚独立厂家，大样本、双盲法、随机性、安慰剂组对照临床实验及两年的跟踪随访，确定氨基葡萄糖和软骨素对症状减轻无意义。这项研究评估了氨基葡萄糖和软骨素分开和联合使用对关节痛的效果。氨基葡萄糖和软骨素无论分开还是联合服用不能减轻膝关节疼痛。

氨基葡萄糖、软骨素以及它们联合应用减轻关节痛和安慰剂组效果一样。治疗上的好处，似乎有它们的存在，因为研究方法上的缺陷、小样本偏差或厂家影响可以过高评价。保险公司和健康机构不应该支付这些制剂的费用[18]。患者仍旧可以要求使用这些制剂或从药店购买这些补充品，由于回归均数或安慰剂效应，甚至可以确定当他们的骨关节炎只是自然进程时，骨关节炎就会持续下去[9]。临床医生应该阻止患者要求使用这些制剂进行治疗，但是，因为这些制剂没有被证明有害，如果患者认为这些补充品有好处并愿意自己付款时临床医生没有理由强烈反对。

致谢

感谢凯莉·塔尔（Kali Tal）的建议。

（王莉　译；陈韵如　校）

参考文献

[1] Barnes MB, Bloom B. Complementary and alternative medicine use among adults and children: United States, 2007. Natl Health Stat Report 2008; 12: 1-9.

[2] Bekelman JE, Li Y, Gross CP. Scope and impact of financial conflicts of interest in biomedical research: a systematic review. JAMA 2003; 289: 454-465.

[3] Bijlsma JW, Knahr K. Strategies for the prevention and management of osteoarthritis of the hip and knee. Best Pract Res Clin Rheumatol 2007; 21: 59-76.

[4] Clegg DO, Reda DJ, Harris CL, et al. Glucosamine, chondroitin sulfate, and the two in combination for painful knee osteoarthritis. N Engl J Med 2006; 354: 795-808.

[5] Conrozier T, Vignon E. Die Wirkung von Chondroitinsulfatbei der Behandlung der Hüftgelenksarthrose: eineDoppelblindstudiegegen Placebo. Litera Rheum 1992; 14: 69-75.

[6] Felson DT. Chondroitin for pain in osteoartyhritis. Ann Intern Med 2007; 146: 611-612.

[7] Felson DT. Developments in the clinical understanding of osteoarthritis. Arthritis Res Ther2009; 11: 203.

[8] Fransen M, Agaliotis M, Nairn L, et al. Glucosamine and chondroitin for knee osteoarthritis: a double-blind randomised placebo-controlled clinical trial evaluating single and combination regimens. Ann Rheum Dis 2015; 74: 851-858.

[9] Krogsboll LT, Hrobjartsson A, Gotzsche PC. Spontaneous improvement in randomised clinical trials: meta-analysis of three-armed trials comparing no

treatment, placebo and active intervention. BMC Med Res Methodol 2009; 9: 1.
［10］McAlindon TE, Biggee BA. Nutritional factors and osteoarthritis: recent developments. CurrOpinRheumatol 2005; 17: 647−652.
［11］McAlindon TE, LaValley MP, Gulin JP, et al. Glucosamine and chondroitin for treatment of osteoarthritis: a systematic quality assessment and meta-analysis. JAMA 2000; 283: 1469−1475.
［12］Nüesch E, Trelle S, Reichenbach S, et al. Small study effects in meta-analyses of osteoarthritis trials: meta-epidemiological study. BMJ 2010; 341: c3515. doi: 10.1136/bmj.c3515.
［13］Reichenbach S, Sterchi R, Scherer M, et al. Meta-analysis: chondroitin for osteoarthritis of the knee or hip. Ann Intern Med 2007; 146: 580−590.
［14］Richey F, Bruyere O, Cucherat M, et al. Structural and symptomatic efficacy of glucosamine and chondroitin in knee osteoarthritis: a comprehensive meta-analysis. Arch Intern Med 2003; 163: 1514−1522.
［15］Sawitzke AD, Shi H, Finco MF, et al. The effect of glucosamine and/or chondroitin sulfate on the progression of knee osteoarthritis: a report from the glucosamine/chondroitin arthritis intervention trial. Arthritis Rheum 2008; 58: 3183−3191.
［16］Sawitzke AD, Shi H, Finco MF, et al. Clinical efficacy and safety of glucosamine, chondroitin sulphate, their combination, celecoxib or placebo taken to treat osteoarthritis of the knee: 2-year results from GAIT. Ann Rheum Dis 2010; 69: 1459−1464.
［17］Scarpignato C, Lanas A, Blandizzi C, et al, for the International NSAID Consensus Group. Safe prescribing of non-steroidal anti-inflammatory drugs in patients with osteoarthritis—an expert consensus addressing benefits as well as gastrointestinal and cardiovascular risks. BMC Med 2015; 13: 55.
［18］Singh JA, Noorbaloochi S, MacDonald R, et al. Chondroitin for osteoarthritis. Cochrane Database Syst Rev 2015; 1: CD005614.
［19］Towheed TE, Maxwell L, Anastassiades TP, et al. Glucosamine therapy for treating osteoarthritis. Cochrane Database Syst Rev 2005, Updated 2009; 2: CD002946.
［20］Trelle S, Reichenbach S, Wandel S, et al. Cardiovascular safety of non-steroidal anti-inflammatory drugs: network meta-analysis. BMJ 2011; 342: c7086.
［21］Vlad SC, LaValley MP, McAlindon TE, et al. Glucosamine for pain in osteoarthritis: why do trial results differ? Arthritis Rheum 2007; 56: 2267−2277.
［22］Wandel S, Jüni P, Tendal B, et al. Effects of glucosamine, chondroitin, or placebo in patients with osteoarthritis of hip or knee: network meta-analysis. BMJ 2010; 341: c4675.
［23］Zhang W, Moskowitz RW, Nuki G, et al. OARSI recommendations for the management of hip and knee osteoarthritis. Part II: OARSI evidence-based, expert consensus guidelines. Osteoarthritis Cartilage 2008; 16: 137−162.
［24］Zhang W, Nuki G, Moskowitz RW, et al. OARSI recommendations for the

management of hip and knee osteoarthritis. Part III: changes in evidence following systematic cumulative update of research published through January 2009. Osteoarthritis Cartilage 2010; 18: 476-499.

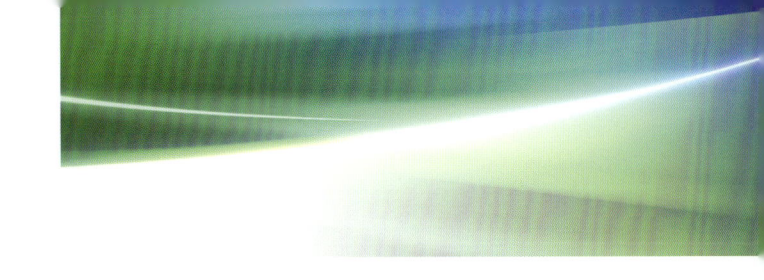

第十四章

锻炼、运动与关节疼痛

米拉·米乌斯，多里恩·古伯特，苏西·范·诺顿，约翰·奈斯

许多不同的因素可以导致关节疼痛，包括骨关节炎、类风湿关节炎、滑囊炎、痛风、拉伤、扭伤和其他伤害。关节疼痛是极其常见的，而且随着年龄的增长，这种疼痛越来越普遍。根据来源，膝盖、颈部、背部、肩膀和臀部疼痛是最常见的，但关节疼痛可以广泛地影响身体的任何部分，从脚踝和脚到肩膀和手，例如，纤维肌痛症和慢性疲劳综合征。

尽管不同的疾病可能导致关节疼痛，不同的关节可能受损，但不同的疼痛机制可能是造成疼痛的原因（伤害性疼痛、炎症性疼痛、中枢敏化性疼痛）。体育活动和运动应该作为治疗慢性关节疼痛患者的一个中心组成部分。

运动疗法的效果

在不同的慢性疼痛人群中，体育锻炼和运动疗法的临床效果是明显的，这在Cochrane综述中都有报道。

中等至高强度的阻力训练似乎可以改善女性纤维肌痛的多维功能、疼痛、柔韧度和肌力。低质量的证据表明，患有纤维肌痛的女性可以安全地进行中至高强度的阻力训练[3]。此外，8周的有氧运动对改善纤维肌痛患者的疼痛也是有效的[3]。

对于骨关节炎患者，陆地治疗运动在减轻疼痛方面提供短期益处[6]。

证据指出，有氧能力训练结合肌力训练是类风湿关节炎患者的常规训练方法[7]。

活动或锻炼项目的类型通常并不重要。对于慢性肌肉骨骼痛，步行疗法、有氧运动疗法、瑜伽、水上运动、抗阻力训练等都有积极的作用[10]。

虽然长期运动或训练项目有积极的作用，但也有越来越多的研究报告运动的不良影响。更明确的是，慢性肌肉骨骼疼痛患者对一次短期运动干预的急性反应往往是不利的。患者经常抱怨疼痛加重、疼痛敏感性增加、恢复不良等。

应对急性运动的反应：运动诱发的痛觉减退与痛觉过敏

除了长期训练获益的效果，急性运动有时被用来降低疼痛的敏感性。这一现象被称为运动诱发的痛觉减退，在过去的几年里已经得到证实（参见Meta分析[15]）。在健康受试者中，不同类型的运动似乎会引起痛觉减退效应[15]。

然而，在慢性关节疼痛患者中，急性一次运动的效果不那么直接，因为痛觉减退和痛觉过敏反应都有报道[11,14]。在慢性疲劳综合征中，纤维肌痛和慢性挥鞭样损伤相关疾病，例如有氧运动和等距运动，似乎都能降低疼痛阈值，增加疼痛的时间总合[11,13,14,18,19]。而类风湿关节炎[13]、慢性肩痛[11]、慢性腰痛[14]等患者则出现痛觉减退效应。

因此，在不同的慢性肌肉骨骼疼痛疾病中，急性运动的反应似乎是不同的。一般认为，以中枢敏化为主的患者（即中枢神经系统的高兴奋性和超敏性）是内源性疼痛抑制障碍的患者，这一类患者对锻炼的反应更糟。

与在肌肉骨骼疼痛的中枢敏化患者相比，其他慢性关节疼痛的情况更局限于局部结构。例如，那些患有类风湿关节炎、骨关节炎、慢性肩关节疼痛或腰痛的人，虽然神经性改变可能是由于持续的伤害性刺激而发生的，但中枢敏化似乎只存在于这些群里的亚组中。这就是为什么在这些患者身上可以观察到相互矛盾的发现。

除了不同亚组之间疼痛机制的异质性（从低到高敏感性之间的差异）外，运动的类型也可能引起不同的反应。初步证据表明，基于非常异构的研究问题和设计似乎表明，非特定的锻炼，如一般有氧训练[1, 13, 14]或无疾病身体部位的力量训练[11]，对于局灶性或全身性慢性疼痛的患者可以有效止痛，减少组织对疼痛的敏感性。这提示内源性疼痛调节机制的正常激活，并支持更进一步的发现，即无论是在有症状或无症状的患者，疼痛阈值降低和疼痛时间总和下降[11, 13, 14]。

另一方面，特定的训练，意味着锻炼身体疼痛部分，不论是在运动的肌肉或是末端区域都不一定能激活协调的大脑来镇痛。肩部肌肉痛患者疼痛性肌肉收缩未能激活节段性和多元性疼痛抑制机制[11]。可能由于天花板效应导致缺乏异位疼痛抑制，即由于自发的持续疼痛，已经在基线上激活了，无法进一步建立抑制疼痛的机制[8]。请记住，锻炼疼痛的身体部位可能会增强局部伤害感觉的来源，并导致进一步的外周敏感（见后文）。临床上，这反映在特定力量训练后 2 h 的疼痛强度增加[1]。

总之，在健康的参与者中几乎所有类型的急性运动减少了对实验引起的疼痛，慢性疼痛的范围和部位取决于不同的基础疾病和不同类型或特异的运动方式[15]。

运动诱发痛觉减退的机制

虽然运动引起痛觉减退的确切机制尚不明确，但人们认为它可能是由多种因素共同造成的。不同机制将取决于锻炼的类型、持续时间、强度等[15, 16]。

也许，最广泛考虑的机制是运动过程中内源性阿片系统的激活。锻炼足够的强度和持续时间导致神经末梢释放 β-内啡肽与疼痛的敏感度变化有关。然而，人类和动物的综合研究结果表明，存在非阿片依赖的运动引起的痛觉减退。类阿片机制和其他可能的机制抑制是许多研究的主体，并在不同的概述文章中作了广泛描述。因此，有兴趣的读者可以参考这些论文[15, 16]。我们把这部分机制限制在此列出。除释放 β-内啡肽和阿片外，还释放皮质醇、儿茶酚胺、生长因子等，以上物质被认为参与了运动引起的痛觉减退现象。运动还可能通过激活肌肉传入来激活应激反应和门控机制。或者，由于运动所固有的某些刺激可作为疼痛刺激，运动可由大脑精密地调节脊髓伤害性抑制机制。此外，与运动有关的心率和血压的变化可能通过压力感受器反射引起疼痛调节，这两种机制由相似的脑干核团、神经递质和神经肽调节。再者，运动皮质在运动中受到刺激，这有助于内源性疼痛调节系统的激活。最后，运动可能会分散注意力，提高身体对其他传入刺激（出汗、心跳等）的意识（参考［10］和［16］）。

运动诱发的痛觉过敏的机制

由于缺乏对运动诱导痛觉障碍机制的全面了解，运动诱发痛觉过敏的机制尚不清楚，但有证据提示运动诱发痛觉过敏的机制是由异常的下行抑制和/或肌肉伤害性传入过度激活引起的[19]。我们谈论的是运动的直接影响，而不是肌肉酸痛的延迟发作，这是两个完全不同的概念。

伤害性传入神经的激活确实是运动固有的。许多不同的锻炼方式、强度和持续时间都会导致健康人和患者的疼痛。伤害性感觉的可能来源包括运动时肌肉压力升高，有害生化物质释放，代谢产物堆积，组织变形或变性（参考［5］）。重要的是，一些研究建议：剂量—反应效应[5]，在更剧烈的运动中，炎症介质和细胞因子、乳酸、氧化应激等的释放增加进一步刺激周围神经。这也是为什么非常密集的运动也可能会引起健康的对照者在运动后立即增加疼痛敏感性的原因。

当涉及内源性疼痛抑制的效果时，剂量—反应关系可能是一个反U型图（图14-1）。运动似乎需要达到一定的强度（心率储备的50%～70%）或持续时间，才能激活疼痛抑制，但过度的运动会导致相反的结果。

尽管过度运动也会导致健康人的疼痛，但在患有慢性关机疼痛的人中，运动的急性反应似乎是由疼痛的状态/机制决定的，而不是由运动的方式决定的。

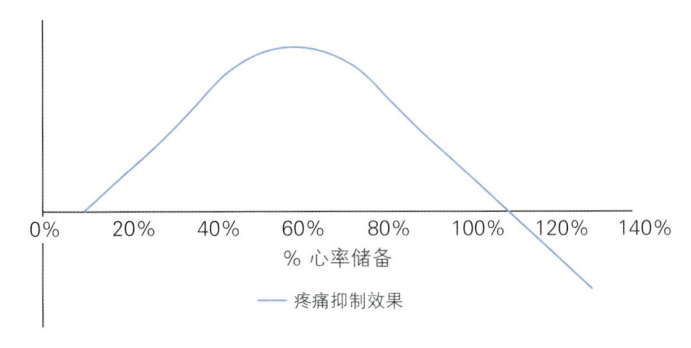

图 14-1　运动强度和直接疼痛抑制之间可能的关系

在局部慢性疼痛的人群中（患病部位）的特定锻炼，可能是因为上面讨论过的天花板效应[8]，并且机械张力和代谢物的积累可以解释疼痛的短暂放大[1]。然而，中枢性疼痛抑制是有效的，因为它对非特异性运动反应活跃[1, 11]。

然而，在那些具有中枢敏化的显性图像的人中，在任何类型的运动中都存在疼痛抑制的失败[11, 18]。

内源性疼痛抑制的背景仍有待揭开。基于运动性痛觉减退的假想机制，已有研究评估纤维肌痛患者在运动过程中心血管参数与疼痛抑制之间的关系[9]。在静态收缩过程中，仅观察到肌肉血流量减少，但心率或血压升高的差异不存在，因此可能与改变疼痛调节无关。与健康对照组相比，运动引起的压力感受器激活在休息时慢性腰痛患者中没有导致典型的痛觉感受[4]。运动恢复期间副交感神经再激活的减少与慢性疲劳综合征患者的功能障碍性运动诱导镇痛有关（范·奥斯特威克等人，未公布的数据）。运动后舒张压恢复不良，血压持续升高，与慢性疲劳综合征患者运动后疼痛减轻有关，在这些患者中进行镇痛，提示动脉压力感受器在解释运动功能障碍中的作用。然而，需要进一步的研究来揭示压力感受器激活在慢性疼痛患者运动后内源性痛觉过敏中的潜在作用。

关于激素的作用，已经进行了更多的研究。特别是，运动应激反应的减弱（儿茶酚胺和皮质醇的释放）可以解释纤维肌痛患者对运动应激反应的负性反应[9]。但是还需要更多的研究来评估最终改变的脑灌注、血清素活性、阿片类物质等在运动负性反应中的作用。

因此，很明显，运动性疼痛是周围和中枢抑制和促进机制的最终产物，运动诱发机械、热和化学应激。总之，在不习惯的运动或内源性疼痛抑制失败的情况下，运动可能导致疼痛敏感性立即增加。

远期反应

慢性关节疼痛的另一个令人困惑的发现是对运动的急性反应和对运动训练/治疗的长期反应之间的联系。

简言之，长期的训练对所有的慢性肌肉骨骼疼痛都是有益的。而且，患者对于某一运动的某种急性不良反应能从更长期的体育活动或运动项目中获益（见上文），可能是因为周围结构（肌肉和关节）的改善以及抗伤害性机制的下降。一方面，外围适应可以包括增加的肌肉强度，这可以降低在日常低强度工作任务期间肌肉的相对工作负荷（等于响应于力量训练而增加的肌肉强度储备能力）[1]。

但更重要的是，协调的大脑通过反复的训练抑制了内源性疼痛。这一假设得到以下支持：体力活动和大脑后扣带回皮质及前额叶背外侧皮质之间的活动成正相关关系，大脑自上而下地调节疼痛，也就是说经常运动的人会比少于运动的人能或多或少地调控疼痛。在健康对照组和纤维肌痛患者中，先前参与疼痛调节的区域与体力活动正相关，而参与疼痛处理的感觉/辨别方面的大脑区域与体力活动负相关。将纤维肌痛患者分为高体力活动组和低体力活动组，亚组显示痛觉调节区反应较强，而感觉区反应较弱[12]。

此外，似乎局部肌肉力量和局部压力疼痛阈值是在10周的特定力量训练（疼痛的肌肉）后增加。但是无痛参考肌肉的痛阈也随着特定强度的增加而增加，表明身体活动对疼痛敏感性的一般影响[1]，从而表明中央介导的疼痛调节的改善，即肌肉的外周适应。

最后，动物实验数据表明，规律的运动通过激活阿片受体在下行抑制通路和外周阿片受体（肌肉）中减少疼痛。但是哪种阿片受体和确切的位置尚不清楚。同样，运动对交感神经系统、心血管系统和运动神经系统的影响也可能有助于镇痛[5]。

缺陷和挑战

首先，可能最大的威胁是，尤其直接的影响可能决定未来的锻炼行为和坚持锻炼干预。事实上，第一阶段的锻炼项目容易出现辍学现象。因此，尽管运动所致痛觉过敏在时间上是有限的，但它可能对长期产生巨大的影响，部分由患者的感知和信念所介导。人们常把疼痛解释为生理问题或身体伤害的指示器。因此，将疼痛归因于运动可能使人们相信他们应该停止运动和/或避免将来进行类似的运动，包括治疗依从性。减少或不正常的运动耐力可能会导致运动的恐惧和避免某些活动。这可能导致进一步的废弃、解体和进一步降低运动耐受性[20]。这种恶性循环是一个重要的治疗障碍和损害治疗依从性。因此，慢性疼痛患者的运动风险和危险性在运动干预过程中必须加以探讨和考虑。例如，通过讨论时间来讨论患者对运动发作的预期结果和任何疼痛恶化的意义的看法。当在运动疗法之前使用疼痛神经科学教育时，强调适用不良的信念就成为一种对疼痛观念重塑的自然实现。

其次，除了已知身体活动水平与内源性疼痛调节之间的关系（见上文），在临床实践中，任何改善内源性疼痛抑制的干预措施都仍然具有推测性。目前，任何干扰下行调节的治疗目前不能用于慢性疼痛患者的临床应用。这一点也不令人惊讶，因为缺乏对中枢性敏化症（包括在运动过程中）的下行疼痛抑制的确切机制的洞察力。这些问题应该在进一步的研究中明确地加以解决：如何为慢性疼痛患者开出活动计划和运动疗法，其中可以避免上述障碍，并且可以对内源性疼痛系统进行渐进和仔细地再训练。

目前，治疗师正面临着一个风险平衡的行为调整运动计划。一方面，治疗师应解释慢性疼痛患者的反应不良和中枢性疼痛调节的异常反应，而另一方面，他们应该设法分散疼痛的焦点，因为疼痛不是一个可靠的报警信号。许多慢性疼痛患者和对疼痛的高度警惕不应该被鼓励。

训练建议

因为运动疗法似乎对所有慢性疼痛都有益,甚至对恢复内源性疼痛抑制机制也有用,所以问题不再是"运动还是不运动?"而是"如何锻炼?"

运动方案的细节可能比运动被规定和教导的方式以及环境的支持性更重要。如果你能让患者动起来,他们最终会感觉好些。有效的运动处方治疗慢性疼痛的关键是确定和促进实际参与运动的策略[10]。因此,全面的生物心理社会学评估对于认识疼痛的主要机制、识别可能的生物力学缺陷、了解患者的信念和知觉、评估心理准备状态、解开可能的障碍等具有重要意义。

然后,适当的教育是必要的。教育可以在开始锻炼之前让患者"吃饱"。通过阐述中枢疼痛过程的概念及其与生理活动的关系、信念和知觉的相关性、慢性疼痛时疼痛的真正含义、运动效果等,可以改变许多不适当和疼痛促进的信念,并使之易于理解。意愿和参与可以得到加强。

因此,对于慢性疼痛患者的运动疗法不应遵循心肺康复原则。相反,这些患者的运动疗法应该包括关于疼痛的神经生理学和中枢敏感性的教育,以重新认识疼痛的意义,然后确定适当的基线和目标设置。这个基线水平的功能应该是可以实现的,因此患者可以从成功经验开始。基线设置可以以疼痛偶发的方式进行,这意味着在运动疗法开始之前,基于一些疼痛控制试验来确定安全和保守的基线。之后,与患者协商一个安全和现实的进展速度。进展率基于每天的预定配额,独立于疼痛。这意味着,应该使用一种时间相关的方法来取代对活动的控制,从疼痛(不可靠的)到一个合理的过程,并提高自我效能。无论何种情况下,患者应该在锻炼中体验到成功。因此,温和的、个性化的活动或锻炼计划是必需的。应强调防止出现面红心跳(终有其他的医疗支持),而不是为了进一步强化关于运动和疼痛可怕的联想。最后,分级阶段包括使用时间权变方法对运动回合进行分级。这种类型的运动疗法解释了我们目前对慢性疼痛神经科学的理解[10, 17]。

缺乏对慢性关节疼痛病患者具体培训格式的指南，但有证据表明低水平有氧运动患者可以成功。低水平运动也更有可能更有助于坚持和不太可能引发症状。应根据患者的偏好制订计划，但应该综合各种练习[5]。

在那些有更多局部慢性关节疼痛症状的患者中，甚至在那些具有局部缺陷（例如，肌肉无力）的普遍症状的患者中，研究指出更具体的训练的益处[1, 5]。也许，这不是训练计划的第一步，患者应该首先被"启动"，如上所述。

例如，它表明，当比较慢性颈痛患者的一般健身训练与更具体的力量训练时，专项力量训练在长期减少疼痛和增加疼痛阈值方面最有效，并且在停止训练后有持久的效果。但在短期内，专项力量训练确实增加疼痛和降低痛阈，而一般训练没有[1]。因此，虽然急性效应仅是短期的，但即使疼痛的轻微减轻也可能是严重疼痛者克服运动障碍的激励因素，并且响应一般健身训练而增强的健身可以长期提高整体健康。因此，对患者进行关于预期效果的适当教育似乎很重要，强调疼痛不是损伤的结果，并且这些加重只是短暂的，在训练期开始时发生，而是在整个干预期逐次减少[1]。

为了激活内源性疼痛抑制以对抗局部疼痛的增加，在运动中充分变化并且结合一般健身训练和更具体的力量训练可能是好的，特别是在训练的开始阶段。此外，运动疗法的一个重要目标是训练大脑，除了训练肌肉骨骼系统之外。与 12 min 的特定训练周期相比，2 min 的特定训练周期给予相同的疼痛降低和局部及远处疼痛阈值的增加，强调了这样一个事实，即疼痛减少的很大一部分是由于中枢性疼痛处理的改变，因为 12 min 的训练时间更有效地提高肌肉的性能[2]。

总结

总体而言，运动似乎对众多的慢性疼痛状况有一致的和积极的好处。然而，它面临的最大挑战是，许多慢性疼痛患者表现出对运动的急性不良反应。对于开始这项详尽的"运动处方"任务，全面了解患者心理社会概况、主要的疼痛机制以及可能的治疗障碍是必要的。根据慢性疼痛的不同类型，个体化的锻炼将更具普遍性或特异性，但始终重要的是给予患者合适的教育、强化患者的观点和信念以达成这样的结果：疼痛的减弱及包括外周结构中甚至更为重要的协调大脑中内源性的疼痛抑制。

（沈嵛津　译；李晓龙　译图；邵恒　校）

参考文献

[1] Andersen LL, Kjaer M, Søgaard K, et al. Effect of two contrasting types of physical exercise on chronic neck muscle pain. Arthritis Rheum 2008; 59: 84−91.

[2] Andersen LL, Saervoll CA, Mortensen OS, et al. Effectiveness of small daily amounts of progressive resistance training for frequent neck/shoulder pain: randomised controlled trial. Pain 2011; 152: 440−446.

[3] Busch AJ, Webber SC, Richards RS, et al. Resistance exercise training for fibromyalgia. Cochrane Database Syst Rev 2013; 12: CD010884.

[4] Chung O, Bruehl S, Diedrich L, et al. Baroreflex sensitivity associated hypoalgesia in healthy states is altered by chronic pain. Pain 2008; 138: 87−97.

[5] Cook DB. Pain. In: Ekkekakis P, editor. Routledge handbook of physical activity and mental health. Routledge: New York; 2013. 357−410.

[6] Fransen M, McConnell S, Hernandez-Molina G, et al. Exercise for osteoarthritis of the hip. Cochrane Database Syst Rev 2014; 4: CD007912.

[7] Hurkmans E, van der Giesen FJ, Vliet Vlieland TP, et al. Dynamic exercise programs (aerobic capacity and/or muscle strength training) in patients with rheumatoid arthritis. Cochrane Database Syst Rev 2009; 4: CD006853.

[8] Jensen KB, Kosek E, Petzke F, et al. Evidence of dysfunctional pain inhibition in Fibromyalgia reflected in rACC during provoked pain. Pain 2009; 144: 95−100.

[9] Kadetoff D, Kosek E. The effects of static muscular contraction on blood pressure, heart rate, pain ratings and pressure pain thresholds in healthy individuals and patients with fibromyalgia. Eur J Pain 2007; 11: 39−47.

[10] Kroll HR. Exercise therapy for chronic pain. Phys Med Rehabil Clin N Am 2015; 26: 263−281.

[11] Lannersten L, Kosek E. Dysfunction of endogenous pain inhibition during exercise with painful muscles in patients with shoulder myalgia and fibromyalgia. Pain 2010; 151: 77−86.

[12] McLoughlin MJ, Stegner AJ, Cook DB. The relationship between physical activity

and brain responses to pain in fibromyalgia. J Pain. 2011; 12: 640-651.
[13] Meeus M, Hermans L, Ickmans K, et al. Endogenous pain modulation in response to exercise in patients with rheumatoid arthritis, patients with chronic fatigue syndrome and comorbid fibromyalgia, and healthy controls: a double-blind randomized controlled trial. Pain Pract 2015; 15: 98-106.
[14] Meeus M, Roussel NA, Truijen S, et al. Reduced pressure pain thresholds in response to exercise in chronic fatigue syndrome but not in chronic low back pain: an experimental study. J Rehabil Med 2010; 42: 884-890.
[15] Naugle KM, Fillingim RB, Riley JL III. A meta-analytic review of the hypoalgesic effects of exercise. J Pain 2012; 13: 1139-1150.
[16] Nijs J, Kosek E, Van Oosterwijck J, et al. Dysfunctional endogenous analgesia during exercise in patients with chronic pain: to exercise or not to exercise? Pain Phys 2012; 15: ES205-213.
[17] Nijs J, Meeus M, Cagnie B, et al. A modern neuroscience approach to chronic spinal pain: combining pain neuroscience education with cognition-targeted motor control training. Phys Ther 2014; 94: 730-738.
[18] Van Oosterwijck J, Nijs J, Meeus M, et al. Lack of endogenous pain inhibition during exercise in people with chronic whiplash associated disorders: an experimental study. J Pain 2012; 13: 242-254.
[19] Vierck CJ Jr, Staud R, Price DD, et al. The effect of maximal exercise on temporal summation of second pain (windup) in patients with fibromyalgia syndrome. J Pain 2001; 2: 334-344.
[20] Vlaeyen JW, Linton SJ. Fear-avoidance and its consequences in chronic musculo-skeletal pain: a state of the art. Pain 2000; 85: 317-332.

第十五章

世界卫生组织镇痛阶梯：是否适用于关节疼痛？从非甾体抗炎药到阿片类药物

帕斯卡莱·贝尔涅-萨尔，皮埃尔·博利厄

疼痛的阶梯疗法

起源与现状

1986年，世界卫生组织（WHO）将镇痛阶梯作为医生在制订癌症疼痛治疗计划时可以使用的框架[22]。它建议根据严重程度来治疗疼痛（图15-1）。虽然最初是为治疗癌症相关疼痛而提出的，但世卫组织的

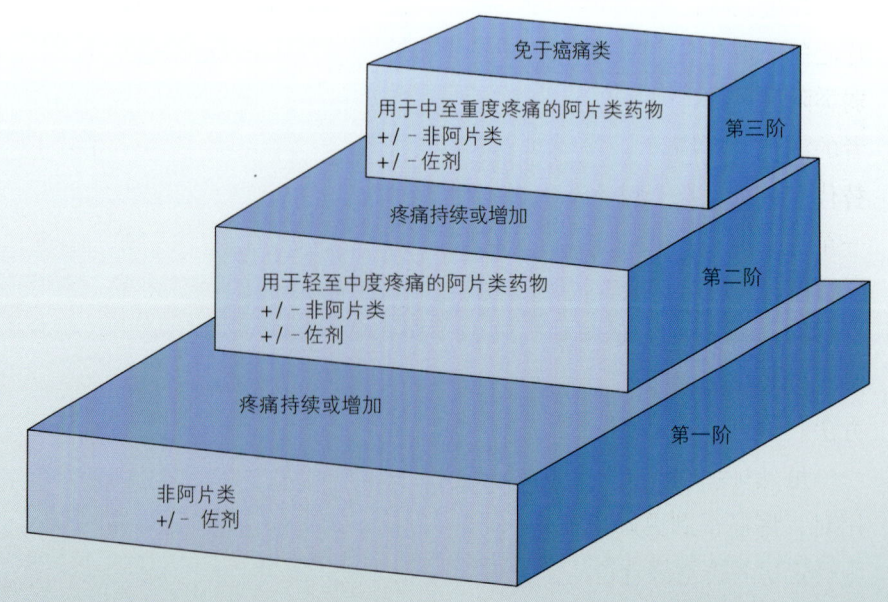

图 15-1　世卫组织止痛药阶梯 [世界卫生组织（WHO）][22]

疼痛阶梯很快就外延至慢性非恶性疼痛。世卫组织根据国际专家组的建议提出了镇痛阶梯。该文件被翻译成22种不同的语言，促进了全世界对治疗癌症患者疼痛的重要性的认识[20]。

世卫组织的文件为了有效地使用处方治疗，就正确使用镇痛药给出了5个简单的推荐：① 镇痛药口服给药；② 规律地静脉给药；③ 按疼痛强度评估的疼痛强度开立处方；④ 给出适合个人的止痛药剂量；⑤ 持续关注细节的处方。

在镇痛阶梯中，非阿片类镇痛药（对乙酰氨基酚或非甾体抗炎药物）用于轻度疼痛（第一阶），而弱阿片类药物（氢可酮、可待因、曲马朵、小剂量羟考酮）用于中度疼痛（第二阶）和强阿片类药物（吗啡、氢吗啡酮、大剂量羟考酮、芬太尼、美沙酮）用于重度疼痛（第三阶）。较新的但鲜为人知的WHO分类将镇痛药分为非类阿片类、阿片类、联合止痛剂（抗抑郁药、抗惊厥药、氯胺酮、局部麻醉药）或佐剂（类固醇、肌肉松弛剂、双膦酸盐）[2]。根据疼痛的性质，止痛药可以与镇痛药联合使用，用于治疗任何程度的疼痛；这些药物也被推荐用于缓解恐惧和焦虑。

最近几年，由于科学证据的发展，几位作者提出了对世卫组织疼痛疗法的修改建议。艾森贝吉（Eisenberg）等人[5]建议淘汰治疗癌痛的弱类阿片药物，因为低剂量的强阿片已被证明更好更快地缓解疼痛，患者的满意度更高[14]。在任何阶段都应考虑侵入性手术作为药物治疗的替代或辅助手段。巴尔加斯-沙费尔（Vargas-Schaffer）[20]建议保持第一至第三阶不变，并增加第四阶来管理慢性疼痛的危机，包括神经阻滞、硬膜外麻醉、患者自控镇痛泵、神经阻滞疗法和脊髓刺激器。治疗也应适应疼痛的性质和强度，对慢性疼痛采用渐进的治疗方法，并且对急性疼痛、无法控制的慢性疼痛和慢性疼痛的急性危象采用降级的方法。

虽然证据仍然有限，但有证据表明，当不同种类的止痛药联合使用时，疼痛得到更好地控制，不良反应也较少[3]。因此，当临床医生为特定患者选择最合适的止痛药时，他们应该结合不同的止痛药作用机制，以获得更好的止痛效果。

对乙酰氨基酚

对乙酰氨基酚又称扑热息痛（N-乙酰-对-氨酚），具有镇痛和解热作用，比非甾体抗炎药具有更强的耐受性，适合于住院患者的广泛使用。尽管在世界范围内已经使用了很多年，但对乙酰氨基酚的作用机制仍然不确定。然而，马利特（Mallet）[12]指出对乙酰氨基酚的活性需要一个多步骤的过程，即通过椎管上CB_1受体激活内源性大麻素系统，这将反过来增强脊髓5-羟色胺能下行（抑制性）通路的活性。

对乙酰氨基酚建议作为轻到中度疼痛的一线治疗，因为使用治疗剂量时很少有毒性和副作用。最近的证据和大多数指南建议，当对乙酰氨基酚在有毒性的危险因素患者中使用超过10天时，每日最大剂量为3 200 mg，在其他危险因素（多种药物治疗、老年、酗酒、肝脏损害）的患者中使用的最大剂量为2 600 mg。当用于治疗10天以内的急性疼痛时，传统的可使用最大日剂量为4 000 mg。在长期服用对乙酰氨基酚时，应经常监测肝功能测试，以避免肝毒性。

非甾体类抗炎药

非甾体类抗炎药（NSAID）和选择性环氧化酶-2抑制剂（Coxibs）用于治疗炎症性疾病或治疗急性疼痛。在管理疼痛方面，Coxibs与标准的非甾体抗炎药一样有效。联合使用非甾体抗炎药和吗啡通常与吗啡的保留作用有关，在某些情况下（术后疼痛）可减少不良反应：较少的恶心和呕吐，较少的镇静，但对瘙痒、尿潴留或呼吸抑制的发生率没有影响。

不幸的是，NSAID和Coxibs与潜在的严重不良反应有关，这些不良反应限制了它们的使用。重要的是，治疗的持续时间、给药的剂量和患者的年龄对产生不必要的影响是至关重要的：给药时间越长，剂量越大；患者年龄越大，报告的有害影响就越大。非甾体抗炎药，包括Coxibs，在有胃肠道、肾脏、心脏疾病（心绞痛、心力衰竭）或脑血管病（短暂性缺血事件或卒中）患者中是禁忌证。尤其在使用Coxibs时，患有高血压、血脂异常、糖尿病和不吸烟者的住院患者应慎用。最后，建议以最低有效剂量进行短期治疗。

阿片类药物

如前所述，类阿片应用于治疗中度或重度疼痛。治疗应以低剂量开始,并在镇痛反应和可耐受的基础上逐步增加。对各种类阿片的反应可能因疼痛的性质和类型而不同。当疼痛对特定的阿片类药物没有反应时,可以进行阿片旋转。在使用处方阿片类药物时,首先评估药物滥用和转移的风险,然后经常重新评估这些问题是至关重要的。

一种新的合理的镇痛药分类法

现有镇痛药分类

镇痛药可以根据不同的标准进行分类,包括疼痛的确切程度、疼痛类型、止痛药的治疗类别(如抗抑郁药、抗惊厥药)、作用机制或多种标准的组合。现已提出若干分类。

止痛药除了基于疼痛严重程度的治疗,即WHO镇痛阶梯的第一种分类方法外,最常用和临床相关的分类是根据临床疗效,例如,多部位、神经性疼痛、骨痛和肌肉骨骼痛[10]。这类分类的缺陷是关于各种药物镇痛效果的知识不断发展,这将需要对分类进行频繁地修改。

镇痛药也根据其最初的治疗类别和适应证(如抗抑郁药、抗惊厥药、肌肉松弛剂、抗心律失常药)进行分类。这种分类往往是误导的,因为它可能意味着所有的药物都具有镇痛性能,或者同一等级的所有药物都有相似的作用机理,或者这两者都不是真的。它也可能误导患者,他们可能认为开到的是治疗抑郁症的抗抑郁药。

与其根据止痛药的临床疗效或治疗类别对其进行分类,不如按其机制来分类。根据止痛药作用于哪种疼痛机制,甚至根据分子靶点来划分。根据马钱德(Marchand)[13]的说法,最合适的镇痛方法可以根据患者疼痛的具体机制来确定,例如伤害性疼痛(躯体的、内脏的、炎性的)或神经病理性疼痛(复杂的局部疼痛综合征、周围神经和中枢神经病理性疼痛、脊髓损伤、功能性疼痛)。与马钱德[13]不同,科斯蒂根(Costigan)和伍尔夫(Woolf)[4]将疼痛机制分为外周致敏、异位放电、交感神经依赖性疼痛、中枢敏化和减少抑制或增加传递。此外,每一种机制在止痛药的不同分子靶点中被进一步划分。

新的机制分类

卢西尔(Lussier)和博利厄(Beaulieu)[9]提出了一种以镇痛机理

为主要基础的止痛药分类法（表15-1）。该分类法主要以镇痛的机械原理为基础，在以往已有的分类基础上提出了一种新的止痛药分类方法（表15-1）。它完全消除了辅助镇痛和止痛药，并认为它们都有镇痛性，与非阿片类和阿片类药物的水平相同。此外，根据它们的作用机制，可以很容易地将在研药物添加到分类中，这将消除对具有进化知识的分类法进行频繁修改的需要。

表 15-1 止痛药的分类

镇痛止痛药

非阿片类

    对乙酰氨基酚

    NSAIDs

阿片类

大麻素

止痛药

NMDA 拮抗剂

加巴喷丁类（加巴喷丁，普瑞巴林）

左乙拉西坦

拉莫三嗪

奈福泮

氧化亚氮

Coxibs

下行抑制或兴奋调节剂

三环抗抑郁剂

SNRIs

SSRIs

α_2 肾上腺素能激动剂

（续表）

外围传输 / 敏化调节剂
局部麻醉剂
卡马西平
奥卡西平
托吡酯
辣椒素
混合类：阵痛止痛剂和下行抑制或兴奋调节剂
曲马多
他喷他多
其他
降钙素
双磷酸盐

缩写：Coxibs：选择性环氧合酶-2抑制剂；NMDA：N-甲基-d-天门冬氨酸；NSAID：非甾体抗炎药物；SNRIs，5-羟色胺-去甲肾上腺素再摄取抑制剂；SSRIs，5-羟色胺再摄取抑制剂。

资料来源：From: Lussier D, Beaulieu P. Tonard a rational of analgesics. In: Beaulieu P, Lussier D, Porreca F, Dickenson AH, editors. Pharmacology of pain. Seattle: IASP Press; 2010. 27–40.

关节疼痛

在风湿科，关节疼痛的管理策略不是单一的。它将取决于许多标准，包括急性或慢性疼痛状态。关节疼痛是异质性的，与不同的疾病有关，尤其是在病理生理学方面。另一方面，疼痛治疗包括对症治疗和病因治疗。在骨关节炎、炎症性风湿病、微晶性关节炎和纤维肌痛等慢性关节疼痛中，症状治疗没有系统地建立在WHO镇痛阶梯的基础上。尽管传统上认为关节疼痛是伤害性疼痛，但患者将躯体疼痛的某些方面描述为神经病。在主要的疼痛机制中，患者之间的异质性是预料中的，它应该会导致治疗适应。

急性关节疼痛的疼痛管理

2015年的治疗目标是迅速减少急性疼痛以改善舒适度,避免焦虑、睡眠障碍和认知功能,这些都是慢性疼痛的危险因素。有效的止痛药能使你更快地恢复正常的生活,包括回到工作岗位。

在急性关节疼痛中,疼痛的严重程度可以证明用弱的或强的阿片类药物开始快速减轻疼痛并在疼痛变得可以耐受的情况下转换为非阿片类止痛剂的重要性是合理的。

在选择止痛治疗时,还必须考虑另外两个标准:与疾病进展相关的急性疼痛的处理和诱发疼痛的预防。在第一种情况下,许多炎症性风湿病的特点是更强烈的疼痛爆发,真正的爆发疼痛。对于突发性疼痛,采取快速的止痛治疗时应考虑到患者的病史和受教程度。在类风湿关节炎(RA)中,疼痛发作可能导致在白天或晚上开第一阶或第二阶止痛剂(见上文)或非甾体抗炎药。诱发性疼痛是由运动、理疗或护理引起的疼痛。这些疼痛可以通过患者的参与和教育来预防。第一阶、第二阶或第三阶止痛可以在行走或理疗前向骨关节炎患者提出。治疗应根据疗效和耐受性进行调整。镇痛策略必须考虑疼痛的病程和镇痛药物的药代动力学,特别是在诱发性疼痛中。

慢性关节疼痛的疼痛管理

在慢性关节疼痛中,基于药理机制可能更适合有效地治疗疼痛。治疗应建立在疼痛机制的基础上:机械性伤害性疼痛、炎性伤害性疼痛、神经源性疼痛、伤害性疼痛和神经性疼痛。在开止痛药之前,需要更好地描述疼痛及考虑其机制。

炎症性风湿疾病

与炎症性风湿病相关的疼痛是复杂的,既有一过性急性疼痛,又有多因素慢性疼痛,影响日常生活。分析疼痛的临床特征,可以选择最优的止痛药。评估RA患者疾病活动的方法有:夜间疼痛、晨僵、RA的疾病活动评分(DAS)28、强直性脊柱炎活动评分(ASDAS)、血沉或C-反应蛋白测定。对非炎性伤害性疼痛,最佳的疼痛治疗方法是非甾体抗炎药和类固醇。在没有禁忌证的情况下，非甾体抗炎药是症状性脊柱炎的一线药理学治疗[21]。在RA中，类固醇治疗对关节疼痛、水肿和结构效应有对症作用。在疾病的早期推荐激素与一种治疗疾病的抗风湿药物（DMARD）联合使用，小剂量且短期使用。治疗的目标是在每个患者中获得缓解或最小的疾病活动，目的是预防结构损伤的进展和疾病的发展。只要是在病情的活动期，应每1~3个月进行随访。对于在3个月内未能改善或6个月内未能达到治疗目标的住院患者，治疗应按序调整[7]。在反应不充分的患者中，可考虑采用肿瘤坏死因子α（TNF-α）拮抗剂、阿他西普、妥西利单抗、利妥昔单抗等生物疗法。生物疗法已经证明了治疗关节疼痛的有效性[17]。它们被认为是抗伤害性止痛剂。然而，附加治疗与第一阶或第二阶止痛药有时是必要的，以更好地管理慢性关节疼痛，减少爆发性疼痛。事实上，尽管生物疗法与抗风湿药物相结合是一种最佳的治疗方法，但慢性全身疼痛可能会持续存在，而且它并不总是与基础疾病的严重程度和活动有关。在22 795名来自欧洲和美国的RA患者中，他们中的大多数人都对关节炎的疼痛管理不满意[19]。在某些RA患者中，疼痛是由结构关节老化后的后遗症引起的，并伴有机械伤害性成分，如骨关节炎。在这种情况下，第一阶至第三阶止痛药与局部治疗（皮质类固醇或透明质酸关节内注射）或关节置换术相结合，具有减轻疼痛的作用。虽然炎症会导致RA的疼痛，但它可能不是唯一的因素。与其他慢性疼痛状态一样，情绪和认知障碍可能影响知觉并导致疼痛敏化。当他们被确诊后，心理治疗、认知行为治疗和抗抑郁药物可能会有用。在RA患者中，很少有研究显示痛觉过敏、异基因痛觉和疼痛敏感性在广泛分布（关节和非关节部位），表明中枢神经系统参与[16]。持续增加的伤害性传入可能导致外周及随后的长时间中枢敏化，导致慢性、持续性疼痛、与压力有关的症状、行为改变、疲劳和情绪障碍。欧洲防治风湿病联盟（EULAR）大会最近的数据显示，大约20%的患者有阳性的痛觉DETECT问卷，提示神经病理性疼痛、表型相似和中枢敏化。胶质细胞、促炎细胞因子和趋化因子可能有助于疼痛敏化[8]。炎症、心理社会因素与外周疼痛和慢性疼痛的关系错综复杂。未来的挑战是更好地理解炎症性关节炎的不同疼痛机制,建立疼痛表型工具,研究中枢镇痛药物的疗效。

骨关节炎

骨关节炎(OA)是老年患者疼痛的主要原因之一,他们经常服用多种药物,在选择止痛剂时必须加以考虑。最常见的治疗方法是第一阶和第二阶止痛药、非甾体类药物和局部治疗(类固醇和透明质酸注射)。第二阶镇痛药和非甾体抗炎药的耐受性并不总是好的,有时尽管这样治疗了,患者仍有持续性疼痛。世界卫生组织的治疗方法理论上应该根据疼痛的持续性和严重程度逐渐上升至使用第三阶止痛药。

国际骨关节炎研究协会(OARSI)在2014年开发了最新的、以患者为中心、基于证据的、专家共识的膝骨关节炎(OA)治疗指南[15]。适用于所有个人包括生物机制干预、关节内类固醇、运动、教育和体重管理。适合于特定临床亚型的治疗包括对乙酰氨基酚、辣椒素、非甾体抗炎药(口服和外用)和度洛西汀。治疗不确定是否适合特定的临床亚型,包括软骨素、地高辛、氨基葡萄糖、关节内透明质酸和类阿片。对乙酰氨基酚对OA无效[11]。非甾体抗炎药增加胃肠道、心血管和肾脏的不良反应,并在没有共同疾病的个体中得到改善。

对于类阿片,建议是不确定的。对止痛药的分析发现,可待因比安慰剂的效果适中,羟考酮的效果小到中等,而曲马多和吗啡的效果比安慰剂小。然而,接受阿片类药物的患者与接受安慰剂的患者因不良事件而退出治疗的次数一样多。阿片类镇痛药应仅适用于顽固性OA疼痛的患者或有恢复期治疗禁忌证的患者,或不可能等待骨科手术或手术的患者。在世界卫生组织的镇痛药阶梯外,推荐使用局部辣椒素(比安慰剂更有效地减少50%的疼痛)。度洛西汀对OA合并慢性疼痛有效且耐受性好,16%的患者因不良事件而退出治疗。这种抗抑郁药被认为更适合于多关节骨关节炎和相关并发症的个体。OA的疼痛特征提示了不同的潜在机制。虽然OA疼痛传统上被认为是伤害性的,但有些患者将疼痛描述为灼热或射击样痛。在OA疼痛的主要机制中,患者之间的异质性可能导致对常规治疗的不良反应。新的证据表明疼痛敏化在与OA相关的疼痛中起着重要作用。最近对15项研究进行了Meta分析,发现了广泛的痛觉过敏、脊柱过度兴奋和条件性疼痛调节,提示膝关节OA有一定程度的敏感性，并与症状严重程度相关[6]。全膝关节成形术后致敏的可逆性提示外周病理改变与中枢改变有关。中枢过度兴奋，在某些情况下，也可能出现在OA的发病之前。未来的研究需要确定以敏化为主要特征的人群，并评估他们对治疗的反应，减少外周和中枢的敏感性，或中枢敏化或增强下行抑制活性。

微晶关节炎

微晶关节炎是一种常见的炎症性关节炎，可引起致畸、致残和生活质量的下降。结晶沉积在关节或其他组织，以急性炎性发作或较少发生慢性关节疼痛为特征世卫组织阶梯治疗方法无用。最佳治疗需要非甾体抗炎药、秋水仙碱或类固醇，其依据是EULAR关于焦磷酸钙沉积的建议和关于痛风的第三项首要建议[18, 23]。

纤维肌痛

在纤维肌痛（FM）中，治疗建议应以减轻症状和促进最佳功能为指导。理想的管理需要多种方法，调动患者参与和非药物管理策略。药理学治疗可能有帮助。对乙酰氨基酚和曲马多止痛药只能缓解疼痛。非甾体抗炎药通常是处方的，但随机的临床试验显示，与安慰剂相比缺乏优越性。考虑到潜在的严重不良反应，非甾体抗炎药只应在相关条件下使用，如OA，剂量最小，使用时间应尽可能短。虽然纤维肌痛患者的疼痛评估通常很高，理论上应该根据世界卫生组织的阶梯镇痛方法给予强效阿片类药物，但没有证据表明有效，医生应该考虑其他治疗方案。德国，加拿大和欧洲的指南一致强烈反对强效阿片类药物的处方[1]。推荐的治疗方法通常是抑制性下行的调节剂，如抗抑郁药和抗惊厥药。

WHO的阶梯疗法适用于关节疼痛吗？

世卫组织的阶梯适用于慢性伤害性关节疼痛。但是，在大多数其他情况下，这是不合适的。许多错误是由WHO的镇痛阶梯以平行的方式考虑疼痛的严重程度和假定的止痛药的有效性而引起的。关节疼痛的病理生理学是多方面的、复杂的，有不同的基础机制。关节疼痛的处理应考虑以下几点：这种疾病的急性或慢性状态，伤害性和/或神经性疼痛

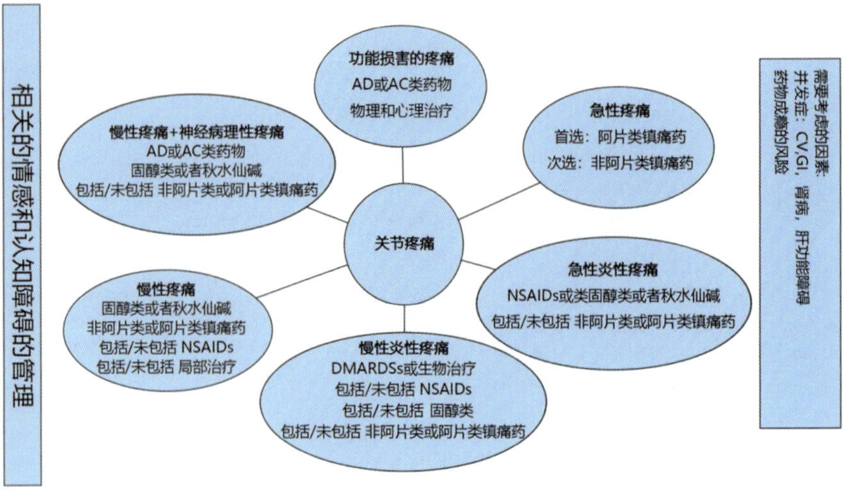

关节疼痛

```
                    功能损害的疼痛
                    AD或AC类药物
                    物理和心理治疗

   慢性疼痛+神经病理性疼痛                        急性疼痛
      AD或AC类药物                             首选：阿片类镇痛药
   固醇类或者秋水仙碱                            次选：非阿片类镇痛药
 包括/未包括 非阿片类或阿片类镇痛药

                          关节疼痛

      慢性疼痛                                 急性炎性疼痛
  固醇类或者秋水仙碱                        NSAIDs或类固醇类或者秋水仙碱
 非阿片类或阿片类镇痛药                    包括/未包括 非阿片类或阿片类镇痛药
   包括/未包括 NSAIDs
   包括/未包括 局部治疗
                         慢性炎性疼痛
                       DMARDSs或生物治疗
                      包括/未包括 NSAIDs
                      包括/未包括 固醇类
                 包括/未包括 非阿片类或阿片类镇痛药
```

相关的情感和认知障碍的管理 / 需要考虑的因素，并发症：CV、GI、胃病、肝功能障碍，药物的成瘾的风险

图 15-2 建议的关节疼痛的镇痛管理。AC：抗癫痫药；AD：抗抑郁药；CV：心血管；DMARDs：不用种类的抗风湿类药物；GI：胃肠；NASIDs：非甾体类抗炎药

类型，以及情绪、认知或患者行业的因素。例如，在风湿病中，可能有不同疼痛表型的患者的不同亚组。在开始治疗之前，有必要对疼痛的临床特征和表型进行分析。因此，机械的疼痛治疗方法可能更合适。事实上，卢西埃和博利尤[9]提出了合理的分类学基础上的疼痛机制和分子靶点的止痛药，可用于治疗复杂和多因素疼痛综合征。对于慢性关节疼痛，用类固醇或非甾体抗炎药减轻炎症，阿片类和非阿片类镇痛药所致的非炎性伤害性疼痛，抗抑郁药或抗惊厥药治疗神经性疼痛，包括某些风湿临床情况下的特定药物（如用于痛风的秋水仙碱）（表15-2）。总之，与WHO止痛药阶梯不同的方法允许医生根据临床实际治疗疼痛，避免被困在更强药物的升级治疗中。

（张春攀 译；李晓龙 译图；邵恒 校）

参考文献

[1] Ablin J, Fitzcharles MA, Buskila D, et al. Treatment of fibromyalgia syndrome:

recommendations of recent evidence-based interdisciplinary guidelines with special emphasis on complementary and alternative therapies. Evid Based Complement Alternat Med 2013; 2013: 485272.
[2] American Society of Anesthesiologists Task Force on Chronic Pain Management, American Society of Regional Anesthesia and Pain Medicine. Practice guidelines for chronic pain management: an updated report by the American Society of Anesthesiologists Task Force on Chronic Pain Management and the American Society of Regional Anesthesia and Pain Medicine. Anesthesiology 2010; 112: 810-833.
[3] Chaparro LE, Wiffen PJ, Moore RA, et al. Combination pharmacotherapy for the treatment of neuropathic pain in adults. Cochrane Database Syst Rev 2012; 7: CD008943.
[4] Costigan M, Woolf CJ. Pain: molecular mechanisms. J Pain 2000; 1: 35-44.
[5] Eisenberg E, Marinangeli F, Birkhahm J, et al. Time to modify the WHO analgesic ladder? Pain Clin Update 2005; 13: 1-4.
[6] Fingleton C, Smart K, Moloney N, et al. Pain sensitization in people with knee osteoarthritis: a systematic review and meta-analysis. Osteoarthritis Cartilage 2015; 23: 1043-1056.
[7] Gaujoux-Viala C, Gossec L, Cantagrel A, et al. Recommendations of the French Society for Rheumatology for managing rheumatoid arthritis. Joint Bone Spine 2014; 81: 287-297.
[8] Hess A, Axmann R, Rech J, et al. Blockade of TNF-α rapidly inhibits pain responses in the central nervous system. Proc Natl Acad Sci USA 2011; 108: 3731-3736.
[9] Lussier D, Beaulieu P. Toward a rational taxonomy of analgesics. In: Beaulieu P, Lussier D, Porreca F, Dickenson AH, editors. Pharmacology of pain. Seattle: IASP Press; 2010. 27-40.
[10] Lussier D, Portenoy RK. Adjuvant analgesics in pain management. In: Hanks G, Cherny NI, Christakis NA, Fallon M, Kaasa S, Portenoy RK, editors. Oxford textbook of palliative medicine, 4th edition. Oxford: Oxford University Press; 2010. 707-734.
[11] Machado GC, Maher CG, Ferreira PH, et al. Efficacy and safety of paracetamol for spinal pain and osteoarthritis: systematic review and meta-analysis of randomised placebo controlled trials. BMJ 2015; 350: h1225.
[12] Mallet C, Daulhac L, Bonnefont J, et al. Endocannabinoid and serotonergic systems are needed for acetaminophen-induced analgesia. Pain 2008; 139: 190-200.
[13] Marchand S. The physiology of pain mechanisms: from the periphery to the brain. Rheum Dis Clin North Am 2008; 34: 285-309.
[14] Marinangeli F, Ciccozzi A, Leonardis M, et al. Use of strong opioids in advanced

cancer pain: a randomized trial. J Pain Symptom Manag 2004; 27: 409-416.
[15] McAlindon TE, Bannuru RR, Sullivan MC, et al. OARSI guidelines for the non-surgical management of knee osteoarthritis. Osteoarthritis Cartilage 2014; 22: 363-388.
[16] Meeus M, Vervisch S, De Clerck LS, et al. Central sensitization in patients with rheumatoid arthritis: a systematic literature review. Semin Arthritis Rheum 2012; 41: 556-567.
[17] Nam JL, Ramiro S, Gaujoux-Viala C, et al. Efficacy of biological disease-modifying antirheumatic drugs: a systematic literature review informing the 2013 update of the EULAR recommendations for the management of rheumatoid arthritis. Ann Rheum Dis 2014; 73: 516-528.
[18] Sivera F, Andrés M, Carmona L, et al. Multinational evidence-based recommendations for the diagnosis and management of gout: integrating systematic literature review and expert opinion of a broad panel of rheumatologists in the 3e initiative. Ann Rheum Dis 2014; 73: 328-335.
[19] Taylor P, Manger B, Alvaro-Gracia J, et al. Patient perceptions concerning pain management in the treatment of rheumatoid arthritis. J Int Med Res 2010; 38: 1213-1224.
[20] Vargas-Schaffer G. Is the WHO analgesic ladder still valid? Twenty-four years of experience. Can Fam Physician 2010; 56: 514-517.
[21] Wendling D, Lukas C, Paccou J, et al. French Society for Rheumatology (SFR). Recommendations of the French Society for Rheumatology (SFR) on the everyday management of patients with spondyloarthritis. Joint Bone Spine 2014; 81: 6-14.
[22] World Health Organization. WHO's pain ladder. Accessed September 9, 2015 at www.who.int/cancer/palliative/painladder/en/.
[23] Zhang W, Doherty M, Pascual E, et al. EULAR recommendations for calcium pyrophosphate deposition. Part II: management. Ann Rheum Dis 2011; 70: 571-575.

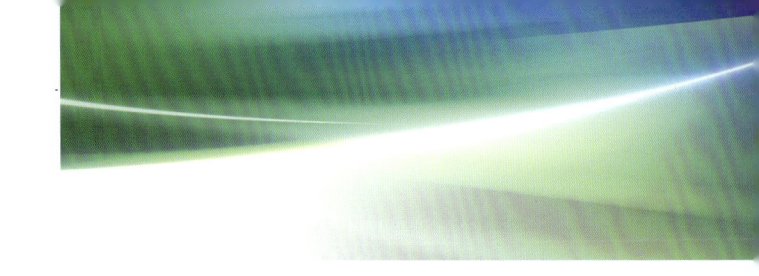

第十六章

神经元敏化和关节疼痛的可视化/监测

牛田高宏，松永友子，西格智彦，川崎元宏，池本辰则，尾峪誉二，泉正之

　　关节疼痛影响着所有年龄段的人——从青年到老年人。受累关节和导致疾病的原因可能会根据年龄、活动水平、既往创伤史和疾病史而有所不同。在青少年中，关节疼痛通常是由于生长发育加上体育运动引起的。而中年人和老年人通常是由于关节周围肌肉力量的减弱和关节内组织（例如软骨）的退化而导致的肩周炎或膝骨关节炎（OA）所引起。临床上常用体格检查结合影像学检查诸如X线片或MRI来诊断关节疼痛。虽然影像学诊断被广泛应用，但通过影像学获得的结果并不一定反映患者所经历的疼痛。在先前进行的一项流行病学研究中发现，影像学检查诊断出膝骨关节炎的患者中，大约只有1/3的人伴有疼痛。另外，日本的一项流行病学研究发现，随着年纪的增长，人们更容易发生关节畸形，而在这些发生关节畸形的患者中，女性患者更容易感到疼痛[9]（图16-1）。

　　在临床中，作为引起关节疼痛的局部因素（关节软骨损伤、关节炎症、关节周围组织退化，甚至周围组织的力量改变）已受到广泛关注。在临床上，我们可以用诊所里面的各种影像学设备来查明这些病因，但是这些检查不能解释疼痛产生的机制，例如严重的关节畸形患者疼痛得到缓解时的机制。另外，我们发现有大量严重关节畸形的患者并不会引起疼痛或是有疼痛但不妨碍日常生活活动。

　　虽然对疼痛的可视化评估的临床意义很小，但是仍然有必要把疼痛作为一种传递到大脑并被解释为不愉快感觉的神经元信号进行研究。由

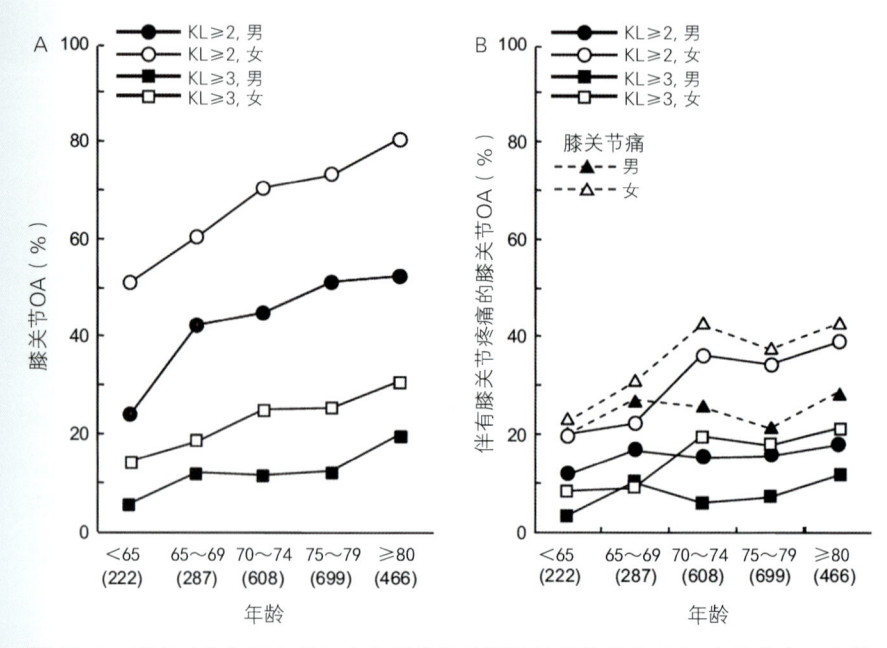

图 16-1 研究对象为日本老年人中影像学诊断为膝骨关节炎（OA）的患者。膝骨关节炎的严重程度由 Kellgren/Lawrence（KL）分级系统确定。A：在每个年龄阶段（<65，65～69，70～74，75～79和≥80）具有膝关节OA（KL≥2或KL≥3）的受试者的百分比。B：每个年龄阶段伴有膝关节疼痛的膝关节OA的受试者百分比（KL≥2或KL≥3）。每个年龄阶段的人数显示在括号中（改编自Muraki et al.[9]）

于疼痛是一种情感体验，因此，对关节疼痛机制的研究更侧重在基于神经系统和神经科学的研究上。

长期以来，电生理学技术被用于监测包括疼痛在内的神经功能，主要是详细分析通过关节的初级传入纤维传递到脊髓的神经活动。从20世纪80年代开始的动物实验都是通过电生理方法测定关节疼痛。尽管研究已经明确了神经系统在关节疼痛的传递中起什么样的作用，但施密特（Schmidt）等人[3]报道了由于过度关节伸展或弯曲等伤害性刺激可以引起的初级传入纤维的异常放电。他们还报告说，通过使用联合注射（如白陶土和卡拉胶）制造的关节炎模型实验中记录了类似于伸展、弯曲或压力引起的关节疼痛的神经活动在后角神经元中也有所发现[11]。此外，当有炎症时，后角神经元的反应不仅增强了对各关节机械刺激的反应，还降低了动物受试对象的同侧远端关节和后肢的反应阈值，并且扩大了传感接收[5]。对伤口施加伤害性刺激会导致背根反射，导致关节中炎性神经肽的释放，从而恶化关节炎。在对弗氏佐剂引起慢性关节炎的大鼠进行的研究中发现，这种背根反射发生在双侧[16]。而且和脊髓中神经胶质细胞活性、细胞因子或神经递质释放有关。一项临床相关的研究显示，36 例患者在进行严重髋关节 OA 的髋关节置换术之前，83% 广泛区域中可以感到疼痛。其中有 14% 疼痛放射到小腿[6]（图 16-2）。

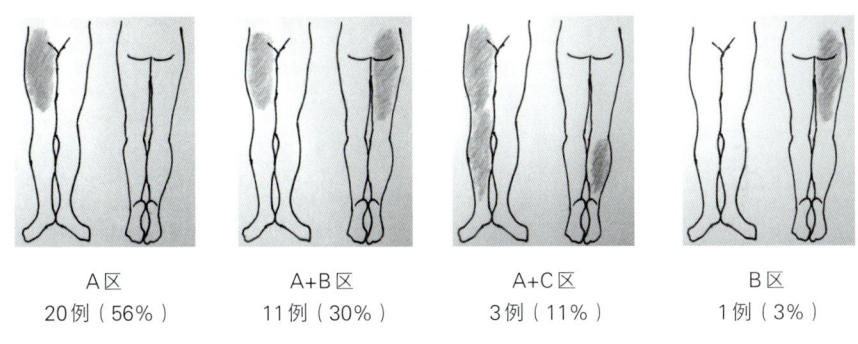

A 区
20 例（56%）

A+B 区
11 例（30%）

A+C 区
3 例（11%）

B 区
1 例（3%）

图 16-2　疼痛区域。A 区：腹股沟，转子和大腿前外侧；B 区：臀部和大腿后侧；C 区：膝盖以下（改编自 Kawada et al.[6]）

当进行背根神经节阻滞时，所有病例疼痛都能持续缓解 2～3 d，并且在某些情况下，疼痛缓解能持续很长一段时间[6]。这些结果表明神经元敏化是慢性关节疼痛的潜在因素。格雷文-尼尔森（Graven-Nielsen）等人[4]提出神经元敏化使膝关节 OA 患者双侧疼痛阈值下降，可以推测外周病理机制会影响到脊髓水平并引起广泛区域的疼痛。然而，接受了关节置换术治疗膝关节和其他关节的患者中，有 8%～23% 仍然会出现疼痛，我们不能否认致敏的原因仍然未知[7]。

实际上，在全髋关节置换术后 3 年，患者仍有手术侧的超敏反应和广泛疼痛[12]，提示外周和中枢机制仍然活跃。

关节疼痛的研究通常围绕关节炎模型展开。然而近年来研究也开始涉及由关节废用/固定引起的疾病。这些研究特别关注由于不动或不使用这些部位引起的关节和四肢的慢性疼痛。冈本（Okamoto）等人正在进行一项研究，记录可以引起动物关节挛缩的从关节组织传递到脊髓的初级传入神经元的单位电位。在他们的研究中，静息状态的动物发炎关节，仍能观察到关节的高频放电[15]。此外，发现当关节挛缩模型动物收缩肢体的运动负荷增加时，关节的输出信号增加。牛田（Ushida）和维利斯（Willis）进行了一项电生理学研究，他们将腕关节挛缩模型大鼠打上石膏4周[19]。他们观察到该模型动物受到疼痛刺激和热刺激时腿部收缩反射增强。根据后角神经元的反应划分出腿部的感觉和运动神经，他们发现和疼痛或伤害性皮肤刺激相关的神经元比例大范围增多。同时，与运动相关的神经元比例也有所增多。此外，当通过免疫组织学技术检查这些动物模型的背根神经节和脊髓时，发现TRPV1阳性和神经生长因子阳性神经元的数量以及降钙素基因相关肽（CGRP）的比例显著增加[13]。此外，奥米奇（Ohmichi）等人用石膏固定大鼠的一侧后肢，发现双侧后肢和尾巴的痛阈降低。有趣的是，他们注意到在第二天取出石膏后，尾部脊髓中的小胶质细胞和星形胶质细胞活化[14]。

这些关于关节固定和其他的关于关节组织的研究明确提示了使用后肢石膏或废用后肢时脊髓中可能发生了某些功能变化。

另外，关于关节固定对人类的影响，研究报道指出，在治疗人类下肢骨折时除了要下肢制动，还会面临异常疼痛和各种导致不能活动的其他疼痛[2]。

正常健康人的上肢打上骨科石膏4周，会出现异常性疼痛症状[18]，而且与上肢相关的初级躯体感觉大脑皮质区域会减少[8]。此外，谷口（Taniguchi）等人报道，当上肢固定在一个位置3 h，F波的相对频率下降[17]。这意味着只是制动肢体也可能会导致我们的感觉和运动系统发生大的功能变化。这提示我们应该考虑制动是引起异常疼痛和痛敏的因素之一。

在一项fMRI研究中，对膝关节OA疼痛区域进行压力刺激时，双侧丘脑、次级躯体感觉皮质（S2）、岛叶、辅助运动区（supplementary motor area，SMA）、前扣带回（anterior cingulate，ACC）和额叶内侧回以及右侧豆状核和左侧杏仁核[1]区域活跃。这种活动模式与慢性背痛患者中观察到的疼痛相关活动明显不同，但与正常受试者的急性疼痛活动相似。这表明关节疼痛致敏的表现和整个神经系统有关。

最近，研究人员开始认识到中枢性广泛疼痛和超敏反应是了解慢性关节疼痛的重要观点。通过使用静息状态fMRI方法对患者进行脑连接网络分析显示，默认模式网络（Default Mode Network）（一个涉及监测内部环境以检测突出事件的一组脑区域）显示出与岛叶皮质（大脑区域）更大的关联性。这一区域被认为是在慢性疼痛（例如纤维肌痛）患者中唤起疼痛的脑区[10]。此外，伏隔核的功能性改变和疼痛抑制系统（导水管周围灰质等）的功能障碍导致无法调节疼痛，也是慢性疼痛产生的原因[20]（图16-3）。由于纤维肌痛通常伴有多关节疼痛，因此在治疗期间意识到潜在的中枢性广泛疼痛和超敏反应非常重要。

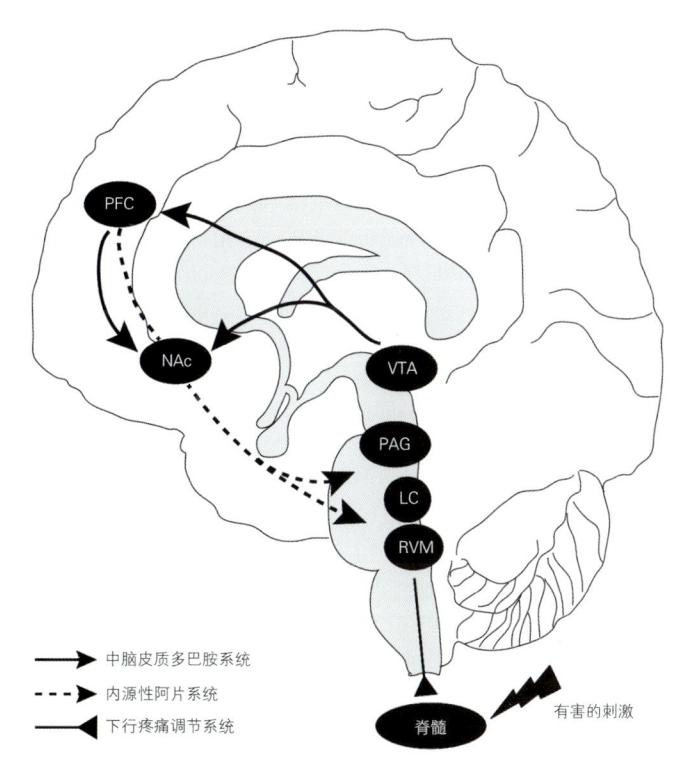

图16-3 人类大脑的矢状视图，用于说明疼痛调节的多巴胺和阿片系统。在这种调节中，有害刺激激活腹侧被盖区域（VTA），导致前额皮质（PFC）和伏隔核（NAc）中多巴胺活性增加，即刺激中脑皮质多巴胺系统（PFC和NAc之间的联系是谷氨酸能纤维）。随后，内源性阿片系统被认为驱动并作用于下行疼痛调节系统，包括导水管周围灰质（PAG）、蓝斑（LC）和延髓腹内侧支（RVM）。因此，中脑皮质多巴系统可以间接调节脊髓对疼痛的处理。作用于PAG、LC和RVM的阿片肽的来源尚未被确认（因此为虚线）

致谢

牛田高宏要感谢已故的威廉·D.维利斯·Jr.（William D. Willis Jr.）教授指导疼痛研究。我们还要向山本广岛（Hiroshi Yamamoto）教授，拉斯·阿伦特-尼尔森（Lars Arendt-Nielsen）教授和已故的熊泽孝夫（Takao Kumazawa）教授提供他们所有善意和宝贵的建议表示深深谢意。

（叶傲然 译；邵恒 校）

参考文献

［1］ Baliki MN, Geha PY, Jabakhanji R, et al. A preliminary fMRI study of analgesic treatment in chronic back pain and knee osteoarthritis.Mol Pain 2008; 4: 47.
［2］ Butler S, Nyman M, Gordh T. Immobility in volunteers transiently produces signsand symptoms of complex regional pain syndrome. In: Devor M, Rowbotham M,Wiesenfeld-Hallin Z, editors. Proceedings of the 9th World Congress on Pain. Seattle: IASP Press; 2000. 657－660.
［3］ Coggeshall RE, Hong KA, Langford LA, et al. Dischargecharacteristics of fine medial articular afferents at rest and during passive movementsof inflamed knee joints. Brain Res 1983; 272: 185－188.
［4］ Graven-Nielsen T, Wodehouse T, Langford RM, et al. Normalization of widespread hyperesthesia and facilitated spatial summation of deep-tissue pain in knee osteoarthritis patients after knee replacement. ArthritisRheum 2012; 64: 2907－2916.
［5］ Grubb BD, Stiller RU, Schaible HG. Dynamic changes in the receptive field properties of spinal cord neurons with ankle input in rats with chronic unilateral inflammationin the ankle region. Exp Brain Res 1993; 92: 441－452.
［6］ Kawada T, Ushida T, Ikeuchi M, et al. Clinical study of hip joint referred pain (Japanese). Pain Res2006; 21: 127－132.
［7］ Lingard EA, Sledge CB, Learmonth ID, et al. Patient expectations regardingtotal knee arthroplasty: differences among the United States, United Kingdom,and Australia. J Bone Joint Surg 2006; 88: 1201－1207.
［8］ Lissek S, Wilimzig C, Stude P, et al. Immobilization impairs tactile perception and shrinkssomatosensory cortical maps. Curr Biol 2009; 19: 837－842.
［9］ Muraki S, Oka H, Akune T, et al. Prevalence of radiographic knee osteoarthritisand

its association with knee pain in the elderly of Japanese population-basedcohorts: the ROAD study. Osteoarthritis Cartilage 2009; 17: 1137−1143.
[10] Napadow V, LaCount L, Park K, et al. Intrinsic brainconnectivity in fibromyalgia is associated with chronic pain intensity. Arthritis Rheum 2010; 62: 2545−2555.
[11] Neugebauer V, Schaible HG. Evidence for a central component in the sensitization of spinal neurons with joint input during development of acute arthritis incat's knee. J Neurophysiol 1990; 64: 299−311.
[12] Nikolajsen L, Kristensen AD, Thillemann TM, et al. Pain and somatosensory findings in patients 3 years after total hiparthroplasty. Eur J Pain 2009; 13: 576−581.
[13] Nishigami T, Osako Y, Ikeuchi M, et al. Development of heat hyperalgesiaand changes of TRPV1 and NGF expression in rat dorsal root ganglionfollowing joint immobilization. Physiol Res 2013; 62: 215−219.
[14] Ohmichi M, Ohmichi Y, Ohishi H, et al. Activated spinal astrocytes are involved in the maintenance of chronic widespread mechanical hyperalgesia after cast immobilization. Mol Pain 2014; 10: 6.
[15] Okamoto T, Atsuta Y, Shimazaki S. Sensory afferent properties of immobilizedor inflamed rat knees during continuous passive movement. J Bone Joint Surg Br 1999; 81: 171−177.
[16] Rees H, Sluka KA, Lu Y, et al. Dorsal root reflexes in articularafferents occur bilaterally in a chronic model of arthritis in rats. J Neurophysiol 1996; 76: 4190−4193.
[17] Taniguchi S, Kimura J, Yamada T, et al. Effect of motion imagery to counter rest-induced suppression of F-wave asa measure of anterior horn cell excitability. Clin Neurophysiol 2008; 119: 1346−1352.
[18] Terkelsen AJ, Bach FW, Jensen TS. Experimental forearm immobilizationin humans induces cold and mechanical hyperalgesia. Anesthesiology 2008; 109: 297−307.
[19] Ushida T, Willis WD. Changes in dorsal horn neuronal responses in an experimentalwrist contracture model. J Orthop Sci 2001; 6: 46−52.
[20] Vachon-Presseau E, Martel MO, Roy M, et al. Acute stress contributes to individual differencesin pain and pain-related brain activity in healthy and chronic pain patients.J Neurosci 2013; 33: 6826−6833.

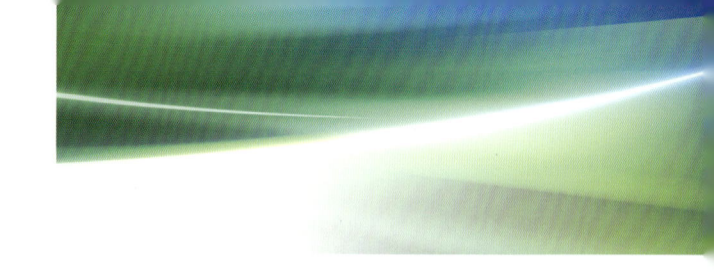

第十七章

儿童关节疼痛

克斯廷·格霍尔德，杰奎·克林克，卡尔·L. 冯·拜尔

关节疼痛是儿童和青少年常见的主诉，详见下文。它经常导致患者问诊于初级保健提供者，随后被转介给运动医学专家、骨科医生、儿科风湿病学医生、物理治疗师、职业理疗师及整脊医师。儿童和成人之间的疾病和疾病病程可能有所不同。此外，对于成长中的孩子来说，发育中的生理变化和肌肉骨骼系统在处理疼痛时也许会有挑战；机械力量正在改变，生理反应也与成人不同。大脑在不断地重塑，这反过来又会影响到疼痛的处理和反应[11, 33]。

导致儿童和青少年关节疼痛的潜在因素很多，从急性损伤到过量运动导致的慢性疾病，从感染到自身免疫性炎症，从局部良性肿瘤和恶性骨肿瘤到全身恶性肿瘤和代谢疾病（表17-1）。本章将概述非炎性和炎症性关节疾病，用几个例子总结典型的病理生理、症状、诊断方法和治疗原则。

儿童青少年关节疼痛的流行病学及影响

定义关节痛流行率和危险因素的儿科数据可用于特定的关节疾病，如下所述；然而，我们知道没有任何研究或综述将所有关节疼痛的流行病学数据作为一个分类，将其与其他部位或疼痛来源区分开来。肌肉骨骼疼痛是流行病学研究中比较常见的一类，但这些研究大多没有将关节疼痛与其他肌肉骨骼疼痛分开[15]。

然而，从儿童复发性疼痛和慢性疼痛的流行病学回顾和调查以及肥胖对关节疼痛影响的研究中可以得到一些印象。

在一份对569名10～15岁挪威学校儿童的研究中，男孩（32%）和女孩（29%）最常报告膝盖疼痛，其次是背痛（22%和30%）、踝关节疼痛（7%）和足部疼痛（8%和11%）[24]。在一项对德国学童的调查中，肢体疼痛（没有明确的关节）3个月的总体患病率为46%，相应的头痛患病率为66%，腹痛为48%。肢体痛的高峰年龄为13～15岁，女孩患病率高于男孩[21]。从青春期开始，女性患病数量上的优势被证实与许多肌肉骨骼（和其他）的疼痛疾病有关[7, 15]。

随着年龄的增长，发病率明显增加；例如，芬兰的一项研究报道指出，膝关节疼痛的患病率9～10岁儿童慢性为4%，而14～15岁青少年为19%，没有因超重而增加。大多数患有慢性膝关节疼痛的儿童参与体育活动[31]。

表 17-1　儿童和青少年可能伴有关节疼痛的疾病

病理机理	例　子
非炎性关节疼痛	
生物机械性疾病	• 运动过度 • 髌股膝痛 • 股骨髋臼撞击
发育障碍	• 莱格-卡尔韦-帕尔特（Legg-Calvé-Perthes）病 • 股骨头骨骺脱位
过度使用	• 剥脱性骨软骨炎 • 体操中手腕过度使用损伤 • 肘部发炎，网球员肘病 • 高尔夫球肘
疼痛被放大	• 局部 － 复杂性区域疼痛综合征 • 全身 － 纤维肌痛

(续表)

病理机理	例子
炎性关节疼痛	
感染相关	• 化脓性关节炎 – 细菌性的 – 葡萄球菌的，由葡萄球菌引起的 – 链状球菌的，链球菌所导致的 – 金氏杆菌 – 结核杆菌 – 真菌 – 病毒 – 螺旋原虫 – 莱姆病 • 免疫反应 – 反应性关节炎 – 急性风湿热 – 链球菌后关节炎
可能与感染有关或病因不详	• 髋关节暂时性滑膜炎 • 血管炎 • 海诺克–舍恩莱因紫癜（Henosh-Schönlein purpura） – 川崎病
自身免疫性疾病	• 青年特发性关节炎 • 结缔组织疾病 – 系统性红斑狼疮 – 青少年型皮肌炎 – 混合性结缔组织疾病 – 未分化结缔组织病 – 局限性硬皮病 – 幼年系统性硬化症 – 干燥综合征 • 血管炎 – 结节性动脉周围炎 – ANCA阳性血管炎
自身炎症性疾病	• 炎症性肠病的关节病 • 肉芽肿性疾病 • 眼–口–生殖器三联综合征（白塞病） • 自身炎症性骨病 – 慢性非细菌性骨髓炎/慢性复发性多灶性骨髓炎 – 遗传所致的自身炎症综合征

（续表）

病理机理	例　子
关节受累的全身疾病	
	• 维生素 D 缺乏（佝偻病） • 乳糜泻病 • 囊性纤维化变性
代谢性疾病	• 增加尿酸生成和痛风 – Lesch-Nyhan 综合征（原发性） – 糖原病 I 型（G6PD 缺乏） – 髓淋巴增生性疾病 • 鞘脂类代谢障碍 • 戈谢病 • 法韦尔病（痛性肥胖病） • 法布里病 • 黏多醣贮积症
血液病	• 血红蛋白病 – 镰状细胞贫血 – β-地中海贫血 • 血友病 – A 型血友病
肿瘤	
骨、软骨和软组织的良性关节旁肿瘤	• 骨样骨瘤 • 成骨细胞瘤，骨母细胞瘤 • 骨软骨瘤 • 近软骨细胞瘤 • 纤维皮质缺损（非骨化纤维瘤） • 幼年纤维瘤病 • 色素沉着绒毛结节性滑膜炎 • 关节内/关节周围血管异常
骨、软骨和软组织的恶性关节旁肿瘤	– 骨肉瘤 – 尤因肉瘤 – 纤维肉瘤
原发性恶性骨髓疾病伴关节旁病	– 急性淋巴细胞白血病

其他几项研究已经检验了肥胖所致的肌肉骨骼后果，提供了对照组关节疼痛的规范性频率指标。在自我主诉中，膝关节疼痛是最常见的，发生在 21% 的超重儿童和青少年以及 17% 的非超重受试者[29]。在

类似的比较中，至少有一种"骨关节表现"在肥胖患者（55%）与对照组（23%）[10]的比较中差异有显著性（$P < 0.05$）。大多数肥胖青年（61%）主诉每个月至少有一次关节受伤：背痛是最常见的（39%），其次是足部疼痛（26%）和膝关节疼痛（24%）。总的来说，在青少年中，至少一个关节疼痛的短期患病率至少是20%，甚至可能高达50%。年龄的增加、女性的性别和肥胖是导致关节疼痛的最重要的因素。

疼痛相关的残疾会影响一小部分患有持续性肌肉骨骼疼痛的年轻人。这包括日常活动的再次受限和与健康有关的生活质量问题[15, 16, 20]。

约10%患有慢性疼痛的儿童和青少年出现严重的并发症，包括睡眠障碍、焦虑或抑郁，导致社会退缩和不能参加体育锻炼、社会活动和上学[14]。医疗保健专业人员经常被孩子及其家庭诉说的越来越多的疼痛症状和失能状况压得喘不过气。这种状况又导致多重检查、复合用药、医疗采购，最终出现成人的一种执着状态。最终，些都可能给卫生系统和学校带来很大的负担。

关节疼痛的潜在病理

非炎性关节疾病

在学龄儿童和青少年中，非炎症性关节疼痛远比基于炎症的疼痛更为常见。骨、软骨、肌腱、肌肉之间的生物力学失衡可以造成关节疼痛，处于骨骼生长阶段的关节周围的组织似乎促进了关节疼痛，这种疼痛通常是良性的和自限性的。其他因素包括关节松弛（高活动度）、肥胖，以及同时存在的其他疾病，如肌病、骨骼发育不良和营养不良，都会进一步加重这种不平衡以及由此产生的关节负荷。

一个良性的关节疼痛的例子是髌股关节疼痛。虽然尚未完全弄清，但相信是由于在青春期迅速的生长发育中髌骨相对于股骨滑车的位置失调所致。股内侧斜肌功能不全和髋关节无力可能是其发展的原因之一。大约1/10的身体活动的女性青少年受到影响[5]。

成熟的骨骼也容易发展为潜在的致残性疾病，如缺血性坏死。Legg-Calvé-Pertes病（股骨头骨骺缺血性坏死）是以股骨头血供中断为基础的，确切原因不明[9]。它主要发生在4～10岁的儿童；男孩患病率是女孩的4倍。全部病例中约10%～15%双臀受累[9, 17]。股骨头骨骺滑脱可能会损害股骨头的血管供应，是导致继发性缺血性坏死的一个重要原因[12]。在骨髓发育期，股骨近端的方向和形状、髋臼和骨骺，再加上肥胖和激素因素，都是导致股骨头骨骺脱位的危险因素。其发病率约为每年100 000名儿童和青少年中的10名；患者通常年龄在10～16岁[12]。

慢性关节痛可能是疼痛疾病的一部分。疼痛疾病可能原发或继发于一种潜在的疾病，如青少年特发性关节炎（jurenile idiopathic arthritis, JIA）。疼痛可能是区域性的，如复杂区域疼痛综合征，或是广泛的如纤维肌痛综合征或广泛的骨骼肌肉疼痛。

慢性疼痛障碍的发病机制被认为是多因素的，包括轻伤、疾病、重大的生活变化或心理社会压力因素、应对能力不足，以及遗传因素；孩子的个性常常被描述为成熟和完美主义[22]。一种观点认为，广泛的或多重的疼痛反映了一种基于生物学的疼痛脆弱性，这在一定程度上是基于基因的，与易受焦虑和抑郁的影响有关，并受包括压力、伤害和疾病在内的环境因素的影响[32]。据报道，2%～6%的学童和青少年患上了广泛的疼痛；女孩比男孩更容易受到影响。关节高度活动的青少年患关节疼痛和广泛疼痛的风险增加[6, 15, 22, 30]。

炎性关节疾病

关节疼痛是关节炎和有滑膜的关节囊内衬的滑膜内壁、滑液囊、肌腱等组织炎症的典型症状。滑膜炎可以来自感染性关节炎中存活的微生物的直接侵入，可以来自风湿热或感染后微生物抗原引起的适应性免疫反应，也可来自JIA的自身免疫反应、结缔组织疾病或血管炎。感染引起的急性关节炎比慢性自身免疫性关节炎更常见。

虽然关节炎可由病毒、螺旋体和真菌的感染而来，但脓毒性关节炎的主要病因是细菌感染。细菌性关节感染是医学急症：软骨在几天内就会被破坏，从而迅速导致关节不可逆的损伤[9]。在发达国家，化脓性关节炎的发病率为每年每100 000名儿童中10～80例[2]。

2岁以下的婴儿和蹒跚学步的儿童尤其处于危险之中,因为长骨的干骺端在骨骼生长过程中血液供非常丰富,血液流经毛细血管床时变得缓慢。在菌血症时,微生物可通过毛细血管内皮细胞迁移,引起继发性干骺端感染[3]。婴儿的干骺端位于关节内,穿过长骨的血管可以把细菌从干骺端传播到关节内。因此,在这类人群中,关节旁骨髓炎可以表现为化脓性关节炎[2]。

细菌性关节感染的特殊类型包括儿童脓毒血症、新生儿或免疫功能低下患者的多关节的化脓性关节炎[2,3]以及结核性关节炎和莱姆病(表17-1)。在儿童中,反应性关节炎通常继发于全身感染(通常是病毒或细菌)。上呼吸道、胃肠道或性传播疾病感染后的3个月内,关节可能会变得疼痛和肿胀。通常情况下,关节症状会缓解,但偶尔也会持续下去,因为潜在的症状会导致持续的关节炎。

在儿科人群中最常见的慢性关节炎是JIA。估计儿童和青少年发病率约为每100 000名儿童中100例[23]。JIA被定义为病因不明的关节炎,发病于16岁之前,至少持续6周;诊断时其他已知情况必须排除[18]。修订后的国际风湿病协会联盟分类标准中,JIA亚型考虑了发病时和病程中受影响的关节数目、关节外症状,如咽炎、发热和皮疹(包括皮肤和指甲的牛皮癣)以及免疫学指标[18]。

恶性肿瘤引起的关节疼痛

非炎症或炎症条件下的关节疼痛可由骨髓恶性疾病、关节旁良性骨肿瘤(如骨样骨瘤)、关节旁恶性骨肿瘤(如骨肉瘤)或者骨外恶性肿瘤(如神经母细胞瘤)在关节旁转移所致。

对286例急性淋巴细胞白血病患儿进行回顾性研究,发现18.5%的患者存在局限性关节疼痛,其中50%有关节炎的客观体征,最常见的是不超过5个关节的关节炎(少关节炎)。这类关节炎通常继发于骨、骨膜或包膜病变,而不是直接的滑膜炎症[4]。关节受累的儿童较少出现血液病的全身症状及明显体征如细胞减少。近70%的患者最初被误诊为反应性关节炎、骨髓炎或JIA。作者总结道:"评估儿童关节受累的医生必须时刻意识到患恶性疾病的可能性。"[4]

非炎性关节病的疼痛特征

在非炎症性关节疾病中,关节肿胀不是标志。然而,由于滑膜受机械刺激而继发的炎症,可能引起短暂和轻度的关节肿胀。例如,在剥脱性骨软骨炎中,关节肿胀通常伴随着体力活动,这与炎症性疾病形成对比,后者在早晨肿胀更明显。

盘膝久坐后双膝或单膝疼痛是髌股关节、髌周和髌后疼痛的特点。在身体活动,特别是上下楼梯、蹲和负重运动时隐隐作痛。患者可能会由于疼痛或肌肉松弛感觉膝部发软,但检查时,膝部不肿胀或运动范围也不受限。可能存在双下肢不等长或膝外翻导致的下肢力线不齐。全膝绷直时股四头肌等长收缩或将髌骨向滑车推压使髌上压力增加,通常能诱发疼痛[5]。大腿肌肉可能是软弱的,但通常不会萎缩。

在莱格-卡尔韦-珀尔特病(Legg-Calvé-Perthes disease)中,几天到几周断断续续的跛行是典型的。疼痛的严重程度是不同的,与化脓性关节炎的儿童相比,莱格-卡尔韦-珀尔特病儿童通常害怕负重。由于髋关节的神经支配,疼痛可放射到大腿内侧、臀部和膝部[9]。在检查中,防痛步态明显,站立时身体偏向患侧,行走时臀僵硬,腿部通常通过移动骨盆和下背部来移动。初发病时髋关节内部旋转和外展受限,屈曲和伸直通常在正常范围[9,17]。股骨头骨骺滑脱患者因髋关节、腹股沟、大腿或膝关节疼痛而跛行。在检查中,受影响的髋关节处于外旋和外旋状态,主动和被动内旋转和内收减少[12]。

全身症状不是莱格-卡尔韦-珀尔特病或股骨头骨骺滑脱的特征。莱格-卡尔韦-珀尔特病和股骨头骨骺滑脱如果不治疗,可出现继发性的肌肉骨骼效应,包括肌肉无力、肌萎缩、下腰部不适。

在慢性疼痛障碍中,关节疼痛是严重的,而且常常随着时间的推移而增加。如果儿童出现持续的关节疼痛并伴有疼痛相关的残疾,那么其他一些痛苦的症状就会发生。通常,疼痛会转移到许多关节,特别是在承重部位,除了关节内的疼痛外,年轻人对接触这些部位极敏感(痛敏)。止痛药或非甾体类抗炎药物对疼痛的长期疗效不佳。在疼痛障碍中,关节疼痛可能伴随着晨僵、肌无力、慢性头痛和/或腹痛、肠易激综合征、非恢复性睡眠或睡眠障碍、慢性疲劳、焦虑和抑郁[22]。在检查时，孩子们的行为往往与他们所诉的疼痛不一致，他们可能能够做他们所诉中不可能做的运动。受影响的关节不是肿胀的，有限的运动范围往往是不客观的。自发性疼痛或触诊疼痛通常不是在炎症性关节紊乱所描述的关节线上。触痛和感觉敏感可能出现在广泛的疼痛和复杂区域疼痛综合征。它们不同于那种周围神经损伤引起了神经病理性疼痛[7, 8, 22]的特异性皮肤病。

在广泛的疼痛中，肌肉可能会因为放松姿势和缺乏体力活动而变得有些虚弱和放松；然而，肌肉力量的明显下降和肌肉萎缩通常不会发生[1]。在局部疼痛障碍，如复杂区域疼痛综合征，肌肉萎缩可能是因为完全停止使用而受影响的肢体。

炎症性关节紊乱的疼痛特征

细菌性感染引起的化脓性关节炎的关节疼痛通常是急性的，但并不总是急性的[25]。通常情况下，疼痛剧烈并在休息时出现。孩子会避免关节的移动，年幼的无语言表达能力的儿童可能会因剧烈的疼痛而出现患肢假性麻痹。80%的化脓性关节炎发生在下肢大关节，包括髋部、膝盖和脚踝[2]。典型的全身症状包括发烧和不适，但偶尔可能没有严重的疼痛和全身症状，孩子可能表现良好，只在查体时有轻微的关节痛[2]。受影响的关节通常有红、肿、热。关节的被动和主动运动受到限制。髋关节发炎可能导致疼痛放射到膝盖（如果年轻人有膝关节疼痛，应检查髋关节），髋关节通常是弯曲和外部旋转[9]。与急性细菌性关节炎的严重疼痛不同的是，关节疼痛并不是结核性关节感染和莱姆病的标志[13, 19, 25, 27]。

儿童关节疼痛的诊断方法

一般诊断注意事项

详细询问病史和仔细检查是诊断儿童关节疼痛最重要的步骤。然而，由于儿童，特别是年龄较小的儿童往往不是很好的病史陈述者，临床症状有时在体检中不一致或难以客观化。区分因为骨骼生长出现的良性生物力学状况与罕见的、潜在的致残甚至是致命的非炎症和炎症性疾病可能是很有挑战性的。普通的血液检测往往不具体，甚至不起作用，但可能有助于发现全身炎症或恶性血液疾病，如白血病。特定的血液检测可以证实临床诊断，如莱姆血清学阳性。评估时指南是必要的，同时应对患儿追踪随访[7]。

对于原发性或继发性慢性关节疼痛和因痛致残的患者，应避免反复诊断，以防止错误的期望、延迟康复、进一步受挫，最终加重疼痛。

如上文所述，考虑到患者的年龄组，下列问题可能有助于指导初级保健医生的诊断思路、进一步的转诊或治疗决定：

- 哪个关节受到影响？
- 疼痛是如何发展的？是急性的还是渐进的？是持续性的，还是间歇性的？
- 关节疼痛有多严重？孩子在跛行吗？孩子有负重吗？
- 加重和缓解因素是什么？关节疼痛发生在哪个部位，持续多长时间？疼痛发生在晚上吗？
- 是否有客观的关节肿胀或运动范围受限？是否有客观的伴随关节周围肌肉的衰弱或萎缩？
- 儿童是否有关节外症状，如意识症状？或涉及其他器官的症状，如皮肤、淋巴结、肺、心脏、肝脏、脾脏、肾脏或大脑？

实验室检查

血沉（erythrocyte sedimentation rate，ESR）、C-反应蛋白（C-reactive protein，CRP）和全血计数（complete blood count，CBC）可作为鉴别炎症性和非炎症性关节疾病的初步线索。伴随ESR > 40 mm/h，CRP > 20 mg/L，白细胞计数 > 12/纳升的全身炎症对化脓性关节炎的诊断意义可疑[9, 28]。相反，CRP、ESR和CBC通常在莱姆病中是正常的[25]。JIA

是一种临床诊断,需要血液检测排除传染病或恶性肿瘤等其他诊断。CRP或ESR的升高和抗核抗体、类风湿因子或HLA-B27的检测无助于确诊。然而,在JIA中,ESR和CRP可能略有增加。但是,ESR、CRP和/或CBC异常有助于对恶性肿瘤的鉴别诊断。正常CBC不一定排除白血病[4]。

如果需要对化脓性关节炎进行鉴别诊断的话,强烈推荐做血液培养,关节液细胞学,关节液的细菌、真菌和霉菌培养。关节抽吸液应接种到血液培养基中,以增强某些难以生长的微生物(如Kingellakingae菌)增殖[2]。血清学检测潜在的微生物感染,如巴托纳菌、组织胞质菌、布鲁菌或疏螺旋体,以及曼图克斯试验或γ-干扰素释放试验检测结核可能是寻找罕见疾病原因的有用方法[2]。

影像学检查

影像学检查,包括超声、X线片或磁共振成像(MRI),可能有助于诊断检查关节疼痛。

超声检查是一种安全、快速的显示滑膜增厚、供血增加的关节积液和炎症的方法。

X线片不能在发病后7～21天内早期诊断脊髓炎或缺血性坏死,但可能有助于排除创伤性病变、良性肿瘤或恶性骨肿瘤,或检测骨代谢或其他遗传病引起的骨变化。

MRI是诊断关节积液的敏感方法,也是鉴别关节、肌腱、囊滑膜受累与炎性和非炎症性疾病所致的骨和软组织受累的敏感方法。与平片相比,它可以早期发现骨髓炎、脓肿以及缺血性坏死[9]。如果已知疼痛的部位,MRI可以取代骨扫描。用^{99m}TC标记的放射性示踪剂进行骨扫描是一种敏感但非特异性的方法,因为放射性示踪剂在恶性肿瘤骨折和生长板的区域中的摄取可能会增加。然而,如果炎症部位未知,或者不止一个炎症部位,或者没有MRI时,则仍可使用骨扫描[2]。

关节疼痛的治疗原则

治疗可能取决于关节情况:对于某些非炎症性的差关节结构改变,

可以采用特定的治疗方法，例如不稳定型股骨头骨骺滑脱症的手术治疗[12]。对于大多数炎症性关节疾病，也有特殊的治疗方法，如用于感染性关节疾病的抗生素[2, 19, 25]，或用于自身免疫性疾病如JIA的抗风湿病药物如甲氨蝶呤。

有些治疗方法与关节疼痛的根本原因无关。对乙酰氨基酚和/或非甾体抗炎药物如布洛芬或萘普生的短期治疗几乎在所有的情况下都可以缓解疼痛；然而，长期治疗需要重新评估诊断，特别是在诊断不明确的情况下。

理疗是所有伴有受影响关节有运动受限或肌肉紧张、无力、放松或萎缩的关节疾病的一种主要方法；共同的目标是保持或重建关节的正常运动范围，以及肌肉的加强和肌肉的恢复。在体力活动中，对受影响的关节进行支持性绷带或支撑可能有助于克服关节不稳定。坚固的鞋子可能支持并调整力线，从而避免疼痛，如髋股关节疼痛。

在原发性或继发性慢性疼痛综合征中，多模式治疗已成为治疗的标准[7, 22]。多模式治疗包括对患者及其家属进行关于慢性疼痛的发展和治疗的教育，作为第一步。对于有神经病征的儿童，如触觉敏感和触痛，可能需要职业治疗或物理治疗来进行脱敏。强烈的物理治疗用于运动不活跃儿童的肌肉放松和恢复。通过心理治疗，最常见的认知行为疗法，患者可以在日常生活中发展自力更生和实施应对策略。此外，对于共病，如睡眠障碍、抑郁和焦虑等症状，除心理治疗外，也可能需要药物治疗[7, 22]。治疗的总体目标主要是恢复正常的社会和生理功能，包括身体知觉；疼痛通常伴随着这些而改善。

结论

关节疼痛是儿童和青少年一种常见的主诉，可导致其寻求医生和向其他保健提供者进行咨询。

需要鉴别诊断的范围很广。骨骼生长导致的良性生物力学改变在学龄儿童和青少年中是典型的。他们通常不伴有关节肿胀、运动受限或肌肉萎缩。然而，对于罕见的非炎性和炎症性关节紊乱或全身疾病伴有关节受累的患者，必须识别，以避免潜在的联合伤害、残疾和死亡。要克服这一挑战，通常需要将完整的病史、彻底的查体、实验室检查和影像学资料结合起来。对于病情更严重或更复杂的儿童和青少年，最好的办法是转诊至跨学科的疼痛小组。

致谢

作者感谢詹妮弗·N.斯丁森博士的评论。作者没有与本章内容相关的利益冲突。

（宁杰　译；李晓龙　译图；邵恒　校）

参考文献

[1] Anthony KK, Schanberg LE. Assessment and management of pain syndromesand arthritis pain in children and adolescents. Rheum Dis Clin North Am2007; 33: 625-660.

[2] Arnold JC, Bradley JS. Osteoarticular infections in children. Infect Dis ClinNorth Am 2015; 29: 557-574.

[3] Bonhoeffer J, Haeberle B, Schaad UB, et al. Diagnosis of acute haematogenousosteomyelitis and septic arthritis: 20 years experience at the University Children's Hospital Basel. Swiss Med Wkly 2001; 131: 575-581.

[4] Brix N, Rosthoj S, Herlin T, et al. Arthritis as presenting manifestation ofacute lymphoblastic leukemia in children. Arch Dis Child 2015; 100: 821-825.

[5] Carry PM, Kanai S, Miller NH, et al. Adolescent patellofemoral pain: areview of evidence for the role of lower extremity biomechanics and core instability. Orthopedics 2010; 33: 498-507.

[6] Castori M, Morlino S, Celletti C, et al. Re-writing the natural history of pain and related symptomsin the joint hypermobility syndrome/Ehlers-Danlos syndrome, hypermobilitytype. Am J Med Genet A 2013; 161A: 2989-3004.

[7] Clinch J, Eccleston C. Chronic musculoskeletal pain in children: assessment andmanagement. Rheumatology (Oxford) 2009; 84: 466-474.

[8] Connelly M, Schanberg L. Latest developments in the assessment and management of chronic musculoskeletal pain syndromes in children. Curr Opin Rheumatol 2006; 18: 496-502.

［9］ Cook PC. Transient synovitis, septic hip, and Legg-Calvé-Perthes disease: an approachto the correct diagnosis. Pediatr Clin North Am 2014; 61: 1109−1118.

［10］ De Sa Pinto AL, de Barros Holanda PM, Radu AS, et al. Musculoskeletalfindings in obese children. J Paediatr Child Health 2006; 42: 341−344.

［11］ Fitzgerald M. The development of nociceptive circuits. Nat Rev Neurosci2005; 6: 507−520.

［12］ Georgiadis AG, Zaltz I. Slipped capital femoral epiphysis: how to evaluate with areview and update of treatment. Pediatr Clin North Am 2014; 61: 1119−1135.

［13］ Hoffman EB, Allin J, Campbell JA, et al. Tuberculosis of the knee 2002; 398: 100−106.

［14］ Huguet A, Miró J. The severity of chronic pediatric pain: an epidemiologicalstudy. J Pain 2008; 9: 226−236.

［15］ King S, Chambers CT, Huguet A, et al. The epidemiology of chronic pain in children and adolescentsrevisited: a systemic review. Pain 2011; 152: 2729−2738.

［16］ Malleson P, Clinch J. Pain syndromes in children. Curr Opin Rheumatol 2003; 15: 572−580.

［17］ Mazloumi SM, Ebrahimzadeh MH, Kachooei AR. Evolution in diagnosis and treatment of Legg-Calve-Perthes disease. Arch Bone Joint Surg 2014; 2: 86−92.

［18］ Petty RE, Southwood TR, Manners P, et al. International League of Associations for Rheumatology classification of juvenile idiopathic arthritis: second revision, Edmonton 2001. J Rheumatol 2004; 31: 390−392.

［19］ Rajakumar D, Rosenberg AM. Mycobacterium tuberculosis monoarthritis in achild. Pediatr Rheumatol Online J 2008; 6: 15.

［20］ Roth-Isigkeit A. Pain among children and adolescents: restrictions in daily living and triggering factors. Pediatrics 2005; 115: 152−162.

［21］ Roth-Isigkeit A, Thyen U, Raspe HH, et al. Reports of painamong German children and adolescents: an epidemiological study. Acta Paediatr 2004; 93: 258−263.

［22］ Sherry DD. Diagnosis and treatment of amplified musculoskeletal pain inchildren. Clin Exp Rheumatol 2001; 19: 617−620.

［23］ Shiff NJ, Lix LM, Oen K, et al. Chronic inflammatory arthritis prevalence estimates for children and adolescents in three Canadian provinces. Rheumatol Int2015; 35: 345−350.

［24］ Smedbråten BK, Natvig B, Rutle O, et al. Self-reported bodily pain in school children. Scand J Rheumatol 1998; 27: 273−276.

［25］ Sood SK. Lyme disease in children. Infect Dis Clin North Am 2015; 29: 281−294.

［26］ Stovitz SD, Pardee PE, Vazquez G, et al. Musculoskeletal painin obese children and adolescents. Acta Paediatr 2008; 97: 489−493.

［27］ Szer IS, Taylor E, Steere AC. The long-term course of Lyme arthritis in children.N Engl J Med 1991; 325: 159−163.

［28］ Taekema HC, Landham PR, Maconochie I. Distinguishing between

transientsynovitis and septic arthritis in the limping child. Arch Dis Child 2009; 94: 167-168.
[29] Taylor ED, Theim KR, Mirch MC, et al. Orthopedic complications of over weight in children and adolescents. Pediatrics 2006; 117: 2167-2174.
[30] Tobias JH, Deere K, Palmer S, et al. Joint hypermobility is a riskfactor for musculoskeletal pain during adolescence: findings of a prospective cohortstudy. Arthritis Rheum 2013; 65: 1107-1115.
[31] Vahasarja V. Prevalence of chronic knee pain in children and adolescents innorthern Finland. Acta Paediatr 1995; 84: 803-805.
[32] Von Baeyer CL, Champion GD. Multiple pains as functional pain syndromes.J Pediatr Psychol 2011; 36: 433-437.
[33] Walker SM. Overview of neurodevelopment and pain research, possible treatmenttargets. Best Pract Res Clin Rheumatol 2014; 28: 213-281.

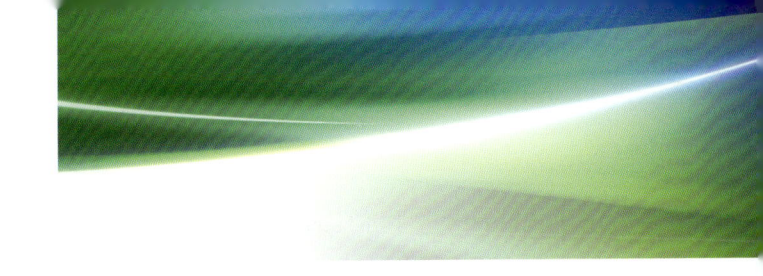

索 引

A

A∂纤维　12，13，18
Aβ纤维　13
阿片类药物　18，113，158，165，188-192，194，196，197
氨基葡萄糖　113，168-173，196
澳大利亚—加拿大手骨性关节炎指数量表（AUSCAN）　85，94

B

BIPED标准　50
半月板损伤　70，73

C

C纤维　12-15，18，21，31，124，125
传出效应　21

D

定量感觉阈值测试　40，44
动物模型　23-27，30，32，42，45，114，204

度洛西汀 158，196
对乙酰氨基酚 24，113，135，142，158，189，190，192，196，197，219
多巴胺系统 205

E

儿童关节疼痛 208，216

F

翻修手术的术后疼痛 145
非甾体抗炎药（NSAIDS） 24

G

GAIT研究 172
感觉减退 108，109
高尿酸血症 5
骨关节炎的治疗 146
骨髓病变 65，69，71，72
骨赘 29，39，43，53，57，58，64-68，70-73，76，126，161
关节间隙变窄 43，51，65-67，160
关节间隙变窄（JSN） 67
关节间隙宽度 65
关节结构 25，27，31，65，67，75，160，218
关节神经生理学和病理生理学 12，14，16，18
关节疼痛的镇痛管理 198
关节周围组织 75，201
国际骨关节炎研究协会（OARSI） 68，134，196
国际疼痛研究协会（IASP）

H

滑膜炎 24，28，50，59，64，65，69-71，73-76，107，108，111，126，

147，152，158，160，161，210，211，213，214
缓激肽　13-15，18

J

机械痛　44
机械转导　161
肌肉骨骼疾病　1，2，6，7，107，110
疾病负担　1，5，6
脊髓敏化　18-20
脊髓神经元　13，15，16，18-20，31，32
加巴喷丁　41，153，158，163，192
间歇性和持续性骨性关节炎疼痛的测量（ICOAP）　81
肩关节疼痛和功能障碍指数量表（SPADI）　83，84，91
简式麦吉尔疼痛问卷（SF-MPQ）　88
健康评估问卷Ⅱ（HAQ-Ⅱ）　83
降钙素基因相关蛋白　31
焦磷酸钙沉积　197

K

凯尔格伦-劳伦斯分级（KL分级）　66
快速手臂、肩和手功能评估量表　92

L

辣根过氧化物酶　15
类风湿性关节炎　80，82，111
利物浦犬骨性关节炎量表（LOAD）　39
联合疗法　41，165

M

慢性术后疼痛　114，145-149，153

美国骨科医师学会下肢结局评估—足与踝部 85，86，94
米拉西坦 158
免疫染色 124

O

欧洲健康访问调查 4

P

扑热息痛 190

Q

青少年特发性关节炎 6，7，213
全球疾病负担研究 1
全膝关节置换术， 84

R

热刺激 17，26，107，110，124，204
软骨素 113，168–173，196
软骨下骨 23，24，50，59，61，65，71，72，124，160，161

S

三磷酸腺苷 14，125
伤害感受系统 12，17
神经解剖 123
神经生长因子 24，40，41，65，147，148，159，204
神经性疼痛 127，153，158，159，191，194，197，198
神经元敏化 161，201，203
生物标记物 51，52，55，104，111，114，115
时间总和 106，107，109–113，149，152，179

视觉模拟评分（VAS） 80，106，148
手术模型 25，26，30
术前敏化 152
睡眠障碍 44，160，163，194，212，216，219

T

糖胺聚糖 41
疼痛的临床表现 127
疼痛的外周机制 123
疼痛调节 110，113，115，149，150，164，179-183，196，205
疼痛灾难化 112，151-153
疼痛灾难化和处理策略 152
痛风 5，12，177，197，198，211
痛觉过敏 14，17-19，27，29，104，107-110，115，148，149，178，180，181，183，195，196
痛觉减退 178-181
透明质酸 58，60，113，195，196

W

5-羟色胺去甲肾上腺素再摄取抑制剂（SNRIs） 158
WHO的镇痛阶梯 197
外周敏化 19，24，27，65，159，162
微晶关节炎 197
微粒感觉末梢 13

X

细胞因子 14，18，20，59，73，104，112，151，153，180，195，203
纤维肌痛 157，177，178，181，182，193，197，205，209，213
训练建议 184

Y

压力感受器　180，181
炎症模型　17，25，26，28，123
药物开发项目　45
异常性疼痛　14，17，105，204
银屑病关节炎　5，6
有氧运动　177，178，185
运动疗法　134-143，146，177，183-185

Z

针刺刺激　109
脂肪因子　59
中枢敏化　19，21，23，24，31，44，65，126-128，152，160-163，177，178，181，191，195，197
转基因模型　28
自发模型　27，45
自我报告版利兹神经病理性症状和体征评估量表（S-LANSS）　82
组学方法　60